职业教育生物/药学类专业系列教材

新形态

药品生物检定技术

王贵霞　杨　爽　主编
史春辉　主审

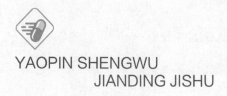

YAOPIN SHENGWU
JIANDING JISHU

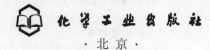

化学工业出版社

·北京·

内容简介

《药品生物检定技术》以 2025 年版《中华人民共和国药典》（以下简称《中国药典》）为依据，通过 3 个项目 9 个工作任务组织药品微生物检定员的必备知识和工作任务。项目一药品生物检查包括微生物计数、控制菌检查、中药饮片微生物限度检查、洋葱伯克霍尔德菌群检查、非无菌药品微生物限度标准、无菌检查、微生物鉴定和注射剂安全性检查。项目二药品生物活性测定包括抗生素微生物检定、常用药品生物活性测定、抑菌效力检查法和生物检定统计。项目三医药工业洁净室（区）管理包括药品微生物实验室质量管理、药品洁净实验室微生物监测、制药用水微生物监测、灭菌与生物指示剂和药品生物检定的安全与环保。9 个工作任务分别是双黄连口服液的微生物计数、口腔溃疡散的控制菌检查、注射用青霉素钠的无菌检查、葡萄糖注射液的细菌内毒素检查、红霉素肠溶片的含量测定、抗生素的效价计算，以及医药工业洁净室（区）悬浮粒子、浮游菌和沉降菌的测定。教材体现"教、学、做"一体化、"实践、知识、理论"一体化。将原始记录单设计成《药品生物检定技术任务工单》，体现新形态。教材有机融入思政与职业素养内容，体现立德树人根本任务；配套微课、视频等数字资源，可扫描二维码学习；电子课件可从 www.cipedu.com.cn 下载参考。

本书可供职业教育药品质量与安全、药品生物技术、生物制药技术、药品生产技术、中药制药、药品经营与管理等相关专业的师生使用，也可作为从事药品质量检验相关工作人员的参考用书。

图书在版编目（CIP）数据

药品生物检定技术 / 王贵霞，杨爽主编. -- 北京：
化学工业出版社，2025. 10. -- （职业教育生物/药学类
专业系列教材）. -- ISBN 978-7-122-48417-8

Ⅰ. R927

中国国家版本馆 CIP 数据核字第 2025LG1807 号

责任编辑：迟　蕾　李植峰　王嘉一
文字编辑：燕学伟　药欣荣
责任校对：李　爽
装帧设计：王晓宇

出版发行：化学工业出版社
　　　　　（北京市东城区青年湖南街 13 号　邮政编码 100011）
印　　装：大厂回族自治县聚鑫印刷有限责任公司
787mm×1092mm　1/16　印张 15½　字数 370 千字
2025 年 10 月北京第 1 版第 1 次印刷

购书咨询：010-64518888　　　　　售后服务：010-64518899
网　　址：http://www.cip.com.cn
凡购买本书，如有缺损质量问题，本社销售中心负责调换。

定　　价：49.80 元　　　　　　　　　　版权所有　违者必究

《药品生物检定技术》编审人员

主　　编　　王贵霞　杨　爽

副 主 编　　方绪凤　白玲玲　贾钧辉

编写人员　　（按姓名汉语拼音排序）

白玲玲（黑龙江农业经济职业学院）

方绪凤（湖北生物科技职业学院）

古明鲜（四川化工职业技术学院）

贾钧辉（天津生物工程职业技术学院）

孔瑞平（江苏食品药品职业技术学院）

李　蕊（黑龙江省农产品和兽药饲料技术鉴定站）

钱　堃（上海市医药学校）

王翠翠（北京科技职业大学）

王贵霞（黑龙江农业工程职业学院）

杨　爽（黑龙江农业工程职业学院）

于　丹（黑龙江农业工程职业学院）

于丽静（长春职业技术大学）

主　　审　　史春辉（黑龙江省药品检验研究院）

前　言

　　按照国家《高等职业学校药品质量与安全专业教学标准》专业核心课程药品生物检定技术主要教学内容的要求，根据岗位职责所需的职业能力和国家职业技能标准的鉴定方式，本教材按照项目任务组织必备知识和技能训练内容。

　　药品微生物检定员的必备知识包括微生物限度检查、无菌检查、细菌内毒素检查、抗生素微生物检定、常用药品生物活性检定、生物检定统计、医药工业洁净室（区）管理等。根据工作岗位，设计有9个工作任务，任务的选取兼顾中药和化学药的代表性，以及片剂、注射用无菌粉末、注射液、合剂和散剂不同剂型的代表性，包括双黄连口服液的微生物计数、口腔溃疡散的控制菌检查、注射用青霉素钠的无菌检查、葡萄糖注射液的细菌内毒素检查、红霉素肠溶片的含量测定、抗生素的效价计算、医药工业洁净室（区）悬浮粒子、浮游菌和沉降菌的测定。本教材特色如下。

　　1. 内容科学先进，充分反映了行业发展的最新进展和新标准。药品生物检定国家行业技术标准为《中华人民共和国药典》，2025年版最新收载了洋葱伯克霍尔德菌群检查法，制药用水微生物监测和控制，非无菌产品不可接受微生物风险评估与控制指导原则等，本教材均有选取。

　　2. 以栏目的形式扩展课程的广度、深度和温度，弘扬药品微生物检定员的职业精神；在实践中培养学生精益求精的工匠精神；引导学生了解制药行业的中国制造，激发学生的家国情怀和使命担当，体现思政立德树人的根本任务。

　　3. 符合技术技能型人才成长规律，通过真实的工作任务开发实践知识，融合理论知识，使知识贯穿于实践操作过程中。以学生的认知规律为依据，把知识融入学生的学习活动过程中，学生通过完成工作任务，获得具体的任务结果，发展职业能力，构建工作过程逻辑，掌握职业相关知识和技能。

　　4. 岗课赛证的有机融合。药品生物检定技术对接制药企业药品质量控制的工作岗位，对接药物微生物检定员（职业编码4-08-05-04）的国家职业技能标准。本职业共设五个等级，本教材主要内容的目标定位于熟练掌握五级/初级工、四级/中级工的知识技能，熟悉三级/高级工水平的知识和技能，了解二级/技师和一级/高级技师的知识技能。

　　5. 将原始记录单设计成《药品生物检定技术任务工单》，体现教材的新形态。

　　本教材编写的具体分工如下：王贵霞编写绪论，项目一必备知识微生物计数、控制菌检查以及工作任务一和工作任务二。钱堃编写项目一必备知识中药饮片微生物限度检查和非无菌药品微生物限度标准。杨爽编写项目一必备知识无菌检查和工作任务三。贾钧辉编写项目一必备知识微生物鉴定和项目三必备知识药品微生物实验室质量管理。王翠翠编写项目一必备知识注射剂安全性检查和工作任务四。于丽静编写项目二必备知识抗生素微生物检定。于丹编写项目一必备知识洋葱伯克霍尔德菌群检查和项目三必备知识制药用水微生物监测以及项目二工作任务一。孔瑞平编写项目二必备知识常用药品生物活性测定和抑菌效力检查法。方绪凤编写项目三必备知识药品洁净实验室微生物监测和工作任务一至三。古明鲜编写项目三必备知识灭菌与生物指示剂和药品生物检定的安全与环保。白玲玲编写项目二必备知识生物检定统计和部分工作任务二。李蕊编写项目二工作任务二的任务知识。王贵霞和杨爽录制了实验操作视频并设计《药品生物检定技术任务工单》。史春辉对本教材内容的专业性进行了审核。

由于编者水平有限，书中难免有不当和疏漏之处，敬请读者在使用过程中提出修改意见，以便进一步修正完善。

编者

2025 年 4 月

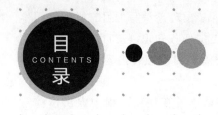

目录
CONTENTS

绪论

 知识目标

1. 掌握药品生物检定的特点、适用范围和药品中污染微生物的特点。
2. 熟悉药品生物检定的技术标准。
3. 了解药品生物检定体系和检定方法。

 素质目标

1. 通过介绍药品生物检定对应的岗课赛证体系，理解药物检验员的职业守则：遵纪守法，爱岗敬业；科学检测，公平公正；程序规范，保质保量；热情服务，坚持原则。
2. 通过药品生物检定岗位职责的介绍，培养安全操作、精准检测和质量管理的意识，逐渐形成技术精湛、严谨规范的职业素养。

一、药品生物检定对应的职业

药品生物检定对应的职业名称为药物检验员，职业编码为 4-08-05-04。药物检验员是从事原料药、制剂等药物成品、中间产品、原辅料及包装材料的检查、检验、检定、测试、分析等工作的人员。

药物检验员职业包括药物分析员、药物微生物检定员、药理毒理试验员 3 个工种。本职业 3 个工种共设五个等级，由低到高分别为五级/初级工、四级/中级工、三级/高级工、二级/技师、一级/高级技师。《国家职业教育改革实施方案》（国发〔2019〕4 号）规定院校内实施的职业技能等级证书分为初级、中级和高级，所以本教材主要内容的目标定位是熟练掌握五级/初级工、四级/中级工的知识技能，熟悉三级/高级工水平的知识和技能，了解二级/技师和一级/高级技师的知识技能。

此外，职业院校医药类专业微生物技能学生技能大赛（高职组）设有口服液中需氧菌总数检查项目。药物微生物检定员的重要工作内容之一的微生物计数法就包括需氧菌总数的检查。根据大赛项目，本教材选择了双黄连口服液的微生物计数作为工作任务之一。

> **药物微生物检定员**
> **职业守则**
>
> 遵纪守法，爱岗敬业；
> 科学检测，公平公正；
> 程序规范，保质保量；
> 热情服务，坚持原则。

药物检验员的工作岗位是制药企业质量管理部门的质量保证（quality assurance，QA）和质量控制（quality control，QC）。QA 是质量管理体系的一部分。企业必须建立质量保证系统，同时建立完整的文件体系，以保证系统有效运行。QC 包括相应的组织机构、文件系统以及取样、检验等，确保物料或产品在放行前完成必要的检验，确认其质量符合要求。

药品生物检定技术课程按照 QA 和 QC 岗位职责，融合技能大赛的赛项和国家职业技能等级标准，选取必备知识和技能训练项目，如表 0-1。

表 0-1　药品生物检定技术的岗课赛证体系

工作岗位	课程名称	学生技能大赛	职业技能等级证书
制药企业质量管理部门的质量控制岗位	药品生物检定技术	职业院校医药类专业微生物技能学生技能大赛	职业：药物检验员。 工种：药物微生物检定员。 等级：五级/初级工、四级/中级工、三级/高级工、二级/技师、一级/高级技师

二、药品生物检定的技术标准

药品质量检验工作主要依据《中华人民共和国药典》（Pharmacopoeia of the People's Republic of China，ChP）（简称《中国药典》）进行。《中国药典》由国家药典委员会编撰，一般每 5 年修订出版一次。

《中国药典》由一部、二部、三部、四部及其增补本组成，一部收载中药；二部收载化学药品；三部收载生物制品及相关通用技术要求；四部收载通用技术要求和药用辅料。

1. 药品质量标准

《中国药典》收载的药品质量标准的主要内容包括名称、性状、鉴别、检查和含量测定等。药品的名称包括中文和英文名称。

【性状】是指具有鉴别意义，在一定程度上反映药物内在质量的外观、臭、味。药物重要物理性质，在质量标准中用术语表示，药典凡例对术语有明确规定。

【鉴别】是利用药物分子结构表现出来的特殊化学行为或光谱特征，是鉴别药物真伪的重要依据。鉴别方法有物理方法、化学方法和生物学方法等。

【检查】包括有效性、均一性、纯度要求和安全性四个方面内容。有效性检查指和疗效相关，但在鉴别、纯度检查和含量测定中不能有效控制的项目。均一性主要是检查制剂的均匀程度。纯度要求是对药物中的杂质进行检查，一般为限量检查，不需要测定其含量。

注射剂安全性检查包括异常毒性、细菌内毒素（或热原）、降压物质（包括组胺类物质）、过敏反应、溶血与凝聚等项。

【含量测定】用规定方法测定药物中有效成分的含量，一般可采用化学、仪器或生物测定法。使用化学分析法、仪器分析法测定的结果一般用含量百分率（%）表示。使用生物测定法的结果一般用效价单位（U）表示。

2. 通用技术要求

《中国药典》收载的通用技术要求包括通则和指导原则两部分。通则主要包括制剂通则、其他通则、通用检测方法。制剂通则系按照药物剂型分类，针对剂型特点所规定的基本技术要求。通用检测方法系各品种进行相同项目检验时所应采用的统一规定的设备、程序、方法及限度等。指导原则系指为规范药典执行，指导药品标准制定和修订，提高药品质量控制水平所制定的推荐性技术要求。

在通用技术要求中关于药品质量检验的方法主要有物理检验法、化学检验法、仪器检验法、生物检定法等。

物理检验法是利用药品的外观性状、颜色、密度等评估药品质量的方法。通过化学滴定测定药品有效成分的含量或利用化学反应的浑浊、沉淀等变化检验药品的杂质就属于化学检验法。使用仪器检验药品质量时，常用分光光度计、高效液（气）相色谱仪、溶出仪、崩解仪等。

应用物理、化学和仪器的方法，可以完成药品的质量检验的大部分工作。但是，对于多组分的或有生物活性的抗生素、生化药品、疫苗等的效力检验和微生物污染水平的检验就需要用生物检定法。生物检定是药品检验的重要方法之一。

三、药品生物检定体系

生物医药正在蓬勃发展，生物药品的范畴不断更新，带来了大量先进的生产以及药物分析技术，可以用于现有品种的持续改进与再评价，以实现优胜劣汰，建立和健全结合起始原料和工艺过程的产品的整个生命周期的质量控制体系，全面提升我国生物药品的质量水平。

药品生物检验体系主要收载在《中国药典》四部通则和指导原则内。主要包括通则1000分子生物学检查法、通则1100生物检查法和通则1200生物活性测定法。此外，还包括指导原则9000中的生物检定相关内容。

1. 分子生物学检查法

分子生物学检查法收载了两个通则：聚合酶链式反应法和细菌 DNA 特征序列鉴定法。

聚合酶链式反应（polymerase chain reaction，PCR）法主要用于动、植物源性中药材和饮片，原材料，中间体，原料药与辅料等种属鉴定，也可用于其他药品质量控制中特征 DNA 片段的检定。因为传统的菌落特征、染色特征和生化特征的微生物鉴定通常流程比较长，涉及的工序比较多，人力成本比较高，更容易造成漏检的情况出现，所以，在做药品微生物检验时，可以在以上方法的基础上，增加基于 PCR 技术的微生物快筛的步骤。

细菌 DNA 特征序列鉴定法系以特征核酸序列为目标检测物，用于药用原料、辅料、制药用水、中间产品、终产品、包装材料和环境等药品全生命周期质量控制中细菌的鉴定。此外，《中国药典》还收载了 DNA 测序技术指导原则和标准核酸序列建立指导原则。

2. 药品生物检查法

药品生物检查法收载了 15 种检查法，包括无菌检查法、非无菌产品微生物限度检查的微生物计数法和控制菌检查法、非无菌药品微生物限度标准、中药饮片微生物限度检查法、洋葱伯克霍尔德菌群检查法、抑菌效力检查法、异常毒性检查法、热原检查法、细菌内毒素检查法、升压物质检查法、降压物质检查法、组胺类物质检查法、过敏反应检查法、溶血与凝聚检查法。

3. 生物活性测定法

生物活性测定法收载了抗生素、青霉素酶、升压素、细胞色素 C、玻璃酸酶、肝素、绒促性素、缩宫素、胰岛素、精蛋白锌胰岛素注射液、硫酸鱼精蛋白、洋地黄、葡萄糖酸锑钠毒力检查法、卵泡刺激素、黄体生成素、降钙素、生长激素的生物测定法。此外，还有放射性药品检定法、灭菌法和生物检定统计法。

4. 指导原则

《中国药典》四部收载的和生物检定相关的指导原则包括 DNA 测序技术、标准核酸序列建立、药品微生物检验替代方法验证、非无菌药品微生物限度检查、药品微生物实验室质量管理、微生物鉴定、药品洁净实验室微生物监测和控制、无菌检查隔离系统验证、灭菌用生物指示剂、生物指示剂耐受性检查法、细菌内毒素检查法应用、注射剂安全性检查法应用等。2025 年版《中国药典》四部新增的生物检定相关指导原则及用途见表 0-2。

表 0-2　2025 年版《中国药典》四部新增加的生物检定相关指导原则

指导原则	用途和目的
9110 微生物全基因组测序技术指导原则	用于药品微生物控制给予通用性技术规定，为药用原料、辅料、制药用水、中间产品、终产品，包装材料、环境、设备和人员等药品全生命周期质量控制中微生物精准鉴定、溯源分析和风险识别等提供指导
9209 制药用水微生物监测和控制指导原则	为药品生产企业加强制药用水全过程的微生物控制提供指导
9210 药品微生物实验室消毒剂效力评估指导原则	为制药环境、设施、设备及实验室用消毒剂的效力评估试验提供指导
9211 非无菌药品微生物控制中水分活度应用指导原则	为非无菌药品建立基于水分活度的微生物控制策略提供指导

指导原则	用途和目的
9212 非无菌产品不可接受微生物风险评估与控制指导原则	从非无菌产品中常见的不可接受微生物及其风险识别策略、风险评估特征因素、风险控制要点和风险决策树等方面，为不可接受微生物的风险评估和控制提供指导，以降低或消除非无菌产品中不可接受微生物的污染风险
9213 药品微生物分析方法验证、确认及转移指导原则	用于指导研究、生产及检测等机构在药品微生物分析方法全生命周期中的验证、确认及转移，涵盖分析方法的开发、验证及变更等过程
9406 细胞类制品微生物检查指导原则	适用于细胞类制品风险放行的快速微生物（细菌/真菌）检查

四、药品生物检定法

《中国药典》通则 1431 生物检定统计法中把生物检定法定义为：生物检定法是利用生物体，包括整体动物、离体组织、器官、细胞和微生物等评估药物生物活性的一种方法。它以药物的药理作用为基础，以生物统计为工具，运用特定的实验设计在一定条件下比较供试品和与其相当的标准品或对照品所产生的特定反应，通过等反应剂量间比例的运算或限值剂量引起的生物反应程度，从而测定供试品的效价、生物活性或杂质引起的毒性。

1. 药品生物检定法的特点

（1）生物检定以生物体为实验材料测定药品的效价、生物活性或毒性 生物检定法与物理、化学和仪器分析法最大的区别就是以生物体为实验材料检测药品的质量。常用的生物体有整体动物、离体组织或器官、细胞和微生物（表 0-3）。

表 0-3 生物检定用生物体举例

生物体	生物检定实例
整体动物	鸽最小致死量法测定洋地黄效价，小鼠血糖下降法测定胰岛素效价，大鼠血钙降低法测定降钙素效价，小鼠（或豚鼠）存活率测定多种疫苗效价，小鼠用于药品异常毒性检查，豚鼠用于药品过敏反应检查
离体组织或器官	大鼠离体子宫法测定缩宫素效价，兔全血法测定肝素效价，鲎试剂测定细菌内毒素
细胞	人羊膜细胞（WISH）病变抑制法测定干扰素生物学活性，网织红细胞生成法测定人促红素体内生物学活性，CTLL-2 细胞存活率检测 IL-2 的生物学活性
微生物	抗生素微生物检定法，非灭菌制剂的微生物限度检查，注射剂的无菌检查

（2）生物检定以药理作用为基础 例如，胰岛素用于降血糖，其效价测定的方法为小鼠血糖下降法；抗生素用于抑制或杀灭病原微生物，其效价测定方法为测定抗生素的抑菌圈。

（3）生物检定以标准品对比校验为手段 例如，要判定制药企业生产的注射用青霉素钠效价合不合格，可以从中国食品药品检定研究院（National Institutes for Food and Drug Control，NIFDC），购买国家药品标准物质作为参比，在相同剂量下，测定供试品和标准品产生的抑菌圈，判定供试品的实测效价。

（4）生物检定以生物统计为工具作为实验设计和结果判断的依据 因为生物个体差异性

大，实验误差大，实验周期长，计算复杂，所以必须以生物统计为工具，进行实验设计，确定实验所需生物数量和分组，并经过统计运算，作为结果判断的依据。

2. 药品生物检定的适用范围

（1）测定药品的效价或生物活性 生物药物具有以下特点。①起始物料种属来源多样，组分复杂，多数组分尚不明确，分子量大、不均一。例如，硫酸软骨素来自猪软骨组织，肝素钠来源于猪小肠，人尿激肽原酶生产原料为正常人尿液，木瓜蛋白酶原材料是植物源性的。②提取和纯化的工艺比较复杂，易受生产工艺影响。③有效成分含量低，具有高生物学活性和药理活性。如微量的细胞因子类药物就可以产生显著的药理效应。④易降解，不稳定。生物药物的分子结构中有特定的空间构象，一旦被破坏，生物活性会降低或丧失；一些理化因素如温度、pH、压力等均易破坏其稳定性。

生物药物不能仅用理化分析和仪器分析来保证质量，不能仅以终产品的单一组分纯度衡量有效性，必须结合生物检定的方法，测定其效价或生物活性。除了对药物本身进行检测外，还需要对生产用设施设备、原材料及辅料、水、器具、动物等进行检测，以保证生物药物的生产过程符合相关规程。例如，基因工程类药物，不仅要检定最终产品，还要对基因的来源、菌种、细胞库等各方面进行质量控制，对培养和纯化过程要严格把关。《中国药典》收载需要测定效价或生物活性的主要药物品种见表 0-4。

表 0-4 《中国药典》收载需要测定效价或生物活性的主要药物品种

药品种类	具体实例
抗生素	乙酰螺旋霉素、丙酸交沙霉素、交沙霉素、红霉素、杆菌肽、吉他霉素、麦白霉素、妥布霉素、盐酸万古霉素、替考拉宁、硫酸奈替米星、硫酸链霉素、硫酸巴龙霉素、硫酸核糖霉素、硫酸卷曲霉素、硫酸庆大霉素、硫酸新霉素、硫酸小诺霉素、硫酸多黏菌素 B、磺苄西林钠等
生化药品	肝素钠、注射用尿激酶、注射用缩宫素、垂体后叶注射液、青霉素酶、升压素、细胞色素 C、玻璃酸酶、肝素、绒促性素、胰岛素、硫酸鱼精蛋白、洋地黄等
生物制品	人用疫苗、人用重组 DNA 蛋白制品、人用重组单克隆抗体、人用抗体偶联药物、人用聚乙二醇化重组蛋白及多肽、人用基因治疗制品、人用马免疫血清、微生态活菌制品等

（2）测定杂质引起的毒性 为了保证用药的安全性，非灭菌制剂需要进行微生物计数（需氧菌总数、霉菌和酵母菌总数）和控制菌检查（如沙门菌、铜绿假单胞菌等）；无菌制剂需要进行无菌检查。根据给药途径、用药人群等因素，有些药物还需要进行异常毒性检查、热原检查、细菌内毒素检查、升压物质检查、降压物质检查、过敏反应检查等。

3. 药品中微生物污染的特点

药品微生物限度检验的基本任务是抽验部分样品，以推断整批药品的微生物污染情况。药品微生物检验不同于化学药品的含量测定，因为药品中污染的微生物具有特殊性。

① 药品中污染的微生物是能繁殖的活细胞生物。药品中微生物检测是以活细胞为对象。在药品中活的微生物处于不稳定状态，可随存放时间延长而死亡，也可在适宜条件下大量繁殖。如果不含抑菌成分的一批液体制剂，出厂检验时微生物限度在合格范围内，但放置一段时间后，微生物可能繁殖超过微生物限度标准。也可能因为营养耗尽或自身代谢产物积累的毒性，污染的微生物数量减少。

② 药品中污染的微生物数量少且分布不均。微生物污染对药品而言是一个意外事件，污染批号中的不合格品是一个随机变量。药品受外来微生物的污染，可能有也可能没有；污染的情况依生产、设备、原材料、管理、剂型等条件而不同，非药品本身所固有，污染的量可多可少，种类可能单一或多样，所以微生物限度检验的对象是不确定的。

药品中污染的微生物不同于定量分布的药物成分，通常是局部污染。同一批产品中，产品有的被污染，有的不被污染，分布不均；在被污染的部分中有的数量极多，有的较少，种类上可以复杂或较单一。这种不均匀性源于污染源的复杂性，原辅料污染、工艺污染、空间污染和操作人员污染等构成污染量的多少差异，形成不均态。

③ 药品中污染的微生物多数处于受损伤状态。药品中污染的微生物，特别是生产前期污染者，受到原料处理、加工、加热等工艺过程的影响，受到一定程度的损伤。这些受损的细菌可能遭受外界环境抑制，如按一般方法检测控制菌或菌落数，难以检出受伤但尚存活的细菌而会得出"阴性"或计数偏低的"合格"结论。因此需要采用一些措施，使其在适当的条件下，能修复或从抑制状态中复苏，再进行一般程序的检验。

④ 药品中污染的微生物生境多样且复杂。微生物生存的环境称为微生物的生境。药品的种类繁多、剂型多样，使污染的微生物生境多样而复杂。一些药品易被微生物污染，而另一些药品不利于微生物生长。药物的酸碱度、渗透压、含水量也都与微生物的存在和生长有极为密切的联系。如同一人工污染菌种及接种量的微生物在不同剂型药品里可有不同的检出结果，一些非水溶性油剂或软膏剂，可因其与水难溶，其中污染的微生物难与培养基成分接触或因缺氧而可能不生长。

⑤ 药品中污染的真菌产毒素。霉菌和酵母菌在分类学上均属于真菌，有些是药品生产用菌种，但也是药品原料、辅料及成品的污染菌。药品中常见的污染霉菌有根霉、毛霉、犁头霉、曲霉、青霉、拟青霉、头孢霉、地霉、交链孢霉、枝孢霉、脉孢霉、毛壳菌、镰刀菌等属。常见的酵母菌有酵母、裂殖酵母、汉逊酵母、德巴利酵母、假丝酵母、红酵母等属。受到污染的药品不仅可能变质，还可能因其产生的各种毒素导致服用者产生中毒病症，有的真菌毒素甚至可导致或诱发癌症。故必须对药品中污染的霉菌和酵母菌制定限量规定。药品中污染霉菌和酵母菌的数量是判定药品受到污染程度的标志之一，也是对药品原料、生产工艺、生产环境以及操作人员卫生状况进行综合评价的依据之一。

⑥ 检验药品中污染的微生物十分复杂。有些药物对微生物具有抑菌、杀菌作用，但在一定条件下（如干燥），微生物仍可存活，用药后可能危及人类健康。对于这类药物，如果按一般方法制备供试液作微生物限度检验，可能出现假阴性结果。

此外，活微生物的检测又可因许多条件，如培养基、温度、氧的存在等状况不同而生长情况各异。微生物检验方法一般是以能生长为可见菌落（或出现混浊）为依据，这就可能出现同一药品在不同条件下检验，出现不同的结果。但这不是说微生物检验无规律可循，一般情况下当药品保存条件相对稳定时，微生物污染量在一定时间内处于动态平衡，总体污染水平仍可以在标准化的实验条件下予以正确评估。

因为药品中污染的微生物具有上述特殊性，所以从部分抽验样品来判断整批产品的微生物污染水平难度增大。因此，进行药品微生物限度检查、无菌检查时，必须有足够数量的供检验样品，对不同的供检样品，分别采取不同的方法，正确地制备供试液，使药品中污染的微生物得以真实反映，是保证检验结果正确可靠的重要前提条件。

五、药品生物检定的岗位职责

药物微生物检定员的岗位职责包括样品准备，检验准备，检验与测定，测定后清场与数据处理，安全实验，仪器设备的使用与维护，技术管理与创新和培训与指导。

1. 样品准备

样品的质量好坏是药物检测过程中最关键的一个控制点，因此，在检测开始之前，要对样品的相关资料进行仔细的核查，特别要注意它的有效性、安全性，与此同时，还要注意样品的外观，观察是否有破损、有没有被细菌污染等。

2. 检验准备

此阶段是药品微生物检测的基础阶段，在检测开始之前，应该将所有实验可能用到的器材、样品、试剂、溶剂（缓冲液、培养基、去离子水）等准备齐全，这样可以减少实验的突发状况，提高实验的成功率。一般需要准备玻璃器皿等用品、仪器设备、实验用水、溶液、培养基、试剂等。

3. 检验与测定

经过前两个阶段的准备工作，就可以开始进行微生物检验与测定，这个阶段最重要的是要保证实验的准确性，因此检验人员要有丰富的微生物培养经验，能充分考虑到微生物的种类、物理和化学变化以及繁殖方式等。因为微生物很容易发生变异，所以选择正确的分析方法也是至关重要的。只有掌握并把控了准确的微生物检测全过程，才能通过检测分析得出更为安全、准确的检测结果。药物微生物检定员日常的检验与测定工作包括洁净区清洁消毒、培养基准备、消毒剂制备、培养基的检验、菌种操作、微生物检验、培养及观察和环境监测等。

4. 测定后清场与数据处理

检验工作完成之后，要及时清洗分析用器皿，处理数据，写检验报告，并能够审核数据，对异常数据进行分析。

5. 安全实验

药物检验实验室的安全问题包括试剂、仪器、人员、环境和水电的安全。作为实验室安全防护的责任者，实验室检验人员应随时随地做好安全防护工作，对实验室存在的不安全因素要及时上报，进行整改；实验中如发生安全事故，需配有应急救助设施。

6. 仪器设备的使用与维护

为满足检测项目的要求，实验室需配备各种大型的精密仪器。实验室应有应急动力供应系统，否则在仪器使用中如果突然停电，易造成仪器设备损坏。实验室内消防应急、仪器防静电接地、排风设施、仪器标志应齐全有效。

7. 技术管理与创新

本职业功能是对药物微生物检定员三级/高级工及以上级别的工作要求，包括能编写操作规程；能够提供专业培训或技术指导；能起草方法确认、验证方案；能准确分析影响检验质量的原因，并制定有效的解决办法；能组织制定并执行检验质量管理制度；能对质量管理体系、环境管理体系和职业健康安全管理体系文件提出建议等。

8. 培训与指导

本职业功能是对药物微生物检定员三级/高级工及以上级别的工作要求，包括能提供专业培训和技术指导两方面。

 知识测验

在线答题

项目一
药品生物检查

📋 知识目标

1. 掌握菌种管理相关知识；供试品非无菌药品微生物计数法和控制菌检查法；供试品的无菌检查；非无菌药品微生物限度标准的内容与执行说明；细菌内毒素检查法的原理、操作步骤和注意事项。

2. 熟悉微生物计数法和控制菌检查法的培养基适用性检查；无菌检查用培养基适用性检查；热原检查、异常毒性检查、降压物质检查、组胺类物质检查、过敏反应检查、溶血与凝聚检查的原理和方法。

3. 了解微生物计数法和控制菌检查法的方法适用性试验；无菌检查的方法适用性试验；中药饮片微生物限度检查法。

🎯 技能目标

1. 能准备口服液、散剂和注射剂的样品，实施取样和交接样品。

2. 能准备微生物计数、控制菌检查、无菌检查和内毒素检查用溶液、培养基和仪器设备。

3. 能够熟练完成口服液微生物计数和口腔溃疡散的控制菌（耐胆盐革兰阴性菌、大肠埃希菌、沙门菌、铜绿假单胞菌和金黄色葡萄球菌）的检查。

4. 能够熟练完成注射剂的无菌检查和细菌内毒素检查。

5. 能对微生物计数、控制菌检查、无菌检查和内毒素检查的检验数据进行处理，判断结果，撰写原始记录。

📐 素质目标

1. 在完成工作任务的过程中，理解并遵守药物检验员的职业守则，牢固树立质量意识，坚持原则，守护人民用药安全。

2. 通过介绍中医药对于新型冠状病毒感染的防治作用，弘扬国粹，传承文化，培养家国情怀，为中华民族伟大复兴而努力。

3. 通过介绍中药材青黛，传承中药文化，感受祖国文化的脉搏，培养家国情怀。

必备知识一　微生物计数

一、微生物限度检查法简介

1. 药典收载情况

1953 年第一版《中国药典》并没有收载药品微生物限度检查。1980 年卫生部第一次颁布《药品卫生检验方法》，并于 1984 年和 1990 年进行了修订。1995 年版《中国药典》首次在附录收载了微生物限度检查法。此后，在每个版本的《中国药典》收载的药品微生物限度检查都有所补充、修订，见表 1-1。

表 1-1　《中国药典》微生物限度检查的修订过程

版本	收载情况	标准变化
1995 年版	首次收载药品微生物限度检查法	1986 年卫生部颁布《药品卫生标准》，1989 年颁布《药品卫生补充规定和说明》
2000 年版	在附录收载了微生物限度检查法	首次收载微生物限度标准（按剂型划分限度标准，按给药途径和制剂特点重新制定了控制菌标准）
2005 年版	开始要求对微生物限度检查法进行验证	按给药途径制定微生物限度标准。含有生药原粉的制剂增加了大肠菌群控制。用于深部组织的制剂增加生孢梭菌的控制
2010 年版	在附录收载了微生物限度检查法，并增加了培养基适用性检查。新增指导原则	眼用制剂从原来的限度要求修订为无菌要求。阴道、尿道给药制剂增加控制白色念珠菌的要求。增加了贴膏剂的控制菌检查
2015 年版	微生物限度检查法整合为 3 个通则：微生物计数法、控制菌检查法和微生物限度标准	限度标准以指数形式表示，在执行层面上"可接受的最大菌数"按 2 倍因子的原则
2020 年版	增加了通则 1108 中药饮片微生物限度检查法	通则 1107 在标准执行里增加了半固体制剂的限度标准。中药饮片限度标准执行"可接受最大的菌数"是 5 倍因子
2025 年版	增加了通则 1109 洋葱伯克霍尔德菌群检查法	用于在规定的实验条件下检查供试品中是否存在洋葱伯克霍尔德菌群

2. 检验标准

在《中国药典》中，药品微生物限度检验相关的标准包括检查法、指导原则和技术方法，见表 1-2。

表 1-2　《中国药典》药品微生物限度检验相关的标准

标准分类	具体标准
检查法	1105 微生物计数法、1106 控制菌检查法、1107 非无菌药品微生物限度标准、1108 中药饮片微生物限度检查法、1109 洋葱伯克霍尔德菌群检查法、1421 灭菌法

标准分类	具体标准
指导原则	9201 药品微生物检验替代方法验证指导原则、9202 非无菌产品微生物限度检查指导原则、9203 药品微生物实验室质量管理指导原则、9204 微生物鉴定指导原则、9205 药品洁净实验室微生物监测和控制指导原则、9206 无菌检查隔离系统验证和应用指导原则、9207 灭菌用生物指示剂指导原则、9208 生物指示剂耐受性检查法指导原则、9209 制药用水微生物监测和控制指导原则、9210 药品微生物实验室消毒剂效力评估指导原则、9211 非无菌药品微生物控制中水分活度应用指导原则、9212 非无菌产品不可接受微生物风险评估与控制指导原则和 9213 药品微生物分析方法验证、确认及转移指导原则
技术方法	1021 细菌 DNA 特征序列鉴别法

3. 检验范围

微生物计数法适用于检查非无菌制剂及其原辅料中，能在有氧条件下生长的嗜温细菌和真菌。

温度是影响微生物生长的重要因素之一。根据微生物生长的最适温度不同，微生物可分为嗜冷微生物、嗜温微生物和嗜热微生物。微生物计数结果是嗜温性的微生物数量，嗜冷的、嗜热的微生物不在微生物计数的检查范围。

微生物计数不适用于活菌制剂的检查，因为活菌制剂的菌对营养要求比较高，或者是对某种营养成分有特殊要求，用于微生物计数的培养基不适用于活菌制剂的检查。

微生物计数可以用替代方法来进行检验。例如，药物的原辅料或使用比较特殊时，企业可制定适合产品特性的微生物计数方法。使用替代方法时，需要按通则 9201 替代方法验证指导原则作验证。

4. 实验环境

《药品生产质量管理规范》引入了动态连续监测，将药品生产所需的洁净区分为 A、B、C、D 四个级别，通则 1105、1106 和 1108 对微生物限度检验环境仅作原则性要求：应符合微生物限度检查的要求。在指导原则 9203 环境项下明确给出指导性意见：微生物限度检查应该在不低于 D 级背景下的生物安全柜或 B 级洁净区域内进行。

二、微生物计数的方法

微生物计数可以活菌计数或直接计数。活菌计数的依据是固体培养基上形成的可见菌落或液体培养基中浑浊的生长现象。直接计数是在显微镜下计数微生物细胞的数量（计数板计数法）或利用自动化仪器（自动菌数测定仪），直接计数的结果包括活菌和死菌。

药品中需氧菌总数、霉菌和酵母菌总数的检验采用活菌计数法，以平板菌落计数为依据。平板菌落计数法需要注意：①自然界存在的细菌一般为团块聚集体，而且有的细菌就是多细胞相联，分散充分时菌落生长数多，反之菌落数就少。微生物数量测定值是由一个或多个细胞形成的菌落形成单位（colony forming unit，cfu）。②受特定培养基和培养条件限制，改变其中任一培养条件，就会改变被测微生物的种类和数量。③有繁殖能力的微生物细胞才能形成菌落。死菌及某些受损伤的微生物或营养要求苛刻的微生物不能在规定的培养基上形成菌落，因而不被计数。

《中国药典》收载的微生物计数方法包括平皿法、薄膜过滤法和最可能数（most

probable number，MPN）法。供试品检查时，应根据供试品理化特性和微生物限度标准等因素选择计数方法，检测的样品量应能保证所获得的试验结果能够判断供试品是否符合规定。所选方法的适用性须经确认。

微生物计数的样品一般需要做连续 2~3 个稀释级，这是因为微生物计数的误差非常大，特别是当产品有长菌的情况时，仅接种原液，结果判断的风险会比较高。平皿法每个稀释级至少做 2 个平皿，薄膜过滤法每个稀释级至少做 1 个滤膜。

1. 平皿法

平皿法适用于绝大多数产品的微生物计数，平皿法包括倾注法和涂布法。通常情况下，所说的平皿法是倾注法。

（1）倾注法 取制备的供试液 1ml，置直径 90mm 的无菌平皿中，注入 15~20ml 温度不超过 45℃ 融化的胰酪大豆胨琼脂或沙氏葡萄糖琼脂培养基，混匀，凝固，倒置培养。若使用直径较大的平皿，培养基的用量应相应增加。

（2）涂布法 取适量（通常为 15~20ml）温度不超过 45℃ 的胰酪大豆胨琼脂（tryptic soy agar，TSA）培养基或沙氏葡萄糖琼脂（Sabouraud's dextrose agar，SDA）培养基，注入直径 90mm 的无菌平皿，凝固，制成平板。取制备好的供试液 1ml，均匀涂布在制备好的平板上。若使用直径较大的平皿，培养基用量也应相应增加。

2. 薄膜过滤法

薄膜过滤法所采用的滤膜孔径应不大于 $0.45\mu m$，直径一般为 50mm，若采用其他直径的滤膜，冲洗量应进行相应的调整。供试品及其溶剂应不影响滤膜材质对微生物的截留。滤器及滤膜使用前应采用适宜的方法灭菌。使用时，应保证滤膜在过滤前后的完整性。水溶性供试液过滤前先将少量的冲洗液过滤以润湿滤膜。油类供试品，其滤膜和滤器在使用前应充分干燥。为发挥滤膜的最大过滤效率，应注意保持供试品溶液及冲洗液覆盖整个滤膜表面。供试液经薄膜过滤后，若需要用冲洗液冲洗滤膜，每张滤膜每次冲洗量一般为 100ml。总冲洗量一般不超过 500ml，最多不得超过 1000ml，以避免滤膜上的微生物受损。

取供试液适量（一般取相当于 1g、1ml 或 $10cm^2$ 的供试品，若供试品中所含的菌数较多，供试液可酌情减量），加至适量的稀释液中，混匀，过滤。用适量的冲洗液冲洗滤膜。

若测定需氧菌总数，转移滤膜菌面朝上贴于 TSA 培养基平板上；若测定霉菌和酵母菌总数，转移滤膜菌面朝上贴于 SDA 培养基平板上。

供试品微生物计数时，除另有规定外，按计数方法适用性试验确认的方法进行供试液制备。取相当于 1g、1ml 或 $10cm^2$ 供试品的供试液，若供试品所含的菌数较多时，可取适宜稀释级的供试液，照方法适用性试验确认的方法加至适量稀释液中，立即过滤，冲洗，冲洗后取出滤膜，菌面朝上贴于 TSA 或 SDA 培养基上培养。

3. MPN 法

MPN 法的精密度和准确度不及薄膜过滤法和平皿计数法，仅在供试品需氧菌总数没有适宜计数方法的情况下使用，本法不适用于霉菌计数。

采用 MPN 法进行供试品微生物计数时，取规定量供试品，按方法适用性试验确认的方法进行供试液制备和供试品接种，所有试验管在 30~35℃ 培养 3~5 天，如果需要确认是否有微生物生长，按方法适用性试验确定的方法进行。

三、菌种和菌液制备

1. 试验用菌种

微生物计数法用的菌种见表 1-3。试验菌应为有明确来源的标准菌株，或使用与标准菌株所有相关特性等效的可以溯源的商业派生菌株。标准菌株应来自认可的国内或国外菌种保藏机构。

表 1-3　微生物计数阳性对照菌液制备方法

菌株名称	培养基及培养条件	稀释液
金黄色葡萄球菌〔CMCC（B）26 003〕	TSA/TSB，30 ～ 35℃，18～24h	pH7.0 无菌氯化钠-蛋白胨缓冲液或者 0.9％无菌氯化钠缓冲液
铜绿假单胞菌〔CMCC（B）10 104〕		
枯草芽孢杆菌〔CMCC（B）63 501〕		
白色念珠菌〔CMCC（F）98 001〕	SDA/SDB，20～25℃，培养 2～3 天	
黑曲霉〔CMCC（F）98 003〕	SDA/PDA，20～25℃，培养至获得丰富的孢子，5～7 天	含 0.05％（体积分数）聚山梨酯的 pH7.0 无菌氯化钠-蛋白胨缓冲液或者 0.9％无菌氯化钠缓冲液

标准菌株是指至少定义至属或种水平的菌株。按其特征进行分类和描述，有明确的来源。标准储备菌株是指标准菌株经过一代转接后获得的同种菌株。标准储备菌株保存时建议采用低温冷冻干燥、液氮贮存、超低温冷冻（低于−30℃）等方法。标准储备菌株可用于制备每月或每周 1 次转种的工作菌株。冷冻菌种一旦解冻转种制备工作菌株后，不得重新冷冻和再次使用。标准储备菌株应进行纯度和特性确认。

工作菌株是由标准储备菌株转接后获得的同种菌株。为了保证菌株的敏感度，各国药典对工作菌株都规定了不超过 5 次的传代要求。一代是指将活的培养物接种到微生物生长的新鲜培养基中培养，任何形式的转种均被认为是传代 1 次。

必要时，实验室应对工作菌株的特性和纯度进行确认。每支菌种都应注明其名称、标准号、接种日期、传代数。标准菌株如果经过确认实验证明已经老化、退化、变异、污染等或该菌株已无使用需要时，应及时灭菌销毁。

2. 菌液制备方法

按表 1-3 微生物计数阳性对照菌液制备方法的规定进行。将金黄色葡萄球菌、铜绿假单胞菌、枯草芽孢杆菌的菌种接种到 TSA 培养基或胰酪大豆胨液体（tryptic soy broth，TSB）培养基上，30～35℃，培养 18～24h，取新鲜培养物，制备菌液。白色念珠菌的菌种接种到 SDA 培养基或者沙氏葡萄糖液体培养基（Sabouraud dextrose broth，SDB）培养基上，20～25℃，培养 2～3 天，取新鲜培养物，制备菌液。以上这四类菌，制备菌液时用的稀释液是 pH7.0 的无菌氯化钠-蛋白胨缓冲液或者 0.9％无菌氯化钠溶液。

黑曲霉培养用的培养基是 SDA 培养基或马铃薯葡萄糖琼脂（potato dextrose agar，PDA）培养基，20～25℃，培养至获得丰富的孢子。把孢子洗脱下来制备成孢子悬液。稀释液和洗脱液中含有 0.05％的聚山梨酯，可以让很小很轻的孢子更好地悬浮起来。

菌液制备后，若在室温下放置，应在 2h 内使用；若保存在 2～8℃，可在 24h 内使用。黑曲霉孢子悬液可保存在 2～8℃，在验证过的贮存期内使用。孢子的稳定性比较强，一般可在 2～8℃保存 2 个月。

3. 菌液浓度

培养基适用性试验和方法适用性试验所需要制备的菌液浓度不一样。培养基适用性检查时，加菌量要求不大于 100cfu，所需菌液浓度为适宜浓度。例如，适宜浓度大约在 200～300cfu/ml 时，加菌量约为 0.1～0.3ml。

方法适用性试验时，要把菌液加到供试液里，且菌液的体积不大于供试液体积的 1%。一般是 9.9ml 供试液加入 0.1ml 的菌液。10^4cfu/ml 的菌液浓度稀释 100 倍以后为 100cfu，供试液里的含菌量就不大于 100cfu，也就是说菌液浓度就必须配制到 $10^{3.5}$～10^4cfu/ml 的浓度。

四、培养基适用性检查

供试品微生物计数中所使用的商品化的预制培养基、脱水培养基、按处方配制的培养基均应进行培养基的适用性检查。用于微生物计数的培养基有 TSA 培养基、TSB 培养基、SDA 培养基，均需要做适用性检查。一般商品化的预制培养基按运输批次进行适用性检查，脱水（干粉）培养基按批号进行适用性检查，按处方配制的培养基每次配制都需要进行适用性检查。

1. 确定适用性检查的菌种

TSA 和 TSB 两种培养基均用于需氧菌总数测定，但是 TSB 培养基只需要检查 3 种菌的适用性，TSA 培养基需要检查 5 种菌的适用性。这是因为 TSA 培养基在点计结果时，包括平板上需氧菌总数和霉菌、酵母菌总数的所有菌落，所以 TSA 培养基适用性检查菌株是金黄色葡萄球菌、枯草芽孢杆菌、铜绿假单胞菌、白色念珠菌和黑曲霉。TSB 培养基的计数结果不包括霉菌、酵母菌总数，所以 TSB 培养基适用性检查只需检查金黄色葡萄球菌、枯草芽孢杆菌和铜绿假单胞菌。

SDA 培养基用于检测霉菌和酵母菌总数，适用性检查试验菌株只需要白色念珠菌和黑曲霉。SDA 培养基高糖高渗的环境对细菌有一定的抑制能力，但不能完全抑制细菌生长。当细菌造成酵母菌和霉菌结果不符合规定时，可通过添加抗生素增加培养基对细菌的抑制能力，再点计真菌数。添加抗生素的培养基也应该做培养基适用性检查，符合要求以后，才能用于霉菌和酵母菌计数（表 1-4）。

表 1-4　微生物计数培养基 SDA＋抗生素适用性检查

培养基名称	沙氏葡萄糖琼脂＋抗生素（当细菌数引起霉菌和酵母菌总数超标用）
试验用菌	抑菌性检查：金黄色葡萄球菌、铜绿假单胞菌、枯草芽孢杆菌。促生长能力：白色念珠菌、黑曲霉
常用抗生素	庆大霉素：广谱，对 G^-菌，G^+菌有较好的抗菌作用
接种方式	抑菌性：接种不少于 100cfu 试验用菌。促生长能力：接种不大于 100cfu 试验用菌
适用性检查	白色念珠菌、黑曲霉于 20～25℃培养不超过 5 天，与对照培养基比较，回收率在 0.5～2.0 之间。枯草芽孢杆菌、金黄色葡萄球菌、铜绿假单胞菌应不得生长

2. 培养基适用性检查的接种

培养基适用性检查方法是被检培养基与对照培养基平行加菌试验，以被检培养基与对照培养基的比对结果，判断被检培养基的符合性。

对照培养基系指按培养基处方特别制备、质量优良的培养基。对照培养基由中国食品药品检定研究院研制及分发。

培养基适用性检查的每 1 株菌需要接种到被检培养基和对照培养基上，各 2 个平皿，同时两种培养基各做两个阴性对照，如图 1-1 所示。培养基适用性检查的接种量是每皿不大于 100cfu。

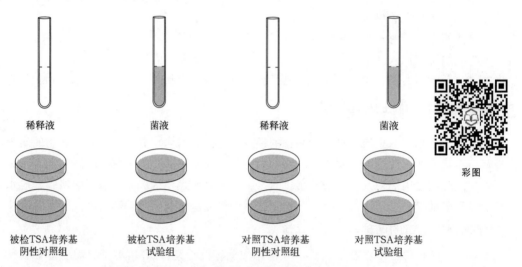

彩图

被检TSA培养基　　　被检TSA培养基　　　对照TSA培养基　　　对照TSA培养基
阴性对照组　　　　　试验组　　　　　　　阴性对照组　　　　　试验组

图 1-1　微生物计数培养基适用性检查接种示例

3. 培养温度与时间

接菌后，TSA 和 TSB 培养基置于 30～35℃培养，不超过 3 天。SDA 培养基置于 20～25℃，培养不超过 5 天。需要注意的是，虽然在 TSA 培养基上接种了白色念珠菌和黑曲霉，因为是做 TSA 培养基质量控制的菌株，培养温度是 30～35℃，不超过 3 天，而不是按真菌的培养温度 20～25℃（表 1-5）。

表 1-5　微生物计数培养基适用性检查菌株和培养条件

培养基名称	试验菌株	接种方式	培养条件
TSA 培养基	金黄色葡萄球菌 枯草芽孢杆菌 铜绿假单胞菌 白色念珠菌 黑曲霉	涂布法：表面接种不大于 100cfu 试验用菌悬液于 TSA 平板表面。 倾注法：接种不大于 100cfu 试验用菌悬液于无菌平皿，倾注该培养基，轻轻摇匀	30～35℃培养，枯草芽孢杆菌、金黄色葡萄球菌、铜绿假单胞菌不超过 3 天；白色念珠菌、黑曲霉培养不超过 5 天
SDA 培养基	白色念珠菌 黑曲霉		20～25℃，培养不超过 5 天
TSB 培养基	金黄色葡萄球菌 枯草芽孢杆菌 铜绿假单胞菌	分别接种各试验用菌悬液于该培养基中，接种量不大于 100cfu，摇匀	30～35℃，培养不超过 3 天

注：TSB 培养基用于 MPN 法，不适用于霉菌计数。

4. 结果判断

阴性对照应无菌生长。固体的被检培养基质量检查可接受的标准是被检的固体培养基和对照培养基的菌落数的比值是 0.5～2，且菌落形态、大小应该一致。

液体的被检培养基和对照培养基比较，试验菌应生长良好。那么被检培养基的质量是可以接受的，可以用来做产品检验用的培养基。

例：SDA 白色念珠菌适用性检查结果判断（图 1-2）

阴性对照：被检培养基和对照培养基的阴性对照平皿均无菌生长。

菌落计数：被检培养基接种白色念珠菌的两个平皿平均菌落为 25 个。对照培养基接种白色念珠菌的两个平皿平均菌落为 30 个。

计算：被检培养基平均菌落数/对照培养基平均菌落＝25/30＝0.83。

结果判断：被检的固体培养基和对照培养基的菌落数的比值为 0.83，在 0.5～2 之间，且菌落形态、大小一致。该批次 SDA 培养基适用于白色念珠菌的生长。

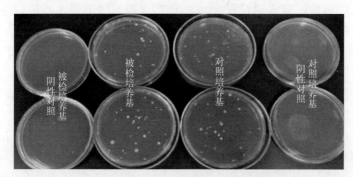

彩图

图 1-2　SDA 培养基白色念珠菌适用性检查

五、方法适用性试验

供试品的微生物计数方法应进行方法适用性试验，以确认所采用的方法适合该产品的微生物计数。若检验程序或产品发生变化，可能影响检验结果时，计数方法应重新进行适用性试验。若产品原料药来源和产地发生变化时，也需要进行方法适用性试验。

方法适用性试验的目的是确认所采用的方法适合微生物限度检查，即确认供试品在该检验量、检验条件下无抑菌活性，保证检验结果的准确、可靠及检验方法的完整性。

方法适用性试验是通过测定微生物回收率来验证采用的方法是否可以用于药物中需氧菌总数、霉菌和酵母菌总数的检验。把标准菌株接种于相应的培养基，以适宜的温度培养，点计平板上的菌落数，计算回收率。如果回收率符合要求，说明药品里如果污染这几类典型的菌是可以检测出来的，那么该方法就适用于该药品的微生物计数。

1. 方法适用性试验基本原则

① 供试液制备方法、抑菌成分的消除方法及需氧菌总数、霉菌和酵母菌总数计数方法应尽量选择操作简便、快速的方法。

② 首先应选择最低稀释级的供试液进行计数方法适用性试验。若因供试品抗菌活性或溶解性差等原因无法选择最低稀释级的供试液进行适用性试验，可采用更高级别的稀释级重新试验。如果有抑菌性的样品，可以对样品做进一步的稀释，根据它的限度标准来制定最高

的稀释级。

③ 对于抑菌作用较强的供试品，在供试品溶液性状允许的情况下，应尽量选用薄膜过滤法进行试验。

④ 所选用的方法应避免损伤供试品中污染的微生物。如果加中和剂、灭活剂等，应该加试稀释液对照组，确认中和剂、灭活剂对产品中微生物检出的无毒性，还有跟产品的相容性。

⑤ 要把菌液加到供试液里，所加菌液的体积应不超过供试液体积的 1%，每 1ml 供试液中含菌量不大于 100cfu。

2. 供试品中微生物的回收

方法适用性试验主要要用到两个固体培养基，即用于需氧菌总数测定的 TSA 培养基和用于霉菌和酵母菌总数测定的 SDA 培养基。

TSA 培养基用来测定需氧菌总数，在点计结果时，需要计数平板上所有菌落，包括细菌和真菌，所以，方法适用性试验需要验证金黄色葡萄球菌、枯草芽孢杆菌、铜绿假单胞菌、白色念珠菌和黑曲霉 5 个菌株的回收率。

SDA 培养基用于霉菌和酵母菌总数测定，所以，方法适用性试验需要验证白色念珠菌和黑曲霉 2 个菌株的回收率。

按表 1-6 中规定及下列要求进行供试品的接种和稀释，制备微生物回收试验用供试液。方法适用性试验一般情况下要做 4 组。在供试液的制备过程中，若使用中和剂或灭活剂，试验中应设中和剂或灭活剂对照组，即取相应量含中和剂或灭活剂的稀释液替代供试品同试验组操作，以确认其有效性和对微生物的无毒性。

表 1-6　微生物计数方法适用性试验的试验分组

序号	组别	主要操作
1	供试品试验组	供试品＋试验菌
2	供试品对照组	供试品＋稀释液（测定供试品本底菌数）
3	菌液对照组	稀释液＋试验菌（测定加入的菌数）
4	阴性对照组	稀释液（空白，应无菌生长）
5	中和剂对照组	中和液＋试验菌

菌液的体积不超过供试液体积的 1%。菌液的浓度约 10^4cfu/ml，供试液 10ml，每 1ml 的含菌量不到 100cfu。试验用菌液的制备方法见图 1-3。

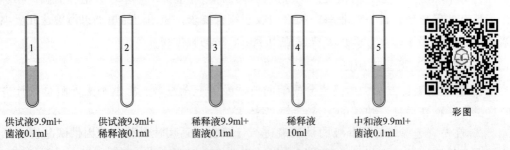

供试液9.9ml+　　供试液9.9ml+　　稀释液9.9ml+　　稀释液　　　　中和液9.9ml+
菌液0.1ml　　　稀释液0.1ml　　　菌液0.1ml　　　10ml　　　　菌液0.1ml

彩图

图 1-3　微生物计数方法适用性试验用菌液的制备方法

取以上制备好的相应供试液 1ml，置直径 90mm 的无菌平皿中，注入 15～20ml 温度不超过 45℃ 融化的 TSA 或 SDA 培养基，混匀，凝固，按表 1-3 规定条件培养，可按平皿法或薄膜过滤法计数。

3. 平皿法的方法适用性试验

下面以平皿法的倾注法为例，介绍微生物计数方法适用性试验的具体操作。

（1）供试品试验组 取制备好的供试液，加入试验菌液，混匀，使每 1ml 供试液的供试液中含菌量不大于 100cfu。

① TSA 培养基。取 5 支试管，分别加入 9.9ml 供试液，再分别加入不同的试验菌菌液 0.1ml，每种菌的含菌量都不大于 10^4cfu。每个菌株需要制备 2ml 样品，倾注 TSA 培养基，摇匀，凝固，见图 1-4。

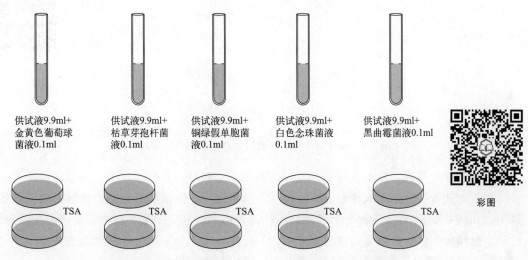

图 1-4　微生物计数方法适用性试验——TSA 培养基供试品试验组

② SDA 培养基。取 2 支试管，分别加入 9.9ml 供试液，然后每管加入不同的试验菌菌液 0.1ml，每种菌的含菌量都不大于 10^4cfu。每种试验菌接种 2ml 样品，即每皿 1ml。倾注 SDA 培养基，摇匀，凝固，见图 1-5。

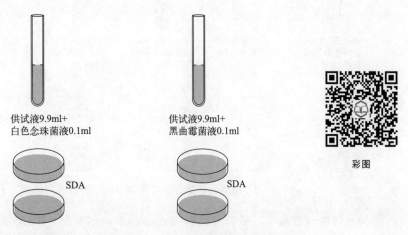

图 1-5　微生物计数方法适用性试验——SDA 培养基供试品试验组

（2）供试品对照组　取制备好的供试液，以稀释液代替菌液，其他同试验组操作，如图1-6。供试品对照组，每一种培养基接种 2ml 供试液，每皿 1ml，接种 2 个平皿。TSA 和 SDA 两种培养基共 4 个平皿。供试品对照组用于测定需氧菌总数、霉菌和酵母菌总数的本底菌。最终结果判定时，从试验组的菌落数中减去供试品对照组本底菌，再和菌液组进行比对。

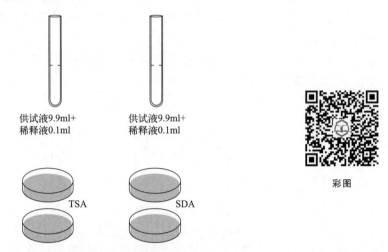

图 1-6　微生物计数方法适用性试验——供试品对照组

（3）菌液对照组　取不含中和剂及灭活剂的相应稀释液替代供试液，按试验组操作。

取 5 支试管，分别加入稀释液 9.9ml，每份中加入与供试品组相同的菌液，菌液被稀释到 100cfu 左右，每 1ml 接种 1 个平皿，每种试验菌平行制备 2 个平皿。将金黄色葡萄球菌、枯草芽孢杆菌和铜绿假单胞菌倾注至 TSA 培养基，混匀，凝固。白色念珠菌和黑曲霉对照组倾注 SDA，混匀，凝固，见图 1-7。

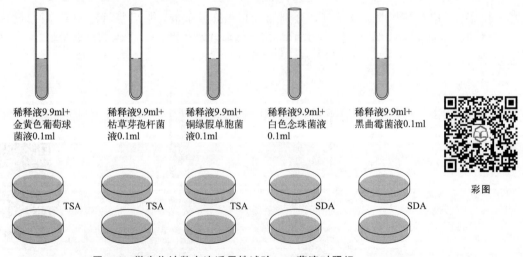

图 1-7　微生物计数方法适用性试验——菌液对照组

（4）阴性对照组　以稀释液代替供试品，不加试验菌，TSA 培养基做 2 个皿，SDA 培养基做 2 个皿。阴性对照不含供试品，不含菌液，应无菌生长。

（5）中和剂对照组 若使用中和剂或灭活剂，除了证明该试剂对所检样品的处理有效外，还需确认该试剂不影响样品中可能污染的微生物的检出（即无毒性），互相之间具有相容性。相容性要求样品不一定要完全溶解在稀释液中，但应均匀分散，形成均一、稳定的供试液分散体系，这是获得高准确性和良好检验结果的基础。

稀释液对照组也是同样的操作，要取 5 份，每一份加进各种不同的菌以后，再测定每 2ml 稀释液菌的回收情况。

4. 结果判断

微生物计数法方法适用性试验结果，阴性对照应无菌生长。

$$方法适用性试验的可接受标准：\frac{试验组菌落数 - 供试品对照组菌落数}{菌液对照组菌落数} = 0.5 \sim 2$$

如果使用中和剂，就需要做中和剂对照组。中和剂对照组菌落数与菌液对照组菌落数的比值若在 0.5～2 范围内，说明中和剂对可能污染的微生物没有毒性，与样品具有相容性。

方法适用性试验结果判断时，①若方法适用性试验符合要求，应以该稀释级供试液作为最低稀释级的供试液进行供试品检查。②如果对特定试验菌回收失败，表明供试品对该试验菌具有较强抗菌活性，应采用能使微生物生长的更高稀释级的供试液进行计数方法适用性试验。③如果供试品对微生物生长的抑制作用无法以其他方法消除，供试液可经过中和、稀释或薄膜过滤处理后，在最后一次冲洗液中再加入实验菌悬液进行方法适用性试验（后加菌）。④如果方法适用性试验结果不符合要求，可以加入适宜的中和剂或灭活剂以去除/灭活供试品的抗菌活性，增加稀释液或培养基的体积或采用薄膜过滤法，再进行方法适用性试验（表 1-7）。

表 1-7　微生物计数常见干扰物的中和剂或灭活方法

干扰物	可选用的中和剂或灭活方法
戊二醛、汞制剂	亚硫酸氢钠
酚类、乙醇、醛类、吸附物	稀释法
醛类	甘氨酸
季铵化合物、对羟基苯甲酸、双胍类化合物	卵磷脂
季铵化合物、碘、对羟基苯甲酸	聚山梨酯
汞	巯基醋酸盐
汞、汞化物、醛类	硫代硫酸盐
EDTA、喹诺酮类抗生素	镁或钙离子
磺胺类	对氨基苯甲酸
β-内酰胺类抗生素	β-内酰胺酶

微生物计数方法适用性试验与培养基适用性检查，测试用菌株一样，但是结果的参比对象不一样（表 1-8）。

表 1-8　微生物计数培养基适用性检查和方法适用性试验的不同

试验	参比对象
培养基适用性检查	对照培养基：被检培养基和对照培养基平行加菌试验以后，对被检培养基和对照培养基两种培养基上长菌的数量和菌落特征进行比对，确定被检培养基的质量是否符合要求
方法适用性试验	微生物的回收：把同样的等量的菌加到供试液里以后，测定回收率，对回收的菌量和加进去的菌量进行对比。如果达到《中国药典》的要求，微生物计数的方法才是可行的

六、供试品的微生物计数

测定供试品每克或每毫升中污染微生物的数量是检测药品受到微生物污染程度的重要标志。药品中污染的微生物处于动态不稳定状态，随着污染时间延长，微生物可能暂时处于停滞或者趋于死亡，但也可能在适宜的条件下，以药物为营养进行繁殖，使药物产生一系列的物理和化学变化。

微生物计数的意义可概括如下：①药物中污染细菌数量越多，药物变质失效的可能性越大。微生物可能降解药物有效成分，使其变质失效。例如，污染的微生物可能使固体药物变得黏湿、产生色素、出现异臭，使液体药物黏度改变、产生气体或沉淀等。②药品中污染的微生物数量越多，致病性微生物的污染可能性越大。例如，细菌数量和大肠菌群检出率关系的研究结果证明药品中细菌数量越多，大肠菌群检出率也就越高。③药品污染细菌的数量是衡量药品生产全过程卫生水平的基本依据之一。微生物对药品的污染可在药品生产的各个环节中发生，原辅料、设备、环境、人员、工艺流程及质量管理水平的优劣直接影响药品的卫生质量，药品污染细菌数的高低是对上述条件做出综合评价的依据之一。

1. 检验量

供试品微生物计数的检验量即一次试验所用的供试品量（g、ml 或 cm^2）。一般应随机抽取不少于 2 个最小包装的供试品，混合，取规定量供试品进行检验。除另有规定外，一般供试品的检验量为 10g 或 10ml；膜剂、贴剂和贴膏剂为 $100cm^2$。检验时，应从 2 个以上最小包装单位中抽取供试品，大蜜丸还不得少于 4 丸，膜剂、贴剂和贴膏剂还不得少于 4 片。小剂量或小产量样品的检验取样量有一些原则性的规定，需要企业对自己产品做评估，通过审批以后，列入产品的质量标准里，按照标准执行。

贵重药品或微量包装可以酌减。酌减是企业根据自己的产品的特性来制定相应的标准。例如，一个贵重的普通口服制剂需氧菌总数、霉菌酵母菌总数是必检的，配成 1∶10 供试液，需要 1g 样品。控制菌需检大肠埃希菌，标准要求每克不得检出，需要 1g 样品。阳性对照也需要 1g 样品。所以，最少的检验量应该是 3g，配成 30ml 的稀释液以后，10ml 用于控制菌检验，10ml 用于控制菌检验的阳性对照，10ml 用于需氧菌总数、霉菌和酵母菌总数的检验。

如果贵重药品是一个局部给药制剂，控制菌还需要检金黄色葡萄球菌和铜绿假单胞菌，这两个控制菌也是每克不得检出，最少检验量就需要再增加 2g。

如果样品要检沙门菌，标准规定每 10g 不得检出。检验量需要 10g 样品，阳性对照也需要 10g 样品。还需要取 1g 检需氧菌总数、霉菌和酵母菌总数。又因为检沙门菌的，一般至少还要检大肠埃希菌，所以样品就还得再增加 2g。所以，最少检验量为 23g。

2. 阴性对照

微生物计数的阴性对照用于确认整个检验系统、整个操作过程没有受到污染。如果阴性对照长菌，应该做偏差调查。

3. 供试品的制备方法

为了便于微生物的限度检查，一般需将供试品制备成供试溶液或悬浮液。供试品制备常用方法有：①机械分散法。适用于固体及油性基质的软膏供试品，可使用电动匀质装置、研磨法和振荡器法。②乳化法。适用于油脂性供试品的处理。在供试品中加入适宜的乳化剂及稀释剂，在保温情况下制成均匀分散的乳浊液。③离心沉淀集菌法。适用于有抑菌作用的固体制剂及液体制剂。对水溶性抑菌成分采用一次离心集菌，去除上层液中的抑菌成分；对非水溶性抑菌成分采用二次离心，先低速离心去除沉淀物，再将上层液高速离心，收集沉淀物。④薄膜过滤法。适用于液体制剂及水溶性固体制剂，某些油脂性供试品助溶后，亦可再用薄膜过滤法。⑤树脂吸附法。利用树脂的离子交换作用，使药物的抑菌成分吸附在树脂上，使待检菌得以检出。⑥加入灭活剂。适用于有抑菌作用的供试品处理。根据抑菌成分的理化特性，加入适宜的灭活剂以消除其抑菌作用，便于检查待检菌。

微生物限度检查常用稀释液有 pH7.0 无菌氯化钠-蛋白胨缓冲液、pH7.2 磷酸盐缓冲液、pH6.8 无菌磷酸盐缓冲液（用于肠溶制剂）或 pH7.6 无菌磷酸盐缓冲液（用于结肠溶制剂）和 TSB。根据供试品的理化特性制备供试液的具体方法如下。

(1) 水溶性供试品 直接取供试品溶解稀释成 1∶10 的供试液。水溶性供试品如果是液体制剂，可以用混合的供试品原液作为供试液，即取出原液两瓶或者是两瓶以上的样品，混合以后，原液就可以直接作供试液进行检验。如果做微生物计数检验，必要时进一步 10 倍系列稀释。一般计数需要 2～3 个稀释级。

(2) 水不溶性非油脂类供试品 取水不溶性非油脂类供试品，加稀释液，均匀分散，制成 1∶10 供试液。因为是水不溶性，又不是油脂类，样品直接打散后，分散在稀释液里，制备成混悬液。

如果样品分散率比较差，可以在稀释剂里适当加入表面活性剂吐温 80。制备好混悬液以后，也可以进一步做 10 倍系列稀释，取 2～3 个稀释级计数。

片剂一般由有效成分和淀粉之类的辅料制成，所以不溶于水，也不是油脂类。供试液的制备方法就是把片剂放到稀释液里，用匀浆仪搅碎，打散，混匀，制成混悬液。胶囊剂放到稀释液里，40℃水浴加热 10min 左右，胶囊壳溶化，用力振摇，胶囊壳里的内容物分散，制成均匀的混悬液。

(3) 油脂类供试品 取油脂类供试品，加入无菌的十四烷酸异丙酯，或者是其他乳化剂、表面活性剂，充分乳化，混匀，制成均匀的乳悬液。

可以通过加热在尽可能短的时间内制备乳悬液，加热时，温度不能太高，一般为 40℃。制备好的乳悬液，必要时也可以进一步做 10 倍系列稀释。这一类的样品一定要注意乳化状态，如果达不到要求，影响检验结果的准确性。

(4) 膜剂供试品 取膜剂供试品，剪碎，泡到稀释液里，振摇，制成 1∶10 供试液。必要时，用同一稀释液将供试液进一步 10 倍系列稀释。

膜剂在取样的时候要求取 100cm^2。但是菌数报告规则是以相当于 10cm^2 供试品的菌落数报告，也就是说膜剂的报告单位是 $10cm^2$。取样 $100cm^2$，在 $100ml$ 的稀释液里浸泡、振摇以后，制成 $1:10$ 供试液用于检验并报告。

还需要注意的是，膜剂、贴剂和贴膏剂取样时不得少于 4 片。举例说明，如果膜剂、贴剂和贴膏剂比较大，每一片剪成 $5cm\times5cm$ 大小，4 片就是 $100cm^2$。如果取 5 片，也可以剪成 $4cm\times5cm$ 大小，5 片就是 $100cm^2$。

(5) 肠溶及结肠溶制剂供试品 肠溶及结肠溶制剂供试品需要用缓冲液来制备供试液。肠溶制剂用 pH6.8 的缓冲液，结肠溶制剂用 pH7.6 的缓冲液。如果不用缓冲液来制备供试液，供试液就不在计数方法要求的 pH6~8 的范围内，检验出来的结果可能就偏离原有的微生物污染水平，所以必须要用缓冲液来制备。

把供试液放在 40~45℃ 水浴，比较容易溶解。如果片剂或者胶囊，也可以用匀浆仪，振摇，使溶解，制备成 $1:10$ 的供试液。必要时，用同一稀释液将供试液进一步 10 倍系列稀释。

(6) 气雾剂供试品 气雾剂供试品含有抛射剂，容器内压力较大。制备气雾剂供试液时，先把抛射剂抛射出来，释放压力，才能取样检验。

具体方法是，先把供试品置于 −20℃，约 1h，取出，迅速消毒供试品开启部位或阀门。正置容器，用无菌钢锥或针样设备在与阀门结构相匹配的适宜位置钻一小孔，供试品各容器的钻孔大小和深度应尽量保持一致，拔出钢锥时应无明显抛射剂抛出，轻轻转动容器，使抛射剂缓缓释出。亦可采用专用设备释出抛射剂。

释放抛射剂后，无菌开启容器，将供试品转移至无菌容器中混合，必要时，用冲洗液冲洗容器内壁。也可采用其他适宜的方法取出，制备成 $1:10$ 供试液进行计数。

这一类供试品在制备供试液时，还要注意不要靠近火源操作，因为抛射剂的燃点非常低。如果在超净台内操作，抛射剂在抛射过程中避免靠近点燃的酒精灯。

(7) 贴剂、贴膏剂供试品 取贴剂、贴膏剂供试品，把防黏层去掉，将粘贴面朝上放置在无菌器皿上，把无菌的、多孔的材料（常用无菌纱布）贴上去，避免供试品粘连在一起。

将贴有无菌纱布的贴剂、贴膏剂剪碎，放进含有表面活性剂聚山梨酯 80 的稀释液中，振荡至少 30min。因为贴剂、贴膏剂的有效成分是黏性的，充分振荡才能够把可能污染的微生物从黏层上释放到稀释液里。必要时，用同一稀释液将供试液进一步 10 倍系列稀释。

供试液的制备应适应供试品的理化性质，不得改变污染微生物的数量和种类。需要注意以下几点：①供试液的制备是根据样品的理化特性，将样品均匀分散在稀释液中，制成溶液或者混悬液。样品不一定需要溶解，只需要其能在稀释液中均匀分散。②如果使用了中和剂、表面活性剂，对样品中微生物的检出不能有影响。应确认其对药品可能污染的微生物无毒性，并且与样品有相容性。③供试液从制备到加入检验用培养基不得超过 1h。药品的成分非常复杂，对微生物检出的干扰成分非常多，有一些成分可能会抑制微生物的繁殖，有一些可能会促进微生物的繁殖。④供试液制备若需要加温，应均匀加热，且温度不超过 45℃。

4. 培养条件

需氧菌总数用 TSA 培养基，30~35℃，培养 3~5 天；霉菌和酵母菌总数用 SDA 培养基，20~25℃，培养 5~7 天。

最短培养时间是所有检验必须满足的基本要求。若菌数较多，培养时间过长会导致平板无法观察计数。一些中成药产品中的微生物生长缓慢，为保证计数结果的准确性，可延长至最长培养时间。因此是否需要培养至最长时间，可根据样品污染微生物的特点在实验室内部操作规程中明确。

5. 计数原则和菌数报告的规则

细菌菌落常为白色、灰白色或灰色，亦有淡褐色、淡黄色。菌落边缘整齐或不整齐，有放射状、树枝状、锯齿状、卷发状。菌落表面有光滑粗糙、皱褶、凸起或扁平。菌落大小差别很大，同一平板上可出现针尖大小至大于 10mm 的菌落。外观多样，小而凸起或大而扁平，或呈云雾状，不规则。

计数原则包括：①用肉眼直接计数，标记或在菌落计数器上点计，避免遗漏。②若平板上有 2 个或 2 个以上的菌落重叠，可分辨时仍以 2 个或 2 个以上菌落计数。③平板上有片状菌落或花斑样菌落蔓延生长以及平板受到污染的情况，该平板计数无效。④计算各稀释级平均平板菌落数。同一稀释级使用 2 个平板时，应采用 2 个平板菌落数的均值为平均平板菌落数。⑤需氧菌总数包括 TSA 上生长的全部菌落（包括真菌菌落数）。霉菌和酵母菌总数包括 SDA 上生长的全部菌落（包括细菌菌落数）。⑥如果同一个稀释级的两个平板的菌落数平均值大于 15，两平板的菌落数不能相差 1 倍或以上。微生物计数误差随机性大，两个平板菌落数相差 1 倍以上是可以接受的。但是，如果菌落数比较多，超过 15 个，两个平板菌落数相差超过 1 倍，说明检验操作有问题，数据不能用。

菌数报告规则包括：①需氧菌总数测定宜选取平均菌落数小于 300cfu 的稀释级，霉菌和酵母菌总数宜选取平均菌落数小于 100cfu 稀释级，作为菌数报告的依据。②取最高的平均菌落数乘以稀释倍数的值报告 1g、1ml 或 10cm^2 供试品中所含的微生物数，取两位有效数字报告。③若各稀释级平板无菌落生长，或仅最低稀释级有菌生长，但平均菌落数小于 1，以＜1 乘以最低稀释倍数报告菌数。

6. 结果判断

各品种项下规定的微生物限度标准解释如下。10^1cfu：可接受的最大菌数为 20。10^2cfu：可接受的最大菌数为 200。10^3cfu：可接受的最大菌数为 2000。以此类推。

若供试品的需氧菌总数、霉菌和酵母菌总数的检查结果均符合该品种项下的规定，判供试品符合规定；若其中任何一项不符合该品种项下的规定，判供试品不符合规定。

必备知识二 控制菌检查

一、控制菌检查概述

通则 1106 控制菌检查法系用于在规定的试验条件下，检查供试品是否存在特定的微生物。供试品在检出控制菌或者其他不可接受微生物时，报告结果前应进行充分的调查和评估。

1. 特定微生物

特定的微生物是指肠道致病菌耐胆盐革兰阴性菌、大肠埃希菌和沙门菌，引发感染化脓的铜绿假单胞菌和金黄色葡萄球菌，导致伤口感染或产生肠毒素的厌氧梭菌，以及导致阴道尿道真菌感染的白色念珠菌，共七大类。

2. 不可接受微生物

　　2025 年版药典在新增加的"9212 非无菌产品不可接受微生物风险评估与控制指导原则"中明确了不可接受微生物的范畴。不可接受微生物是指能够在非无菌产品中生存或繁殖，对产品理化特性产生不利影响、破坏其功能及疗效，或经特定给药途径对患者健康造成损害的潜在危害微生物。该指导原则涉及的不可接受微生物，一般指药品中的细菌、真菌等微生物。

　　本指导原则从非无菌产品中常见的不可接受微生物及其风险识别策略、风险评估特征因素，风险控制要点和风险决策树等方面，为不可接受微生物的风险评估和控制提供指导，以降低或消除非无菌产品中不可接受微生物的污染风险。表 1-9 列举了基于非无菌产品剂型和用药人群的风险决策矩阵方法，可参考该方法开展不同类型非无菌产品检出微生物的鉴定分析。

表 1-9　非无菌产品检出微生物鉴定分析风险决策矩阵

用药人群风险等级	非无菌产品剂型[a]		
	气雾剂，喷雾剂，鼻喷剂	阴道用检剂，软膏剂和乳剂，局部用洗剂、软膏剂和乳剂，口服液（水溶液）	口服片剂、胶囊剂，口服液（非水溶液），直肠用栓剂或软膏剂
高风险（如免疫抑制、免疫力低下、侵入性治疗人群）	对微生物限度检查平板上所有菌落进行鉴定分析	对微生物限度检查平板上所有菌落进行鉴定分析	对选择性平板可疑菌落和超内控可接受限度计数平板典型特征菌落进行鉴定分析
中风险（通常为老人和儿童）	对微生物限度检查平板上所有菌落进行鉴定分析	对选择性平板可疑菌落[b]和计数平板上典型特征菌落[c]进行鉴定分析	对选择性平板可疑菌落和超内控可接受限度计数平板典型特征菌落进行鉴定分析
低风险（一般为成年人群）	对微生物限度检查平板上所有菌落进行鉴定分析	对选择性平板可疑菌落和超内控可接受限度计数平板典型特征菌落进行鉴定分析	对选择性平板可疑菌落进行鉴定分析

a 本表所列剂型未涵盖所有非无菌产品，应根据风险评估结果进行不可接受微生物的鉴定；
b 可疑菌落是指疑似控制菌或其他特征明确的危害微生物菌落；
c 典型特征菌落是指根据评估，平板上具有不同菌落形态特征的菌落。

　　一种微生物在特定的非无菌产品中被判定为不可接受微生物，但对于其他产品可能是可接受的，判定非无菌产品不可接受微生物时，需综合评估微生物自身特性、产品特征、给药途径、用药人群和生产工艺等相关因素。非无菌产品不同给药途径的风险评估可参考表 1-10，非无菌产品中不可接受微生物的风险决策树见图 1-8。

表 1-10　非无菌产品不同给药途径的风险等级分类

风险等级	给药途径
高风险	破损皮肤、鼻、呼吸道等
中风险	耳，阴道、透皮治疗等
低风险	口腔，直肠，未破损皮肤给药等

控制菌检查环境要求同"非无菌产品微生物限度检查：微生物计数法（通则 1105）"。即控制菌检查的环境应该在不低于 D 级背景下的生物安全柜或 B 级洁净区域内进行。

供试品的控制菌检查应按经方法适用性试验确认的方法进行。

如果供试品具有抗菌活性，应尽可能去除或中和。供试品检查时，若使用了中和剂或灭活剂，应确认其有效性及对微生物无毒性。

供试液制备时如果使用了表面活性剂，应确认其对微生物无毒性以及与所使用中和剂或灭活剂的相容性。

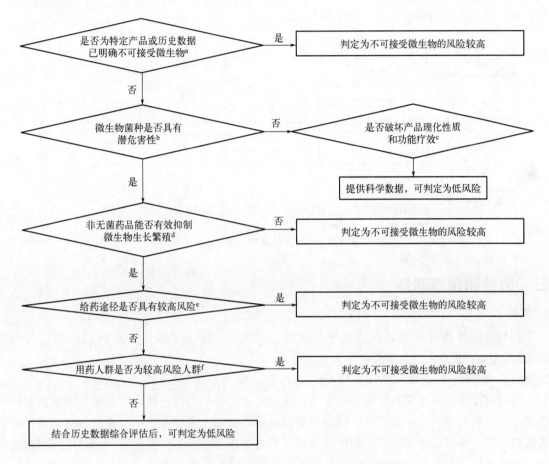

图 1-8　非无菌产品中不可接受微生物的风险决策树

a—与历史数据或已报道的不可接受微生物进行比对；b—判定检出微生物是否具有潜在危害性；c—提供科学数据评价污染微生物对产品理化性质和功能疗效的影响；d—可通过挑战实验，提供科学数据评价产品是否能有效抑制目标微生物的生长繁殖；e—结合不同药品的给药途径和危害微生物的传染途径判定潜在风险程度；f—判定用药人群是否为免疫抑制、免疫力低下、侵入性治疗和儿童、老年人等中高风险人群

二、控制菌检查的方法

控制菌检查的基本流程，见图 1-9。首先，制备供试品组、阳性对照组和阴性对照组。供试品组取相当于规定量的供试品或者供试液。阳性对照试验方法同供试品的控制菌检查，取相当于规定量的供试品，再加上不大于 100cfu 菌液的检验。阳性对照试验应检出相应的控制菌。阴性对照试验以等体积的稀释液代替供试液照相应控制菌检查法检查，阴性对照试

验应无菌生长。

然后，分别加入一定体积的增菌液。耐胆盐革兰阴性菌加入肠道菌增菌液体培养基。金黄色葡萄球菌、大肠埃希菌、沙门菌、铜绿假单胞菌，加入 TSB；白色念珠菌加入 SDB；生孢梭菌加入梭菌增菌培养基。

接下来，按各种控制菌检查项目的检验流程进行。检验流程一般是先进行增菌培养，再选择和分离培养，如果有分离出来的菌，就进行鉴定试验，最后判断结果。

阳性对照是确认方法是否可行。阴性对照用于评估整个检验系统是否受到微生物污染。如果阴性对照有菌生长，应进行偏差调查。

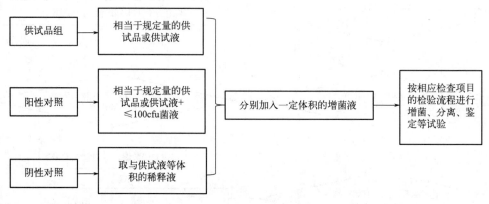

图 1-9　控制菌检查的基本流程

三、菌种和菌液制备

1. 菌种

控制菌检查用标准菌株包括大肠埃希菌〔CMCC（B）44 102〕、乙型副伤寒沙门菌〔CMCC（B）50 094〕、铜绿假单胞菌〔CMCC（B）10 104〕、金黄色葡萄球菌〔CMCC（B）26 003〕、生孢梭菌〔CMCC（B）64 941〕、白色念珠菌〔CMCC（F）98 001〕。

控制菌检查有 7 个项目，但是标准菌株是 6 个，这是因为控制菌检查的第一个项目耐胆盐革兰阴性菌并不是一个菌，是一群在肠道里的耐胆盐革兰阴性菌，用一株菌做对照菌株的代表性不够。铜绿假单胞菌、大肠埃希菌属于肠道里的耐胆盐革兰阴性菌，所以用作耐胆盐革兰阴性菌检查的阳性对照菌。

关于菌种需要注意以下几点。①同微生物计数一样，菌种试验用菌株的传代次数不得超过 5 代。从菌种保藏中心获得的干燥菌种为第 0 代，并采用适宜的菌种保藏技术进行保存，以保证试验菌株的生物学特性。②菌种的特性和活性确认包括两方面：一方面是形态学鉴定，包括菌落形态和染色形态；另一方面是传统方法和 API 等进行生化鉴定。③不可以使用美国模式培养物集存库（American Type Culture Collection，ATCC）的菌株代替中国医学细菌保藏管理中心（National Center for Medical Culture Collections，CMCC）的菌株。

2. 菌液制备

控制菌检查的培养基适用性检查和方法适用性试验菌液的制备方法是一样的，取各菌的新鲜培养物，制备成适宜浓度的菌悬液。

将金黄色葡萄球菌、铜绿假单胞菌、大肠埃希菌、沙门菌分别接种于 TSB 培养基或

TSA 培养基上，30～35℃培养 18～24h；将白色念珠菌接种于 SDA 培养基或 SDB 培养基中，20～25℃培养 2～3 天；将生孢梭菌接种于梭菌增菌培养基中置厌氧条件下 30～35℃培养 24～48h 或接种于硫乙醇酸盐流体培养基中 30～35℃培养 18～24h，如表 1-11。上述培养物用 pH7.0 无菌氯化钠-蛋白胨缓冲液或 0.9% 无菌氯化钠溶液制成适宜浓度的菌悬液。制备的菌液浓度都是适宜浓度。

菌液制备后若在室温下放置，应在 2h 内使用；若保存在 2～8℃，可在 24h 内使用。生孢梭菌孢子悬液可替代新鲜的菌悬液，孢子悬液可保存在 2～8℃，在验证过的贮存期内使用。

表 1-11　控制菌检查用菌种和培养条件

控制菌检查用菌种	培养基和培养条件
金黄色葡萄球菌〔CMCC（B）26 003〕	TSA/TSB 培养基，30～35℃，18～24h
铜绿假单胞菌〔CMCC（B）10 104〕	
大肠埃希菌〔CMCC（B）44 102〕	
乙型副伤寒沙门菌〔CMCC（B）50 094〕	
白色念珠菌〔CMCC（F）98 001〕	SDA/SDB 培养基，20～25℃，2～3 天
生孢梭菌〔CMCC（B）64 941〕	硫乙醇酸盐流体培养基，30～35℃，18～24h

定性检查时，除了样品以外，还必须设置阳性对照和阴性对照。阳性对照的加菌量不大于 100cfu；培养基适用性检查和方法适用性检查的加菌量也是不大于 100cfu。

请注意这里生孢梭菌用的培养基和培养条件。在通则 1106 控制菌检查法中规定，将生孢梭菌接种于梭菌增菌培养基中置厌氧条件下 30～35℃培养 24～48h 或接种于硫乙醇酸盐流体培养基中 30～35℃培养 18～24h。硫乙醇酸盐流体培养基上层为含氧层，下层为厌氧层，适合厌氧菌生长，所以用硫乙醇酸盐流体培养基接种生孢梭菌培养，不需要额外制造厌氧培养的局部环境，接种生孢梭菌后放在普通的培养箱里，培养结束，稀释菌液就可以应用。如果用生孢梭菌增菌培养基，就必须用厌氧袋或者厌氧罐制造厌氧培养的局部环境。要用生孢梭菌时，应避免菌液暴露在有氧环境下。

控制菌检查的培养温度一般都是 30～35℃。但是大肠埃希菌检查的第二步培养温度要求为 42～44℃。控制菌检查时白色念珠菌的培养温度是 30～35℃，但是在微生物计数和无菌检查时，白色念珠菌培养温度是 20～25℃。

四、培养基适用性检查

1. 检查范围

供试品控制菌检查中所使用的培养基应进行适用性检查。控制菌检查用的商品化的预制培养基、由脱水培养基或按处方配制的培养基均应进行适用性检查。

2. 检查方法

被检培养基与对照培养基平行加菌试验，以被检培养基与对照培养基的比对结果，判断被检培养基的符合性。

3. 检查项目

控制菌检查有 7 个项目：耐胆盐革兰阴性菌、金黄色葡萄球菌、铜绿假单胞菌、大肠埃希菌、沙门菌、白色念珠菌和梭菌。培养基适用性检查项目包括促生长能力、抑制能力及指示特性的检查。也就是说，控制菌检查用培养基对目标菌有促生长的作用，并能够指示目标菌的特性；对非目标菌要有抑制作用，最好是不要长出来。常用培养基的检查项目及所用的菌株见表 1-12。

表 1-12 控制菌检查用培养基的促生长能力、抑制能力和指示特性

控制菌检查	培养基	特性	试验菌株
耐胆盐革兰阴性菌	肠道菌增菌液体培养基	促生长能力 抑制能力	大肠埃希菌、铜绿假单胞菌 金黄色葡萄球菌
	紫红胆盐葡萄糖琼脂培养基	促生长能力＋指示特性	大肠埃希菌、铜绿假单胞菌
大肠埃希菌	麦康凯液体培养基	促生长能力 抑制能力	大肠埃希菌 金黄色葡萄球菌
	麦康凯琼脂培养基	促生长能力＋指示特性	大肠埃希菌
沙门菌	RV 沙门菌增菌液体培养基	促生长能力 抑制能力	乙型副伤寒沙门菌 金黄色葡萄球菌
	木糖赖氨酸脱氧胆酸盐琼脂培养基	促生长能力＋指示特性	乙型副伤寒沙门菌
	三糖铁琼脂培养基	指示能力	乙型副伤寒沙门菌
铜绿假单胞菌	溴化十六烷基三甲铵琼脂培养基	促生长能力 抑制能力	铜绿假单胞菌 大肠埃希菌
金黄色葡萄球菌	甘露醇氯化钠琼脂培养基	促生长能力＋指示特性 抑制能力	金黄色葡萄球菌 大肠埃希菌
梭菌	梭菌增菌培养基	促生长能力	生孢梭菌
	哥伦比亚琼脂培养基	促生长能力	生孢梭菌
白色念珠菌	沙氏葡萄糖液体培养基	促生长能力	白色念珠菌
	沙氏葡萄糖琼脂培养基	促生长能力＋指示特性	白色念珠菌
	念珠菌显色培养基	促生长能力＋指示特性 抑制能力	白色念珠菌 大肠埃希菌

（1）液体培养基促生长能力检查 分别接种不大于 100cfu 的试验菌于被检培养基和对照培养基中，在相应控制菌检查规定的培养温度及不大于规定的最短培养时间下培养，与对照培养基管比较，被检培养基管试验菌应生长良好。

（2）固体培养基促生长能力检查 用涂布法分别接种不大于 100cfu 的试验菌于被检培

养基和对照培养基平板上，在相应控制菌检查规定的培养温度及不大于规定的最短培养时间下培养，被检培养基与对照培养基上生长的菌落大小、形态特征应一致。

（3）培养基抑制能力检查 接种不少于100cfu的试验菌于被检培养基和对照培养基中，在相应控制菌检查规定的培养温度及不小于规定的最长培养时间下培养，试验菌应不得生长。

（4）培养基指示特性检查 用涂布法分别接种不大于100cfu的试验菌于被检培养基和对照培养基平板上，在相应控制菌检查规定的培养温度及不大于规定的最短培养时间下培养，被检培养基上试验菌生长的菌落大小、形态特征、指示剂反应情况等应与对照培养基一致。

（5）注意事项 控制菌检查用培养基适用性检查的要点有以下几点。

① 检查方法。固体培养基用涂布的方法，至少是一个菌涂布两个平皿。液体培养基采用直接接种法。涂布接种菌液体积一般不少于0.1ml，否则涂布不均匀造成菌落重叠。

② 接种量。检查促生长能力和指示特性，接种菌量少一点更能够显示其促生长能力和指示特性，说明培养基的质量更好，所以加菌量应不大于100cfu。检查抑制能力正相反，加的菌量多一点都能被抑制，说明培养基对菌的抑制能力更好，所以加菌量应不少于100cfu。

③ 培养时间。促生长能力和指示特性的检查要求培养时间不长于规定的最短培养时间。例如，大肠埃希菌第一步分离菌时，要求培养18～24h。最短时间就是18h。抑制能力检查的培养时间是不短于规定的最长培养时间。例如，要求培养18～24h，就要在24h以后观察菌的生长情况。

④ 培养基颜色差异。不同来源的商用培养基表现出一定的颜色差异是可以接受的。

⑤ 抑制能力接菌上限。《中国药典》仅规定了抑制能力检查的接菌量不小于100cfu的下限，并未规定上限。培养基的抑制能力与培养基的处方、接种微生物的量密切相关，如果接种量过大也会出现生长的情况，实验室可根据经验或咨询厂家来确定接种量的上限。

五、方法适用性试验

供试品的控制菌检查方法应进行方法适用性试验，以确认所采用的方法适合该产品的控制菌检查。若检验程序或产品发生变化可能影响检验结果时，控制菌检查方法应重新进行适用性试验。

取规定量供试液及不大于100cfu的相应试验菌接种至规定的培养基中，按相应的控制菌检查法，在最短时间下，应能检出所加试验菌相应的反应特征。薄膜过滤法在最后一次冲洗液中加入试验菌。

1. 试验菌种

根据各品种项下微生物限度标准中规定检查的控制菌选择相应试验菌株，确认耐胆盐革兰阴性菌检查方法时，采用大肠埃希菌和铜绿假单胞菌为试验菌。

2. 适用性试验的步骤

（1）取样和接种 按控制菌检查法取规定量供试液及不大于100cfu的试验菌接种到规定的培养基中。例如，供试品规定大肠埃希菌和金黄色葡萄球菌每克不得检出，规定量就相当于1g的样品。如果供试品检查沙门菌，要求每10g不得检出，规定量要取相当于10g的样品。供试品再加上不大于100cfu的菌，同时接种到规定的培养基中后进行培养。

（2）薄膜过滤 如果是采用薄膜过滤，取规定量的供试液进行过滤、冲洗，在最后一次冲洗液中加入试验菌，过滤后，加入规定量的培养基，或者将滤膜取出来放到规定的培养基中。

（3）培养　依相应的控制菌检查方法，在规定的温度和最短时间下培养，应能检出所加试验菌相应的反应特征。药品制剂都应该是在通过《药品生产质量管理规范》（GMP）管理下的生产工艺生产出来的，所以长出要检的目标菌的可能性很低，在最短的时间下进行培养，应能检出所加试验菌。

3. 结果判断

上述试验若检出试验菌，按此供试液制备法和控制菌检查方法进行供试品检查；若未检出试验菌，应消除供试品的抑菌活性［见非无菌产品微生物限度检查：微生物计数法（通则1105）中的"抗菌活性的去除或灭活"］，并重新进行方法适用性试验。

如果经过试验确证供试品对试验菌的抗菌作用无法消除，可认为受抑制的微生物不易存在于该供试品中，选择抑菌成分消除相对彻底的方法进行供试品的检查。

六、供试品的控制菌检查

控制菌检查的供试品制备方法与微生物计数法的供试品制备方法相同。根据七大类样品的理化特性来制备供试液。七大类供试品包括水溶性供试品，水不溶性非油脂类供试品，油脂类供试品，膜剂供试品，肠溶剂及结肠溶制剂供试品，气雾剂供试品，贴剂、贴膏剂供试品。

根据药品中含有的微生物的特性（活体易变性、分布不均匀、多数处于受损状态、生态环境多样复杂），应有适当的供试液制备方法。供试液的正确制备是保证检查结果准确可靠的前提。供试液制备时，样品不一定要溶解，只要均匀溶散即可。

1. 耐胆盐革兰阴性菌

耐胆盐革兰阴性菌指在胆汁酸中可以存活并繁殖的革兰阴性菌。《中国药典》从2015年版开始，用耐胆盐革兰阴性菌检查法替代了大肠菌群检查法。耐胆盐革兰阴性菌检查法在检出率和准确率上均比大肠菌群检查法高，检测的菌种范围更广，实验结果易于判断。

耐胆盐革兰阴性菌并不是一种菌，而是包含了肠杆菌科、假单胞菌属和气单胞菌属，见图1-10。肠杆菌科主要包含大肠菌群，来源于人畜粪便。假单胞菌属属于假单胞菌科，存在于土壤、水、空气中，人体皮肤、肠道和呼吸道均有存在。气单胞菌属属于弧菌科，自然界广泛存在，可从土壤及人类粪便中分离。

大肠菌群是指在37℃生长时能发酵乳糖，24h内产酸产气的革兰阴性、氧化酶阴性、需氧或兼性厌氧的无芽孢杆菌，它不是分类学上的名称。埃希菌属（为主）、肠杆菌属、枸橼酸菌属、克雷伯菌属，这些属的细菌均来自人和温血动物的肠道。

根据药品的给药途径不同，耐胆盐革兰阴性菌检查分为定性检查和定量检查。呼吸道给药是定性检查，不得检出耐胆盐革兰阴性菌。含药材原粉的中药制剂，及直接口服的中药饮片，允许有一定量的耐胆盐革兰阴性菌存在，进行定量检查。实际上，定量检查只给出了一个范围值，但是相对于定性来说又有个数字，所以称作定量检查。

检出耐胆盐革兰阴性菌，表示样品受到污染。大肠菌群属于人或温血动物的粪便污染，其中典型大肠埃希菌为粪便近期污染的提示，其他菌属则可能为粪便的陈旧污染。可以推测该药品中存在着肠道致病菌污染的可能性（如沙门菌、志贺菌等）。

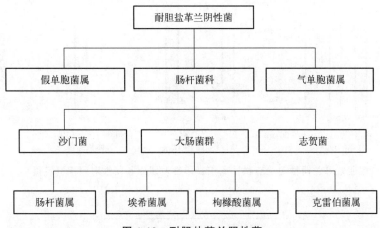

图 1-10　耐胆盐革兰阴性菌

（1）**供试液的制备与预培养**　取供试品，用胰酪大豆胨液体培养基作为稀释液，制成 1∶10 供试液，混匀，在 20～25℃培养，培养时间应使供试品中的细菌充分恢复但不增殖（约 2h），见图 1-11。

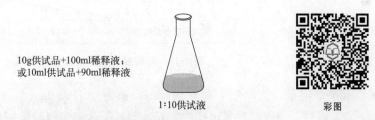

10g供试品+100ml稀释液；
或10ml供试品+90ml稀释液

1∶10供试液

彩图

图 1-11　耐胆盐革兰阴性菌检查供试品的制备

（2）**定性检查耐胆盐革兰阴性菌**　样品瓶加入相当于 1g 样品的供试液。阳性对照瓶有两个菌，一瓶接铜绿假单胞菌，一瓶接大肠埃希菌。阴性对照加入与供试等体积的稀释液，进行检查，见图 1-12。

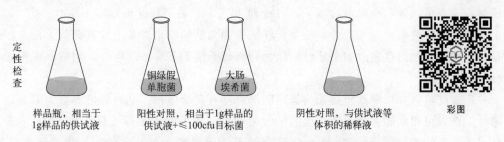

定
性
检
查

铜绿假
单胞菌

大肠
埃希菌

样品瓶，相当于
1g样品的供试液

阳性对照，相当于1g样品的
供试液+≤100cfu目标菌

阴性对照，与供试液等
体积的稀释液

彩图

图 1-12　耐胆盐革兰阴性菌检查供试品组、阳性对照组和阴性对照组（定性）

（3）**定量检查**　有三个稀释级，样品瓶分别加入相当于 0.1g、0.01g 和 0.001g 样品的供试液。阳性对照有两个管。只取第一个稀释级相当于 0.1g 样品的供试液加入，再分别加入小于 100cfu 铜绿假单胞菌和大肠埃希菌，见图 1-13。

（4）**检查流程**　耐胆盐革兰阴性菌检查流程如图 1-14。

耐胆盐革兰阴性菌检查时，供试液要在 20～25℃培养 2h，让药品里可能受损比较严重的菌修复，但不增殖，即不能繁殖。2h 以后，再取规定量供试品加到肠道菌增菌肉汤里，然后 30～35℃培养 24～48h。规定量的供试品，如果是定性，就取相当于 1g 样品量的供试

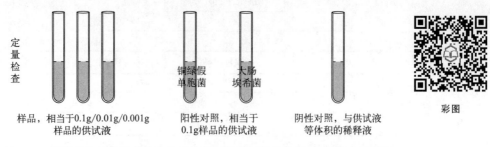

图1-13 耐胆盐革兰阴性菌检查供试品组、阳性对照组和阴性对照组(定量)

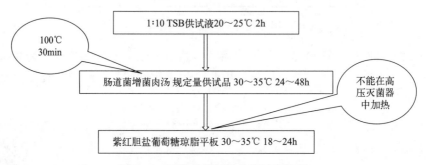

图1-14 耐胆盐革兰阴性菌检查流程

液。如果是定量,就取三个稀释级,每个稀释级各取1ml依次加到增菌培养基里,培养24~48h以后,划线接种到选择性培养基紫红胆盐葡萄糖琼脂平板上,耐胆盐革兰阴性菌可以在上面生长,其他菌基本不能在上面生长。

肠道菌增菌肉汤不能高压灭菌,100℃煮沸30min灭菌。紫红胆盐葡萄糖琼脂培养基含有脱氧胆酸钠和结晶紫,对革兰阳性菌有抑制作用;紫红胆盐葡萄糖琼脂培养基不能在高压蒸汽灭菌器中加热灭菌,配制时100℃水浴30min,很多革兰阴性菌被杀灭,所以培养基的质量符合要求,琼脂全部溶解以后,放冷到45℃,制备平板就可以用于检验。

(5) 结果判断 定性检验,如果紫红胆盐葡萄糖琼脂培养基上没有菌落生长,判样品未检出耐胆盐革兰阴性菌。如果紫红胆盐葡萄糖琼脂培养基有菌落生长,判检出耐胆盐革兰阴性菌。

定量试验,如果紫红胆盐葡萄糖琼脂培养基有菌落生长,则对应培养管为阳性,否则为阴性。查表可得耐胆盐革兰阴性菌的最大可能数。如果3个稀释级都长菌,每1g或1ml供试品中可能的菌数$>10^3$;如果3个稀释级都没有长菌,每1g或1ml供试品中可能的菌数<10。如果是两个长菌或者两个不长菌,结果分别在不同范围值里,如表1-13。

表1-13 耐胆盐革兰阴性菌的可能菌数(N)

各供试品量的检查结果			每1g或1ml供试品可能的菌数(N)/cfu
0.1g或0.1ml	0.01g或0.01ml	0.001g或0.001ml	
+	+	+	$N>10^3$
+	+	−	$10^2<N<10^3$

各供试品量的检查结果			每1g 或 1ml供试品可能的菌数（N）/cfu
0.1g 或 0.1ml	0.01g 或 0.01ml	0.001g 或 0.001ml	
＋	－	－	$10 < N < 10^2$
－	－	－	$N < 10$

注：＋代表紫红胆盐葡萄糖琼脂培养基有菌落生长；－代表紫红胆盐葡萄糖琼脂培养基无菌落生长。

2. 大肠埃希菌

大肠埃希菌是人和许多动物体内的正常菌群，一般在肠道是不致病的，当宿主免疫力下降或大肠埃希菌侵入肠外组织器官可引起肠外感染，侵入血液可引起败血症。有些菌株致病性强，可直接引起肠道感染。大肠埃希菌可随人和动物的粪便排出体外，污染环境，常作为判断食品、药品、水等是否受粪便污染的指示菌。这些物品中一旦检出大肠埃希菌，表明已受粪便污染，可能存在其他肠道致病菌（如伤寒、痢疾等）和寄生虫卵。大肠埃希菌检查流程见图 1-15。

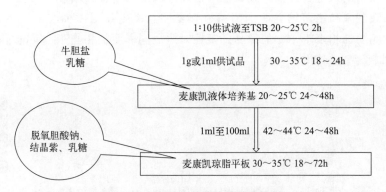

图 1-15　大肠埃希菌检查的流程图

麦康凯液体培养基和琼脂平板上含有脱氧胆酸钠、结晶紫和乳糖，具有抑制革兰阳性菌生长、促进大肠埃希菌生长的作用。若供试品中有大肠埃希菌，在麦康凯琼脂培养基上可分解乳糖产酸，使菌落呈鲜桃红色或微红色，菌落中心呈深桃红色，圆形，扁平，边缘整齐，表面光滑，湿润。若平板上无菌落生长，或生长的菌落与大肠埃希菌菌落形态特征不符，判供试品未检出大肠埃希菌；否则，应进行分离、纯化及适宜的鉴定试验，确证是否为大肠埃希菌。

（1）供试液制备和增菌培养　取供试品，照"非无菌产品微生物限度检查：微生物计数法（通则 1105）"制成 1∶10 供试液。取相当于 1g 或 1ml 供试品的供试液，接种至适宜体积（经方法适用性试验确定）的胰酪大豆胨液体培养基中，混匀，30～35℃培养 18～24h。

（2）选择和分离培养　取上述培养物 1ml 接种至 100ml 麦康凯液体培养基中，42～44℃培养 24～48h。取麦康凯液体培养物划线接种于麦康凯琼脂培养基平板上，30～35℃培养 18～72h。

（3）结果判断　若麦康凯琼脂培养基平板上有菌落生长，应进行分离、纯化及适宜的鉴定试验，确证是否为大肠埃希菌；若麦康凯琼脂培养基平板上没有菌落生长，或虽有菌落生长但鉴定结果为阴性，判供试品未检出大肠埃希菌。

（4）大肠埃希菌的鉴定　大肠埃希菌常用的生化鉴定试验有乳糖发酵试验和 IMViC 试验。其中 I 为吲哚试验、M 为甲基红试验、Vi 为伏-波试验、C 为柠檬酸试验。

若待检菌革兰染色镜检为阴性无芽孢杆菌，乳糖发酵产酸产气或产酸不产气，IMViC 试验结果为＋＋－－或－＋－－，判定检出大肠埃希菌。

3. 沙门菌

沙门菌是一种寄居在人类和动物肠道内的肠道致病菌，常常因为误食不洁食物引起严重腹泻，是人类食物中毒的主要病原之一。沙门菌可通过人、畜、禽的粪便或带菌者接触，直接或间接地污染药品原料、辅料及生产的各个环节，以动物来源的药物，如脏器、粪便、全虫体等污染概率更高。因此，药品微生物限度标准规定，以动物来源的药物、生物脏器制品不得检出沙门菌。

（1）判断药品是否需要检验沙门菌　首先，判断药品是否需要进行沙门菌的控制，依据以下 4 条。①化学药品、生物制品、不含药材原粉的中药制剂中含脏器提取物的口服制剂。②含未经提取的动植物成分或矿物质的化学药品或生物制品。③含药材原粉的口服中药制剂。④研粉口服贵细饮片、直接口服及泡服饮片。以上均需要控制沙门菌。

（2）供试液制备和增菌培养　沙门菌检查要注意微生物限度标准规定 10g 样品不得检出，所以供试品要加相当于 10g 的样品；阳性对照也同样要加相当于 10g 的样品，再加不大于 100cfu 的沙门菌液，如图 1-16。

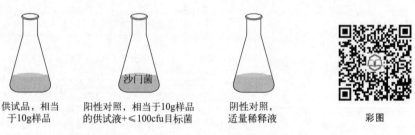

供试品，相当　阳性对照，相当于10g样品　阴性对照，　彩图
于10g样品　　的供试液+≤100cfu目标菌　适量稀释液

图 1-16　沙门菌检查供试品组、阳性对照组和阴性对照组

（3）检查流程　沙门菌检查的流程见图 1-17。

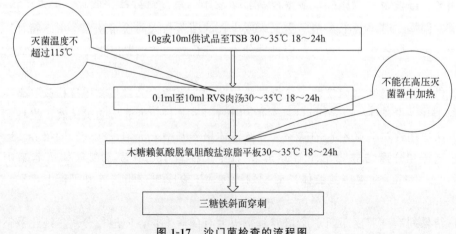

图 1-17　沙门菌检查的流程图

取供试品 10g 或 10ml 加到 TSB，30～35℃，培养 18～24h。取 0.1ml 至 10ml 培养物接种到 RVS 肉汤里，30～35℃，培养 18～24h，再划线接种至木糖赖氨酸脱氧胆酸盐琼脂培养基平板上。如果上面有菌生长，就再挑菌落做三糖铁斜面穿刺。

① RVS 肉汤含有孔雀绿，对革兰阴性菌有抑制作用，灭菌温度不能超过 115℃。

② 木糖赖氨酸脱氧胆酸盐琼脂培养基含有脱氧胆酸钠、硫代硫酸钠、柠檬（枸橼）酸铁铵的成分，不能在高压灭菌器中灭菌，只能煮沸灭菌，放冷至 45℃，制备平板使用。硫代硫酸钠可以和细菌还原成硫化氢，再和柠檬酸铁铵产生反应，生成黑色的硫化铁。所以平板上形成黑色菌落。

③ 三糖铁斜面含有乳糖、蔗糖、葡萄糖，比例是 10∶10∶1，还含有硫酸亚铁、硫代硫酸钠和酚红。沙门菌在三糖铁斜面上会出现斜面变红色，底部变黑并产气，这是因为沙门菌只能利用葡萄糖，葡萄糖被分解产酸可使斜面先变黄，但因量少，生成的少量酸接触空气而氧化，同时细菌利用培养基中的含氮物质生成碱性产物，故使斜面又变红。由于斜面底部是厌氧状态，酸类不被氧化，所以仍保持黄色。

另外，沙门菌可分解含硫氨基酸，生成硫化氢，硫化氢和培养基中的铁盐反应，生成黑色的硫化亚铁沉淀，所以在培养基底部产生黑色沉淀。

（4）结果判断　若木糖赖氨酸脱氧胆酸盐琼脂培养基平板上有疑似菌落生长，菌落为淡红色或无色、透明或半透明、中心有或无黑色；且三糖铁琼脂培养基的斜面为红色、底层为黄色或黑色，或斜面黄色、底层黄色或黑色，应进一步进行适宜的鉴定试验（表 1-14），确证是否为沙门菌。

表 1-14　沙门菌鉴别常用的试验

项目	革兰染色	生化试验					血清学凝集试验
		吲哚试验	脲酶试验	氰化钾试验	赖氨酸脱羧酶试验	动力检查	
反应特征	阴性杆菌	−	−	−	＋	＋	＋

如果平板上没有菌落生长，或虽有菌落生长但鉴定结果为阴性，或三糖铁琼脂培养基的斜面未见红色、底层未见黄色；或斜面黄色、底层未见黄色或黑色，判供试品未检出沙门菌。

4. 铜绿假单胞菌

假单胞菌在自然界分布极广，空气、土壤、淡水、海水、污水、动植物体表、人体皮肤黏膜以及各种含蛋白质的食品中都存在，因而也可以多种途径，直接或间接污染药物及其制剂。假单胞菌是一大类严格需氧的革兰阴性菌。多数对人和动物不致病，以正常菌丛存在于体表皮肤黏膜，当移位寄居后，菌群失调或宿主防御机能降低时，常可引起继发感染，故常被认为是机会致病菌。其中铜绿假单胞菌是最为常见和致病力最强的一种，本菌为机会致病菌，是医院内感染的主要病原菌之一。经常引起术后伤口感染，也可引起褥疮、脓肿、化脓性中耳炎等。此外，药物及制剂中已发现的其他革兰阴性菌尚有不动杆菌属、无色杆菌属、黄杆菌属、产碱杆菌属等。

（1）供试液制备和增菌培养　铜绿假单胞菌检查，样品瓶加相当于 1g 样品的供试液；

阳性对照加相当于1g样品的供试液和小于100cfu目标菌标准菌液；阴性对照加与供试液等体积的稀释液，见图1-18。

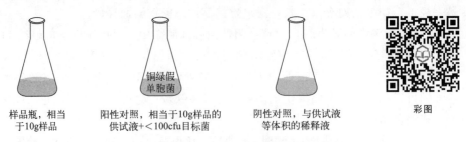

样品瓶，相当于10g样品　阳性对照，相当于10g样品的供试液+<100cfu目标菌　阴性对照，与供试液等体积的稀释液　彩图

图1-18　铜绿假单胞菌检查供试品组、阳性对照组和阴性对照组

(2) 检查流程　铜绿假单胞菌检查的流程见图1-19。

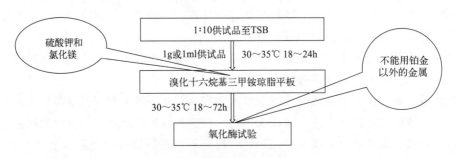

图1-19　铜绿假单胞菌检查的流程图

1∶10供试液接种至TSB，30～35℃，增菌培养18～24h。再划线到溴化十六烷基三甲铵琼脂培养基，30～35℃，培养18～72h。溴化十六烷基三甲铵为选择性抑菌剂，抑制非铜绿假单胞菌的细菌；氯化镁和硫酸钾可刺激绿色色素的产生。如果是在平板上有菌落，把菌落挑来做氧化酶试验。挑菌落时可以用一次性塑料接种环或牙签。

(3) 结果判断　若溴化十六烷基三甲铵琼脂培养基平板上有黄色菌落，或外周有黄色环的白色菌落生长，且氧化酶试验阳性，应进一步进行适宜的鉴定试验(表1-15)，确证是否为铜绿假单胞菌。如果平板上没有菌落生长，或虽有菌落生长但鉴定结果为阴性，或氧化酶试验阴性，判供试品未检出铜绿假单胞菌。

表1-15　铜绿假单胞菌鉴别常用的试验

项目	革兰染色	生化试验			
		绿脓菌素试验	硝酸盐还原产气试验	42℃生长试验	明胶液化试验
反应特征	阴性，无芽孢杆菌	+	+	+	+

5. 金黄色葡萄球菌

葡萄球菌属的细菌是最常见的化脓性球菌。葡萄球菌为需氧或兼性厌氧菌，广泛分布于自然界，空气、水、土壤、物品、人和动物皮肤及与外界相通的腔道中。绝大多数不致病，仅少数可引起人和动物致病。金黄色葡萄球菌是常见的食源性致病菌，在适当的条件下，能够产生肠毒素，引起食物中毒。

（1）供试液制备和增菌培养 取相当于 1g 或 1ml 供试品的供试液，接种至胰酪大豆胨液体培养基中，混匀，30～35℃培养 18～24h。同时做阳性对照和阴性对照，如图 1-20。

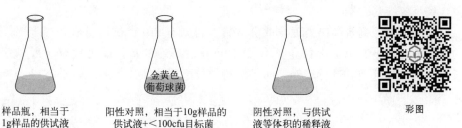

样品瓶，相当于　　　阳性对照，相当于10g样品的　　阴性对照，与供试　　　彩图
1g样品的供试液　　　供试液+＜100cfu目标菌　　　液等体积的稀释液

图 1-20　金黄色葡萄球菌检查供试品组、阳性对照组和阴性对照组

（2）选择和分离培养 金黄色葡萄球菌检查的流程见图 1-21。

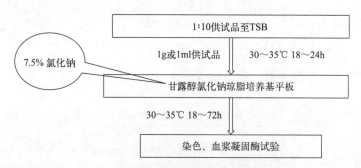

图 1-21　金黄色葡萄球菌检查的流程图

取上述培养物划线接种于甘露醇氯化钠琼脂培养基平板上，30～35℃培养 18～72h。高盐培养基甘露醇氯化钠琼脂培养基含 7.5％氯化钠，可以抑制很多微生物生长。若甘露醇氯化钠琼脂培养基平板上有黄色菌落，则需要做染色镜检和血浆凝固酶试验。

（3）结果判断 若甘露醇氯化钠琼脂培养基平板上有黄色菌落或外周有黄色环的白色菌落生长，应进行分离、纯化及适宜的鉴定试验，确证是否为金黄色葡萄球菌；若平板上没有与上述形态特征相符或疑似的菌落生长，或虽有相符或疑似的菌落生长但鉴定结果为阴性，判供试品未检出金黄色葡萄球菌。

金黄色葡萄球菌革兰染色为阳性。此外，大多数致病性葡萄球菌能产生血浆凝固酶，而非致病菌一般不产生。因此，血浆凝固酶试验是鉴别葡萄球菌有无致病性的重要指标之一。

6. 梭菌

梭菌属广泛分布于自然界中，存在于土壤、人和动物肠道中。多数为非致病菌，少数为致病菌。常见致病性厌氧芽孢梭菌主要有破伤风梭菌、产气荚膜梭菌、肉毒梭菌和艰难梭菌等。破伤风梭菌是破伤风的病原菌，寄生在人和动物肠道中，其芽孢可在土壤中存活数年。破伤风常发生于创口感染或产科感染，病死率高。在发展中国家，新生儿破伤风死亡率可高达 90%，多由脐带感染引起。产气荚膜梭菌广泛存在于自然界及人和动物的肠道中，是近年来我国家畜"猝死症"的主要病因，是引起气性坏疽和食物中毒的主要病原菌。肉毒梭菌是一种生长在厌氧环境下的细菌，在罐头食品及密封腌渍食物中具有极强的生存能力，在繁殖过程中分泌肉毒毒素，该种毒素是已知的剧毒物。人们食入和吸收这种毒素后，神经系统遭到破坏，严重者可因呼吸麻痹而死亡。艰难梭菌是人类肠道正常菌群成员，不规范使用抗生素时，可导致肠道菌群失调，耐药的艰难梭菌大量生长繁殖，导致抗生素相关性腹泻和伪膜性肠炎等疾病。

（1）供试液制备和热处理　取供试品，制成 1：10 供试液。取相当于 1g 或 1ml 供试品的供试液 2 份，其中 1 份置 80℃ 保温 10min 后迅速冷却。因为梭菌一般以芽孢形式存在，所以高温处理芽孢后进行培养，而且耐热的梭菌致病性会更强，如图 1-22。

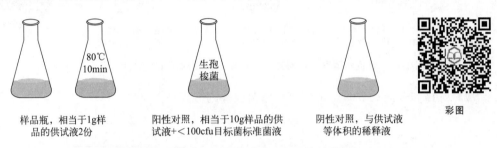

| 样品瓶，相当于1g样品的供试液2份 | 阳性对照，相当于10g样品的供试液+<100cfu目标菌标准菌液 | 阴性对照，与供试液等体积的稀释液 | 彩图 |

图 1-22　梭菌检查供试品组、阳性对照组和阴性对照组

（2）增菌、选择和分离培养　梭菌检查的流程见图 1-23。

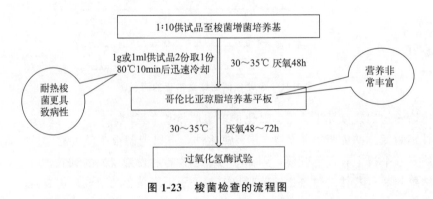

图 1-23　梭菌检查的流程图

将上述 2 份供试液分别接种至适宜体积的梭菌增菌培养基中，置厌氧条件下 30～35℃培养 48h。厌氧环境可以使用厌氧培养箱，如果没有也可以使用厌氧袋培养。

取上述每一培养物少量，分别涂抹接种于哥伦比亚琼脂培养基平板上，置厌氧条件下 30～35℃ 培养 48～72h。

过氧化氢酶试验：取上述平板上生长的菌落，置洁净玻片上，滴加 3% 过氧化氢试液，若菌落表面有气泡产生，为过氧化氢酶试验阳性，否则为阴性。

（3）结果判断　若哥伦比亚琼脂培养基平板上有厌氧杆菌生长（有或无芽孢），且过氧化氢酶反应阴性的，应进一步进行适宜的鉴定试验，确证是否为梭菌；如果哥伦比亚琼脂培养基平板上没有厌氧杆菌生长，或虽有相符或疑似的菌落生长但鉴定结果为阴性，或过氧化氢酶反应阳性，判供试品未检出梭菌。

大多数梭菌硝酸盐还原试验和脲酶试验呈阴性。破伤风梭菌的鉴别可以采用毒力试验。产气荚膜梭菌能发酵葡萄糖、乳糖和蔗糖，产酸产气，并能液化明胶，产生 H_2S。

7. 白色念珠菌

白色念珠菌是通常存在于正常人口腔、上呼吸道、肠道及阴道的一种真菌，一般在正常机体中数量少，不引起疾病。妇产科临床所见的真菌感染大多为白假丝酵母菌属的酵母菌所致。

（1）供试液制备和增菌培养　取供试品制成 1：10 供试液。取相当于 1g 或 1ml 供试品的供试液，接种至适宜体积的沙氏葡萄糖液体培养基中，混匀，30～35℃培养 3～5 天，如图 1-24。

样品瓶，相当于　　　阳性对照，相当于10g样品的供试　　　阴性对照，与供试　　　彩图
1g样品的供试液　　　液+＜100cfu目标菌标准菌液　　　液等体积的稀释液

图 1-24　白色念珠菌检查供试品组、阳性对照组和阴性对照组

（2）选择和分离　白色念珠菌的检查流程见图 1-25。

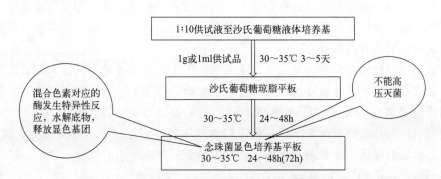

图 1-25　白色念珠菌的检查流程图

取上述预培养物划线接种于沙氏葡萄糖琼脂培养基平板上，30～35℃培养 24～48h。

白色念珠菌在沙氏葡萄糖琼脂培养基上生长的菌落呈乳白色，偶见淡黄色，表面光滑，有浓酵母气味，培养时间稍久则菌落增大，颜色变深，质地变硬或有皱褶。挑取疑似菌落接种至念珠菌显色培养基平板上，培养 24～48h（必要时延长至 72h），或采用其他适宜方法进一步鉴定。

在检验过程中，沙氏葡萄糖液体培养基增菌培养 3～5 天以后，沙氏葡萄糖琼脂平板和念珠菌显色培养基平板可以同时划线接种，这样可以省时间，万一供试液里确实有白色念珠菌，可以同时观察到。念珠菌显色培养基不能高压灭菌，含混合色素，对应的酶发生特异性反应，水解底物，释放显色基团。

（3）结果判断　若沙氏葡萄糖琼脂培养基平板上有疑似菌落生长，且疑似菌在念珠菌显色培养基平板上生长的菌落呈阳性反应，应进一步进行适宜的鉴定试验，确证是否为白色念珠菌；若沙氏葡萄糖琼脂培养基平板上没有菌落生长，或虽有菌落生长但鉴定结果为阴性，或疑似菌在念珠菌显色培养基平板上生长的菌落呈阴性反应，判供试品未检出白色念珠菌。

鉴别白色念珠菌用芽管试验，将念珠菌接种于 0.2～0.5ml 人或动物血清中，37℃孵育 1.5h，镜检观察有无芽管形成，白色念珠菌可形成芽管，其他念珠菌一般不形成芽管。

必备知识三　中药饮片微生物限度检查

一、概述

中药饮片来自与微生物共存的大自然，中药饮片不含微生物是不可能的，所以对中药饮片微生物污染的控制并不是中药饮片不能有微生物存在，而是要控制中药饮片里可能致病的微生物。

1. 中药饮片中微生物的主要危害

（1）病原微生物的危害　大部分微生物对人体是无害的，甚至是有益的。病原微生物主要是一些细菌和病毒。人类传染病大多是由病毒引起的，目前还没有很好的办法来控制。致病性的细菌有引起肺炎的球菌，导致结核病的杆菌，还有一些引起其他疾病的细菌。

（2）霉菌代谢产物的危害　随着对霉菌的研究越来越多，霉菌的有毒代谢产物的危害也越来越受到了重视。霉菌毒素已经被确认对人类的健康可造成危害，包括肝肾毒性、神经毒性、致癌性、致突变性等。研究表明，每一种霉菌都可以产生一种以上的毒素，而且这些毒素的作用具有协同或者叠加效应。

目前认识的毒性比较典型的毒素有以下几种：①黄曲霉毒素是目前已知的毒性最强的霉菌毒素。②赭曲霉毒素可导致肾功能下降，可能致畸。③玉米赤霉烯酮是雌激素类似物，是目前识别度最高的霉菌毒素。④展青霉素会影响生育，致癌、肾功能衰竭、神经毒性等。⑤伏马毒素会引起肺部免疫能力下降，危害较大却不容易引起重视。⑥单端孢霉烯族毒素，又称呕吐毒素，会降低采食量和消化吸收。⑦麦角碱可致末梢血管坏死。

2. 中药饮片微生物污染的风险点

（1）种植和采摘　中药饮片在种植、采摘和加工过程中，长霉是很普遍的一种现象。中药饮片的霉菌毒素不能像霉菌或者细菌那样被高温消毒灭菌，而是会随药材进入后续工艺，甚至带入中药成品里。

中药饮片从生产到加工过程中，有可能被微生物污染的风险点有以下几种。中药饮片大多源自天然的植物、动物、矿物，通常都携带大量的微生物。采集完未及时加工处理，微生物有可能会大量繁殖。例如，在甘草种植地，满地的甘草堆放未及时加工，极易发霉。

（2）炮制过程　中药饮片的炮制过程比较简单，如净制、炒制等，这些工艺都不是灭菌的工艺，微生物在中药饮片中有残留，如果是致病性微生物，则会造成风险的存在。

（3）贮运条件　在贮存和运输过程中，与操作人员及外部非洁净环境接触也增加了中药饮片受致病性微生物污染的可能，从而使其安全性受到影响，可能对患者的安全性造成威胁。

 思政小课堂

药品安全警钟长鸣——刺五加注射液事件

【事件】 2008 年 10 月，云南省红河州某医院有 6 名患者使用黑龙江某制药厂生产的刺五加注射液之后出现严重不良反应，其中 3 例死亡。当时的卫生部与国家食品药品监督管理局紧急通知暂停销售和使用该批刺五加注射液。并通报该注射液部分药品在流通环节被雨水浸泡受到细菌污染，后又被更换包装标签并销售。

【启示】刺五加注射液事件为药品安全敲响了警钟，提示药品生产销售相关的从业人员，应该树立牢固的质量意识，坚持原则，守护人民用药安全。

二、中药饮片微生物计数

中药饮片微生物限度检查法用于检查中药材及中药饮片的微生物污染程度。这里的中药饮片只针对中医临床直接使用的饮片，不涉及制药企业用于制剂生产使用的中药饮片，因为中药饮片制成相应剂型后，有微生物限度的标准可以执行。

检查项目包括需氧菌总数、霉菌和酵母菌总数、耐热菌总数、耐胆盐革兰阴性菌、大肠埃希菌、沙门菌。本法中的耐热菌系供试液置水浴（98～100℃）30min 处理后按需氧菌总数测定方法检出的微生物总称。

中药饮片微生物限度检查的试验环境应符合微生物限度检查的要求。检验全过程必须严格遵守无菌操作，防止再污染，防止污染的措施不得影响供试品中微生物的检出。洁净空气区域、工作台面及环境应定期进行监测。

中药饮片供试品微生物计数用培养基应进行适用性检查，供试品的微生物计数方法应进行方法适用性试验，以确认所采用的方法适合该产品的微生物计数。若检验程序或产品发生变化可能影响检验结果时，计数方法应重新进行适用性试验。

1. 菌种及菌液制备

菌种：试验用菌株的传代次数不得超过 5 代（从菌种保藏中心获得的干燥菌种为第 0 代），并采用适宜的菌种保藏技术进行保存，以保证试验菌株的生物学特性。计数培养基适用性检查和计数方法适用性试验用菌株见表 1-16，每种菌株接种量均不大于 100cfu。

表 1-16　中药饮片微生物计数试验菌液的制备和使用

试验菌株	试验菌液的制备	计数培养基适用性检查		计数方法适用性试验	
		需氧菌总数、耐热菌总数计数	霉菌和酵母菌总数计数	需氧菌总数、耐热菌总数计数	霉菌和酵母菌总数计数
金黄色葡萄球菌〔CMCC（B）26 003〕	TSA 培养基或 TSB 培养基，30～35℃，18～24h	TSA 培养基 30～35℃，不超过 3 天	—	TSA 培养基，30～35℃，不超过 3 天	—
铜绿假单胞菌〔CMCC（B）10 104〕	TSA 培养基或 TSB 培养基，30～35℃，18～24h	TSA 培养基，30～35℃，不超过 3 天	—	TSA 培养基，30～35℃，不超过 3 天	—
枯草芽孢杆菌〔CMCC（B）63 501〕	TSA 培养基或 TSB 培养基，30～35℃，18～24h	TSA 培养基，30～35℃，不超过 3 天	—	TSA 培养基，30～35℃，不超过 3 天	—
白色念珠菌〔CMCC（F）98 001〕	SDA 培养基或 SDB 培养基，20～25℃，2～3 天	TSA 培养基，30～35℃，不超过 5 天	SDA 培养基，20～25℃，不超过 5 天	TSA 培养基，30～35℃，不超过 5 天	SDA 培养基 20～25℃，不超过 5 天

试验菌株	试验菌液的制备	计数培养基适用性检查		计数方法适用性试验	
		需氧菌总数、耐热菌总数计数	霉菌和酵母菌总数计数	需氧菌总数、耐热菌总数计数	霉菌和酵母菌总数计数
黑曲霉〔CMCC（F）98 003〕	SDA 培养基或 PDA 培养基，20～25℃，5～7 天，或直到获得丰富的孢子	TSA 培养基，30～35℃，不超过 5 天	SDA 培养基，20～25℃，不超过 5 天	TSA 培养基，30～35℃，不超过 5 天	SDA 培养基，20～25℃，不超过 5 天

注：当需用玫瑰红钠琼脂培养基测定霉菌和酵母菌总数时，应进行培养基适用性检查，检查方法同沙氏葡萄糖琼脂培养基。

菌液制备：按表 1-1 规定程序培养各试验菌株。取金黄色葡萄球菌、铜绿假单胞菌、枯草芽孢杆菌、白色念珠菌的新鲜培养物，用 pH7.0 无菌氯化钠-蛋白胨缓冲液或 0.9% 无菌氯化钠溶液制成适宜浓度的菌悬液；取黑曲霉的新鲜培养物加入适量含 0.05%（体积分数）聚山梨酯 80 的 pH7.0 无菌氯化钠-蛋白胨缓冲液或含 0.05%（体积分数）聚山梨酯 80 的 0.9% 无菌氯化钠溶液，将孢子洗脱。然后，采用适宜的方法吸出孢子悬液至无菌试管内，用含 0.05%（体积分数）聚山梨酯 80 的 pH7.0 无菌氯化钠-蛋白胨缓冲液或含 0.05%（体积分数）聚山梨酯 80 的 0.9% 无菌氯化钠溶液制成适宜浓度的黑曲霉孢子悬液。

菌液制备后若在室温下放置，应在 2h 内使用；若保存在 2～8℃，可在 24h 内使用。黑曲霉孢子悬液可保存在 2～8℃，在验证过的贮存期内使用。

2. 培养基适用性检查

微生物计数用的商品化的预制培养基、由脱水培养基或按处方配制的培养基均应进行培养基适用性检查。

按表 1-16 规定，接种不大于 100cfu 的菌液至 TSA 培养基平板或 SDA 培养基平板，置规定条件下培养。每一试验菌株平行制备 2 个平板。同时，用相应的对照培养基替代被检培养基进行上述试验。

被检固体培养基上的菌落平均数与对照培养基上的菌落平均数的比值应在 0.5～2 范围内，且菌落形态大小应与对照培养基上的菌落一致。

3. 微生物计数方法适用性试验

（1）供试液制备 取供试品，置适量的 pH7.0 无菌氯化钠-蛋白胨缓冲液，或 pH7.2 磷酸盐缓冲液，或胰酪大豆胨液体培养基中使成 1:10 供试液，充分振摇洗（不少于 15min）或用有隔均质袋处理，取其液体作为供试液。取上述 1:10 供试液适量，置水浴（98～100℃）30min 处理后迅速冷却，作为耐热菌总数测定用供试液。分散力较差的供试品，可在稀释液中加入表面活性剂如 0.1%（体积分数）聚山梨酯 80，使供试品分散均匀。若需要，调节供试液 pH 值至 6～8。然后用同一稀释液将供试液进一步 10 倍系列稀释。供试液从制备至加入检验用培养基，不得超过 1h。

（2）接种和稀释 按表 1-16 规定及下列要求进行供试液的接种和稀释，制备微生物回收试验用供试液。所加菌液的体积应不超过供试液体积的 1%。一般选择最低稀释级的供试液进行计数方法适用性试验。若供试品污染的微生物数较多，低稀释级供试液可能影响微生物回收结果，因此，应选择低微生物污染的样品或选择适宜稀释级的供试液进行方法适用性试验。

① 试验组取上述制备好的供试液，加入试验菌液，混匀，使每 1ml 供试液加菌量不大于 100cfu。

② 供试品对照组取制备好的供试液，以稀释液代替菌液同试验组操作。

③ 菌液对照组取相应稀释液替代供试液，按试验组操作加入试验菌液并进行微生物回收试验。

(3) 供试品中微生物的回收　计数方法适用性试验用的各试验菌应逐一进行微生物回收试验。微生物的回收一般采用平皿法。每株试验菌每种培养基至少制备 2 个平板，以算术平均值作为计数结果。

取上述"试验组"制备的供试液 1ml，置直径 90mm 的无菌平皿中，注入 15～20ml 温度不超过 45℃融化的胰酪大豆胨琼脂或沙氏葡萄糖琼脂培养基，混匀，凝固，倒置培养。若使用直径较大的平皿，培养基的用量应相应增加。按规定的条件培养、计数。同法测定供试品对照组及菌液对照组菌数。计算各组平均菌落数。

(4) 结果判断　计数方法适用性试验中，试验组菌落数减去供试品对照组菌落数的值与菌液对照组菌落数的比值应在 0.5～2。若各试验菌的回收试验均符合要求，照所用的供试液制备方法及计数方法进行该供试品的需氧菌总数、霉菌和酵母菌总数及耐热菌总数计数。若因供试品抗菌活性或溶解性较差等原因导致试验菌的回收试验不符合要求，将供试液进行进一步稀释或采用其他适宜的方法处理，重新进行方法适用性试验。

4. 供试品检查

(1) 取样　除另有规定外，参照药材和饮片取样法（通则 0211）抽取试验样品。从同批药材和饮片包件中抽取供检验用样品的原则：总包件数不足 5 件的，逐件取样；5～99 件，随机抽 5 件取样；100～1000 件，按 5% 比例取样；超过 1000 件的，超过部分按 1% 比例取样；贵重药材和饮片，不论包件多少均逐件取样。

每一包件的取样量：一般药材和饮片抽取 100～500g；粉末状药材和饮片抽取 25～50g；贵重药材和饮片抽取 5～10g。

(2) 供试品的检查　供试品的需氧菌总数、霉菌和酵母菌总数及耐热菌总数测定一般采用平皿法。用胰酪大豆胨琼脂培养基测定需氧菌总数和耐热菌总数，用沙氏葡萄糖琼脂培养基测定霉菌和酵母菌总数。

① 阴性对照试验：以稀释液代替供试液进行阴性对照试验，阴性对照试验应无菌生长。如果阴性对照有菌生长，应进行偏差调查。

② 供试液制备：除另有规定外，取规定量供试品，按计数方法适用性试验确认的方法进行供试液制备，并进行 10 倍系列稀释。

③ 供试品检查：按方法适用性试验确认的菌数测定方法，取上述供试品系列稀释液 2～3 级进行菌数测定，每稀释级每种培养基至少制备 2 个平板。

④ 培养和计数：除另有规定外，胰酪大豆胨琼脂培养基平板在 30～35℃培养 3～5 天，沙氏葡萄糖琼脂培养基平板在 20～25℃培养 5～7 天，观察菌落生长情况，点计平板上生长的所有菌落数，计数并报告。菌落蔓延生长成片的平板不宜计数。点计菌落数后，计算各稀释级供试液的平均菌落数，按菌数报告规则报告菌数。若同稀释级两个平板的菌落数平均值

不小于 15，则两个平板的菌落数不能相差 1 倍或以上。

需氧菌总数是指胰酪大豆胨琼脂培养基上生长的总菌落数（包括真菌菌落数）；霉菌和酵母菌总数是指沙氏葡萄糖琼脂培养基上生长的总菌落数（包括细菌菌落数）。若因沙氏葡萄糖琼脂培养基上生长的细菌使霉菌和酵母菌的计数结果不符合微生物限度要求，可使用含抗生素（如氯霉素、庆大霉素）的沙氏葡萄糖琼脂培养基或其他选择性培养基（如玫瑰红钠琼脂培养基）进行霉菌和酵母菌总数测定。使用选择性培养基时，应进行培养基适用性检查。

⑤ 菌数报告规则：需氧菌总数及耐热菌测定宜选取平均菌落数小于 250cfu 的稀释级，霉菌和酵母菌总数测定宜选取平均菌落数小于 50cfu 的稀释级，作为菌数报告的依据。取最高的平均菌落数，计算 1g 或 1ml 供试品中所含的微生物数，取两位有效数字报告。如各稀释级的平板均无菌落生长，或仅最低稀释级的平板有菌落生长，但平均菌落数小于 1 时，以＜1 乘以最低稀释倍数的值报告菌数。

三、中药饮片控制菌检查

1. 菌种及菌液制备

菌种：金黄色葡萄球菌〔CMCC(B)26 003〕、铜绿假单胞菌〔CMCC(B)10 104〕、大肠埃希菌〔CMCC(B)44 102〕和乙型副伤寒沙门菌〔CMCC(B)50 094〕。试验用菌株的传代次数不得超过 5 代（从菌种保藏中心获得的干燥菌种为第 0 代），并采用适宜的菌种保藏技术进行保存，以保证试验菌株的生物学特性。

菌液制备：将金黄色葡萄球菌、铜绿假单胞菌、大肠埃希菌、沙门菌分别接种于胰酪大豆胨液体培养基中或胰酪大豆胨琼脂培养基上，30～35℃培养 18～24h。上述培养物用 pH7.0 无菌氯化钠-蛋白胨缓冲液或 0.9％无菌氯化钠溶液制成适宜浓度的菌悬液。菌液制备后若在室温下放置，应在 2h 内使用；若保存在 2～8℃，可在 24h 内使用。

2. 培养基适用性检查

控制菌检查用的商品化预制培养基、由脱水培养基或按处方配制的培养基均应进行培养基的适用性检查。控制菌检查用培养基的适用性检查项目包括促生长能力、抑制能力和指示特性的检查。各培养基的检查项目及所用的菌株见表 1-17。

表 1-17　中药饮片控制菌检查用培养基的促生长能力、抑制能力和指示特性

控制面检查	培养基	特性	试验菌株
耐胆盐革兰阴性菌	肠道菌增菌液体培养基	促生长能力 抑制能力	大肠埃希菌、铜绿假单胞菌 金黄色葡萄球菌
	紫红胆盐葡萄糖琼脂培养基	促生长能力＋指示特性	大肠埃希菌、铜绿假单胞菌
大肠埃希菌	麦康凯液体培养基	促生长能力 抑制能力	大肠埃希菌 金黄色葡萄球菌
	麦康凯琼脂培养基	促生长能力＋指示特性	大肠埃希菌
沙门菌	RV 沙门菌增菌液体培养基	促生长能力 抑制能力	乙型副伤寒沙门菌 金黄色葡萄球菌
	木糖赖氨酸脱氧胆酸盐琼脂培养基	促生长能力＋指示特性	乙型副伤寒沙门菌
	三糖铁琼脂培养基	指示特性	乙型副伤寒沙门菌

液体培养基促生长能力检查：分别接种不大于 100cfu 的试验菌于被检培养基和对照培养基中，在相应控制菌检查规定的培养温度及不大于规定的最短培养时间下培养，与对照培养管比较，被检培养管试验菌应生长良好。

固体培养基促生长能力检查：用涂布法分别接种不大于 100cfu 的试验菌于被检培养基和对照培养基平板上，在相应控制菌检查规定的培养温度及不大于规定的最短培养时间下培养，被检培养基与对照培养基上生长的菌落大小、形态特征应一致。

培养基抑制能力检查：接种不少于 100cfu 的试验菌于被检培养基和对照培养基中，在相应控制菌检查规定的培养温度及不小于规定的最长培养时间下培养，试验菌不得生长。

培养基指示特性检查：用涂布法分别接种不大于 100cfu 的试验菌（见表 1-17）于被检培养基和对照培养基平板上，在相应控制菌检查规定的培养温度及不大于规定的最短培养时间下培养，被检培养基上试验菌生长的菌落大小、形态特征、指示剂反应情况等应与对照培养基一致。

3. 控制菌检查方法适用性试验

供试液制备：按"供试品检查"中的规定制备供试液。

试验菌：根据各品种项下微生物限度标准中规定检查的控制菌选择相应试验菌株，确认耐胆盐革兰阴性菌检查方法时，采用大肠埃希菌和铜绿假单胞菌为试验菌。

适用性试验：取规定量供试液及不大于 100cfu 的试验菌接入规定的培养基中，依相应的控制菌检查方法，在规定的温度和最短时间下培养，应能检出相应控制菌。

结果判断：上述试验若检出相应控制菌，按此供试液制备法和控制菌检查方法进行供试品检查，否则，应采用适宜的方法（如培养基稀释或薄膜过滤方法）消除供试品的抑菌活性，并重新进行方法适用性试验。

4. 供试品检查

供试品的控制菌检查应按经方法适用性试验确认的方法进行。

阳性对照试验方法同供试品的控制菌检查，对照菌的加量应不大于 100cfu。阳性对照试验应检出相应的控制菌。

以稀释剂代替供试液照相应控制菌检查法检查，阴性对照试验应无菌生长。如果阴性对照有菌生长，应进行偏差调查。

(1) 耐胆盐革兰阴性菌

① 供试液制备和预培养：取供试品，用胰酪大豆胨液体培养基作为稀释剂制成 1 : 10 供试液，混匀，在 20～25℃培养，培养时间应使供试品中的细菌充分恢复但不增殖（约 2h）。

② 选择和分离培养：取相当于 0.1g、0.01g 和 0.001g（或其他适宜的连续 3 级稀释液）供试品的预培养物分别接种至适宜体积（经方法适用性试验确定）的肠道菌增菌液体培养基中，供试液加入量不得超过培养基体积的 10%，30～35℃培养 24～48h。上述每一培养物分别划线接种于紫红胆盐葡萄糖琼脂培养基平板上，30～35℃培养 18～24h。

③ 结果判断：若紫红胆盐葡萄糖琼脂培养基平板上有菌落生长，则对应培养管为阳性，否则为阴性。根据各培养管检查结果，从表 1-18 查 1g 或 1ml 供试品中含有耐胆盐革兰阴性菌的可能菌数（N）。

表 1-18　耐胆盐革兰阴性菌的可能菌数（N）

各供试品量的检查结果			每 1g 或 1ml 供试品
0.1g 或 0.1ml	0.01g 或 0.01ml	0.001g 或 0.001ml	可能的菌数(N)/cfu
+	+	+	$N > 10^3$
+	+	−	$10^2 < N < 10^3$
+	−	−	$10 < N < 10^2$
−	−	−	$N < 10$

注：1. ＋代表紫红胆盐葡萄糖琼脂平板上有菌落生长；－代表紫红胆盐葡萄糖琼脂平板上无菌落生长。

2. 若供试品量减少为原来的 1/10（如 0.01g 或 0.01ml，0.001g 或 0.001ml，0.0001g 或 0.0001ml），则每 1g 供试品中可能的菌数（N）应相应增加 10 倍。

（2）大肠埃希菌

① 供试液制备和增菌培养：取供试品，照上述"微生物计数"中"方法适用性试验"项下制成 1∶10 供试液。取相当于 1g 供试品的供试液，接种至适宜体积（经方法适用性试验确定）的胰酪大豆胨液体培养基中，供试液加入量不超过培养基体积的 10%，混匀，30～35℃ 培养 18～24h。

② 选择和分离培养：取上述培养物 1ml 接种至 100ml 麦康凯液体培养基中，42～44℃ 培养 24～48h。取麦康凯液体培养物划线接种于麦康凯琼脂培养基平板上，30～35℃ 培养 18～72h。

③ 结果判断：若麦康凯琼脂培养基平板上有菌落生长，应进行分离、纯化及适宜的鉴定试验，确证是否为大肠埃希菌；若麦康凯琼脂培养基平板上没有菌落生长，或虽有菌落生长但鉴定结果为阴性，判供试品未检出大肠埃希菌。

（3）沙门菌

① 供试液制备和增菌培养：取 10g 供试品直接或处理后接种至适宜体积（经方法适用性试验确定）的胰酪大豆胨液体培养基中，混匀，30～35℃ 培养 18～24h。

② 选择和分离培养：取上述培养物 0.1ml 接种至 10ml RV 沙门菌增菌液体培养基中，30～35℃ 培养 18～24h。取少量 RV 沙门菌增菌液体培养物划线接种于木糖赖氨酸脱氧胆酸盐琼脂培养基平板上，30～35℃ 培养 18～48h。

沙门菌在木糖赖氨酸脱氧胆酸盐琼脂培养基平板上生长良好，菌落为淡红色或无色、透明或半透明、中心有或无黑色。用接种针挑选疑似菌落于三糖铁琼脂培养基高层斜面上进行斜面和高层穿刺接种，培养 18～24h，或采用其他适宜方法进一步鉴定。

③ 结果判断：若木糖赖氨酸脱氧胆酸盐琼脂培养基平板上有疑似菌落生长，且三糖铁琼脂培养基的斜面为红色、底层为黄色，或斜面黄色、底层黄色或黑色，应进一步进行适宜的鉴定试验，确证是否为沙门菌。如果平板上没有菌落生长，或虽有菌落生长但鉴定结果为阴性，或三糖铁琼脂培养基的斜面未见红色、底层未见黄色；或斜面黄色、底层未见黄色或黑色，判供试品未检出沙门菌。

四、中药饮片微生物限度检查结果判断

各品种项下规定的微生物限度标准解释如下。10^1 cfu：可接受的最大菌数为 50。10^2 cfu：可接受的最大菌数为 500。10^3 cfu：可接受的最大菌数为 5000。10^4 cfu：可接受的最大菌数为 50000。以此类推。

供试品检出控制菌或其他致病菌时，以一次检出结果为准，不再复试。

若供试品的需氧菌总数、霉菌和酵母菌总数、耐热菌总数、控制菌检查结果均符合该品种项下的规定，判供试品符合规定；若其中任何一项不符合该品种项下的规定，判供试品不符合规定。

必备知识四　洋葱伯克霍尔德菌群检查

一、概述

洋葱伯克霍尔德菌 1950 年首次从洋葱根部分离得到，因引起洋葱腐烂而得名，原归类于假单胞菌属，定名为洋葱假单胞菌。该菌在医院环境中广泛存在，尤其在囊性纤维化和慢性肉芽肿病患者痰液中易分离到。目前国内外研究资料提示该菌临床分离率不断增加，且对现有的抗菌药物具有较高的耐药性。

洋葱伯克霍尔德菌是一种带尾丝革兰阴性杆菌，在血平板上菌落呈淡黄色，湿润、凸起、浑浊，不溶血；在麦康凯平板上为乳糖不发酵菌落，细小而清晰，延长培养 48h 后中心呈粉红色。

洋葱伯克霍尔德菌群检查法系用于在规定的试验条件下，检查供试品中是否存在洋葱伯克霍尔德菌群（Burkholderia cepacia complex，Bcc），用于检查非无菌制剂及原、辅料等是否含有洋葱伯克霍尔德菌群时，应按下列规定进行检验，包括样品取样量和结果判断等。供试液制备及实验环境要求同非无菌产品微生物限度检查微生物计数法（通则1105）。

供试品检出洋葱伯克霍尔德菌群或其他不可接受微生物时，报告结果前应进行充分的调查和评估。

洋葱伯克霍尔德菌群检查的基本流程包括增菌培养，制备供试品组、阳性对照组和阴性对照组，接种增菌液，进行选择和分离培养，结果判断。其中，阳性对照是确认方法是否可行，阴性对照用于评估整个检验系统是否受到微生物污染。

二、菌种及菌液制备

1. 菌种

试验用菌株的传代次数不得超过 5 代（从菌种保藏中心获得的标准菌株为第 0 代），并采用适宜的菌种保藏技术进行保存，以保证试验菌株的生物学特性。

洋葱伯克霍尔德菌〔CMCC(B)23 005〕

新洋葱伯克霍尔德菌〔CMCC(B)23 006〕

神秘伯克霍尔德菌〔CMCC(B)23 010〕

铜绿假单胞菌〔CMCC(B)10 104〕

金黄色葡萄球菌〔CMCC(B)26 003〕

2. 菌液制备

将洋葱伯克霍尔德菌、新洋葱伯克霍尔德菌、神秘伯克霍尔德菌、铜绿假单胞菌和金黄色葡萄球菌分别接种于胰酪大豆胨液体培养基中或胰酪大豆胨琼脂培养基上，30～35℃培养

18~24h，将培养物用 pH7.0 无菌氯化钠-蛋白胨缓冲液，pH7.2 无菌磷酸盐缓冲液或 0.9％无菌氯化钠溶液制成适宜浓度的菌悬液。菌液制备后若在室温下放置，应在 2h 内使用；若保存在 2~8℃，可在 24h 内使用。

为确认试验条件是否符合要求，应进行阴性对照试验，阴性对照试验应无菌生长。如阴性对照有菌生长，应进行调查。

三、培养基适用性检查

1. 检查范围

每批商品化预制培养基，由脱水培养基或按处方配制的培养基均应符合培养基适用性检查的要求。

2. 检查项目

检查用培养基的适用性检查项目包括促生长能力，抑制能力及指示特性的检查，检查项目及所用菌株见表 1-19。

表 1-19　培养基的促生长能力、抑制能力和指示特性

培养基	特性	试验菌株
洋葱伯克霍尔德菌群选择性琼脂培养基	促生长能力＋指示特性	洋葱伯克霍尔德菌、新洋葱伯克霍尔德菌和神秘伯克霍尔德菌
	抑制能力	铜绿假单胞菌和金黄色葡萄球菌

（1）培养基促生长能力检查　用涂布法分别接种不大于 100cfu 的试验菌（表 1-19）于被检培养基和对照培养基平板上，在检查规定的培养温度及不大于规定的最短培养时间下培养，各菌株在被检培养基与对照培养基上生长的菌落大小、形态特征均应一致。

（2）培养基抑制能力检查　接种不少于 100cfu 的试验菌（表 1-19）于被检培养基中，在检查规定的培养温度及不小于规定的最长培养时间下培养，各试验菌均不得生长。

（3）培养基指示特性检查　用涂布法分别接种不大于 100cfu 的试验菌（表 1-19）于被检培养基和对照培养基平板上，在检查规定的培养温度及培养时间范围内培养，各菌株在被检培养基上生长的菌落大小、形态特征、指示剂反应情况等均应与对照培养基一致。

四、检查方法适用性试验

检查方法适用性试验可以确认所采用的方法是否适合该产品的检查。若检验程序或供试品发生变化可能影响检查结果时，检查方法应重新进行适用性试验。

1. 供试液制备

按下列"供试品检查"中的规定制备供试液。

2. 试验菌种

洋葱伯克霍尔德菌、新洋葱伯克霍尔德菌和神秘伯克霍尔德菌。

3. 适用性试验

按照供试品检查法取规定量供试液及不大于 100cfu 的试验菌接种至规定的培养基中。采用薄膜过滤法时，取规定量供试液，过滤，冲洗，在最后一次冲洗液中加入试验菌，过滤，注入规定的培养基或取出滤膜接种至规定的培养基中。按照检查方法，在规定的温度和最短时间下培养，应能检出所加试验菌相应的反应特征。

4. 结果判断

各试验菌若在上述试验中均被检出，按此供试液制备方法和检查方法进行供试品检查；若未检出任一试验菌，应消除供试品的抑菌活性［见非无菌产品微生物限度检查：微生物计数法（通则 1105）中的"抗菌活性的去除或灭活"］，并重新进行方法适用性试验。

如经试验确证供试品对试验菌的抗菌作用无法消除，可认为洋葱伯克霍尔德菌群不易存在于该供试品中，选择抑菌成分消除相对彻底的方法进行供试品的检查。在此情况下，生产单位或研制单位应根据原辅料的微生物污染情况、生产工艺及产品特性进行产品的风险评估，以保证检验方法的可靠性，从而保证产品质量。

五、供试品检查

供试品的检查应按经方法适用性试验确认的方法进行。

1. 阳性对照试验

阳性对照试验方法同供试品的洋葱伯克霍尔德菌群检查，对照菌的加量应不大于100cfu。根据方法适用性试验结果，选择 1 株试验菌作为阳性对照菌株，阳性对照试验应检出相应的试验菌。

2. 阴性对照试验

以稀释剂代替供试液照相应检查法检查，阴性对照试验应无菌生长。如果阴性对照有菌生长，应进行调查。

3. 供试液制备和增菌培养

除另有规定外，取供试品，照非无菌产品微生物限度检查：微生物计数法（通则 1105）制成 1:10 供试液。取相当于 1g、1ml、1 贴或 10cm^2 供试品的供试液，接种至适宜体积（经方法适用性试验确定）的胰酪大豆胨液体培养基或适当稀释（经方法适用性试验确定）的胰酪大豆胨液体培养基中（如对制药用水进行检验时，可考虑用稀释 10 倍的胰酪大豆胨液体培养基进行增菌培养），混匀，30～35℃培养 48～72h。

4. 选择和分离培养

取上述培养物划线接种至洋葱伯克霍尔德菌群选择性琼脂培养基平板上，30～35℃培养48～72h。

5. 结果判断

若洋葱伯克霍尔德菌群选择性琼脂培养基上有菌落生长，如表现为表 1-20 中的生长特征等，应进行分离、纯化，并采用适宜的鉴定试验，确证是否为洋葱伯克霍尔德菌群；若洋葱伯克霍尔德菌群选择性琼脂培养基上没有菌落生长，或有菌落生长但鉴定结果为阴性，判供试品未检出洋葱伯克霍尔德菌群。

表 1-20　洋葱伯克霍尔德菌群选择性琼脂培养基上生长特征

培养基	生长特征
洋葱伯克霍尔德菌群选择性琼脂培养基	菌落呈灰白、灰粉色或土黄(棕)色,周围培养基由黄色变橘红或玫红色

必备知识五　非无菌药品微生物限度标准

一、概况

非无菌药品的微生物限度标准是基于药品的给药途径和对患者健康的潜在危害以及药品的特殊性而制定的。给药途径不同，污染的微生物对患者的致病性、危害性也不同。而且用于不同疾病的药品所污染的微生物的潜在危害性也不一样。所以，微生物限度标准要根据给药途径、药品所针对的特殊人群的潜在危害制定。

微生物是肉眼看不见的活的物质，所以，依据微生物造成潜在危害性的整体风险评估来制定限度标准。药品污染的微生物可能降解有效成分，降低药品的有效性。微生物的代谢产物（如一些毒素），可能危害患者。如果污染的是致病菌，可能使患者二次感染致病。

1. 限度标准的应用范围

药品生产、贮存、销售过程中的检验；药用原料、辅料、中药提取物及中药饮片的检验；新药标准制定；进口药品标准复核；考察药品质量及仲裁等。除另有规定外，其微生物限度均以本标准为依据。

这里另有规定是指：品种项下或制剂通则下有特殊规定的。例如，纯化水品种项下，规定 1ml 纯化水中需氧菌总数不得过 100cfu；酒剂制剂通则规定酒剂需氧菌总数每 1ml 不得过 500cfu，霉菌和酵母菌总数每 1ml 不得过 100cfu。

2. 术语

执行限度标准时，先明确以下几个术语。

含药材原粉的中药制剂：是指植物药、动物药、矿物药这些药材，包括其炮制品，经粉碎而成的粉末。

发酵原粉：自然发酵的产品，像豆豉、神曲都是自然发酵的成分。所以自然发酵原粉，不含有豆豉、神曲的发酵原粉，和含有豆豉、神曲的发酵原粉，限度标准也是不一样的。

脏器制剂：一般是指脊椎动物的脏器，像鸡、鸭、鹅、牛、羊、猪，也包括提取物。

动物药：动物的全身、动物的组织以及代谢产物。制剂里如果有这些成分，在执行标准时，就按照相应的限度标准执行。

二、标准内容

《中国药典》非无菌药品微生物限度标准（通则 1107）包括标准内容、标准解析以及执行说明几个部分。标准内容共分 7 类，首先按照是否允许微生物存在分为第一、第二类和第三至第七类，然后，第三、第四类又按照含药材原粉和不含药材原粉分类。

第一类和第二类是无菌药品，应该符合无菌检查的要求。

第一类，制剂通则、品种项下要求无菌的制剂以及标示无菌的制剂和原辅料，应该按无菌检查的要求控制微生物的污染。

第二类，用于手术、烧伤或严重创伤的局部给药制剂，应该按无菌的要求控制，是不允许有任何微生物存在的药品。

第三类、第四类、第五类、第六类，这四类允许有部分微生物存在。体例以表格的形式呈现，先归类不同产品，再根据不同的给药途径给出不同的限度标准。不含药材原粉的中药制剂和生物制剂、化学药品是一样的微生物限度标准（表1-21）。含药材原粉和不含药材原粉的中药制剂的微生物限度标准不一样，表1-22是非无菌含药材原粉的中药制剂的微生物限度标准。表1-23是非无菌药用原料及辅料的微生物限度标准。表1-24是中药提取物、中药饮片的微生物限度标准。

第七类有兼用途径的制剂应符合各给药途径的标准。例如，药品既可以口服又可以外用，口服和外用的所有的控制菌都必须检查。需氧菌总数、霉菌酵母菌总数要按严格的标准执行，外用的严格按外用的标准执行，口服的严格按口服的标准执行。

1. 非无菌化学药品制剂、生物制品制剂、不含药材原粉的中药制剂的微生物限度标准

（1）需氧菌总数、霉菌、酵母菌总数限度标准　根据每种给药途径的风险来限定需氧菌总数、霉菌、酵母菌总数。表1-21药物品种比较多，给药途径也比较多。很多霉菌和酵母菌总数的限度标准是10^1，是比较严格的标准。

一般来说液体制剂的微生物限度会比固体的严格。固体的局部给药制剂的微生物限度标准为10^3，液体的微生物限度标准为10^2，明显差一个指数级。

半固体制剂口服给药时按液体标准执行；直肠给药时，按固体标准执行。因为直肠的位置，微生物的载量比较高，所以微生物限度标准相对比较宽松。

（2）控制菌的限度标准

① 口服给药的固体制剂、液体及半固体制剂，控制菌检查限度要求每克不得检出大肠埃希菌；化学药品制剂和生物制品制剂若含有未经提取的动植物来源的成分及矿物质，每10g或者10ml还不得检出沙门菌。需要注意的是半固体制剂的微生物限度标准按液体制剂的执行。

② 口服以外的一些局部给药制剂，包括口腔黏膜、齿龈用药，还有鼻用药，控制菌检查要符合局部给药的金黄色葡萄球菌、铜绿假单胞菌每克不得检出的要求。

对于局部给药制剂，例如，口腔黏膜用药、鼻用药、耳用药、皮肤用药，以及阴道给药、尿道给药、直肠给药，全部须检金黄色葡萄球菌、铜绿假单胞菌。

只要能够通过给药途径进入体内的药品，控制菌必须检大肠埃希菌。这些给药途径包括呼吸道、口服、口腔黏膜、齿龈用药，鼻用药等全部都要检大肠埃希菌。因为局部给药制剂最终都会进入人体内，所以每克样品还不得检出大肠埃希菌。

③ 耳用制剂和皮肤给药制剂，属于局部给药制剂，控制菌要检金黄色葡萄球菌、铜绿假单胞菌。

④ 呼吸道给药制剂，因为会进入人体内，所以控制菌要检大肠埃希菌；又是局部给药制剂，要检金黄色葡萄球菌和铜绿假单胞菌。

此外，还要控制耐胆盐革兰阴性菌，因为耐胆盐革兰阴性菌是肠道的菌群，进入呼吸道的致病风险比较高，每克不得检出。

⑤ 阴道、尿道给药制剂要求检白色念珠菌，并且阴道、尿道给药途径的中药还得控制梭菌。梭菌是中药制剂的阴道、尿道给药制剂才需要检验的，其他的给药途径或化学药的尿道给药制剂，不需要检梭菌。

表 1-21　非无菌化学药品制剂、生物制品制剂、不含药材原粉的中药制剂的微生物限度标准

给药途径	需氧菌总数 /(cfu/g、cfu/ml 或 cfu/10cm²)	霉菌和酵母菌总数 /(cfu/g、cfu/ml 或 cfu/10cm²)	控制菌
口服给药[①] 　固体制剂 　液体及半固体制剂	10^3 10^2	10^2 10^1	不得检出大肠埃希菌(1g 或 1ml)；含脏器提取物的制剂还不得检出沙门菌(10g 或 10ml)
口腔黏膜给药制剂 齿龈给药制剂 鼻用制剂	10^2	10^1	不得检出大肠埃希菌、金黄色葡萄球菌、铜绿假单胞菌(1g、1ml 或 10cm²)
耳用制剂 皮肤给药制剂	10^2	10^1	不得检出金黄色葡萄球菌、铜绿假单胞菌(1g、1ml 或 10cm²)
呼吸道吸入给药制剂	10^2	10^1	不得检出大肠埃希菌、金黄色葡萄球菌、铜绿假单胞菌、耐胆盐革兰阴性菌(1g 或 1ml)
阴道、尿道给药制剂	10^2	10^1	不得检出金黄色葡萄球菌、铜绿假单胞菌、白色念珠菌(1g、1ml 或 10cm²)；中药制剂还不得检出梭菌(1g、1ml 或 10cm²)
直肠给药 　固体及半固体制剂 　液体制剂	10^3 10^2	10^2 10^2	不得检出金黄色葡萄球菌、铜绿假单胞菌(1g 或 1ml)
其他局部给药制剂	10^2	10^2	不得检出金黄色葡萄球菌、铜绿假单胞菌(1g、1ml 或 10cm²)

① 化学药品制剂和生物制品制剂若含有未经提取的动植物来源的成分及矿物质，还不得检出沙门菌（10g 或 10ml）。

2. 非无菌含药材原粉的中药制剂的微生物限度标准

表 1-22 是含药材原粉的中药制剂的微生物限度标准。固体口服给药制剂含豆豉、神曲的发酵原粉限度标准中需氧菌总数为 10^5，霉菌和酵母菌总数为 $5×10^2$，比其他制剂微生物限度要求宽松很多。因为含豆豉、神曲发酵原粉的制剂，大部分属于民族药物，民族药的制造工艺大多不能按工业化标准生产。

表 1-22　非无菌含药材原粉的中药制剂的微生物限度标准

给药途径	需氧菌总数 /(cfu/g、cfu/ml 或 cfu/10cm²)	霉菌和酵母菌总数 /(cfu/g、cfu/ml 或 cfu/10cm²)	控制菌
固体口服给药制剂 　不含豆豉、神曲等发酵原粉 　含豆豉、神曲等发酵原粉	10^4(丸剂 $3×10^4$) 10^5	10^2 $5×10^2$	不得检出大肠埃希菌(1g)；不得检出沙门菌(10g)；耐胆盐革兰阴性菌应小于 10^2 cfu (1g)

给药途径	需氧菌总数 /(cfu/g、cfu/ml 或 cfu/10cm^2)	霉菌和酵母菌总数 /(cfu/g、cfu/ml 或 cfu/10cm^2)	控制菌
液体及半固体口服给药制剂 　不含豆豉、神曲等发酵原粉 　含豆豉、神曲等发酵原粉	5×10^2 10^3	10^2 10^2	不得检出大肠埃希菌(1g 或 1ml);不得检出沙门菌(10g 或 10ml);耐胆盐革兰阴性菌应小于 10^1cfu(1g 或 1ml)
固体局部给药制剂 　用于表皮或黏膜不完整 　用于表皮或黏膜完整	10^3 10^4	10^2 10^2	不得检出金黄色葡萄球菌、铜绿假单胞菌(1g 或 10cm^2);阴道、尿道给药制剂还不得检出白色念珠菌、梭菌(1g 或 10cm^2)
液体及半固体局部给药制剂 　用于表皮或黏膜不完整 　用于表皮或黏膜完整	10^2 10^2	10^2 10^2	不得检出金黄色葡萄球菌、铜绿假单胞菌(1g 或 1ml);阴道、尿道给药制剂还不得检出白色念珠菌、梭菌(1g 或 1ml)

3. 非无菌药用原料及辅料的微生物限度标准

原料及辅料的微生物限度标准只有需氧菌总数和霉菌、酵母菌总数两个限度。控制菌未作统一要求（表 1-23）。

表 1-23　非无菌药用原料及辅料的微生物限度标准

项目	需氧菌总数 /(cfu/g 或 cfu/ml)	霉菌和酵母菌总数 /(cfu/g 或 cfu/ml)	控制菌
药用原料及辅料	10^3	10^2	*

* 未作统一规定。

对于原料和辅料，中药提取物的控制菌检查在通则 1107 没有统一要求，一般情况下，要依据原辅料和中药提取物的终产品和终制剂的给药途径来确定控制菌的检查项目。例如，原辅料用作口服制剂的生产，控制菌要检大肠埃希菌；如果投料用于局部给药制剂，控制菌要检金黄色葡萄球菌和铜绿假单胞菌。

4. 中药提取物及中药饮片的微生物限度标准

表 1-24 对直接口服及泡服饮片微生物限度标准规定需氧菌总数 10^5、霉菌酵母菌总数 10^3，还每 1g 不得检出大肠埃希菌，每 10g 不得检出沙门菌。耐胆盐革兰阴性菌每 1g 应小于 10^4cfu。

表 1-24　中药提取物及中药饮片的微生物限度标准

项目	需氧菌总数 /(cfu/g 或 cfu/ml)	霉菌和酵母菌总数 /(cfu/g 或 cfu/ml)	控制菌
中药提取物	10^3	10^2	*
直接口服及泡服饮片	10^5	10^3	不得检出大肠埃希菌(1g);不得检出沙门菌(10g 或 10ml);耐胆盐革兰阴性菌应小于 10^4cfu(1g 或 1ml)

* 未作统一规定。

三、微生物限度标准的执行说明

1. 非无菌产品微生物计数标准

除中药饮片外，非无菌药品的需氧菌总数、霉菌和酵母菌总数照"非无菌产品微生物限度检查：微生物计数法（通则 1105）"检查；非无菌药品的控制菌照"非无菌产品微生物限度检查：控制菌检查法（通则 1106）"检查。

各品种项下规定的需氧菌总数、霉菌和酵母菌总数标准解释如下：10^1 cfu 可接受的最大菌数为 20；10^2 cfu 可接受的最大菌数为 200；10^3 cfu 可接受的最大菌数为 2000；3×10^3 cfu 可接受的最大菌数为 6000，以此类推。

往下执行两倍因子的原则。这是因为药品微生物污染不均匀，所以微生物计数不同于化学成分的含量测定。化学成分在药品里含量均匀才能保证药效，但微生物不是有效成分，它是外来污染物，污染过程呈现不均匀性，不同瓶、不同包装的样品有可能污染的菌数不一样，因此结果判定就引起比较大的实验误差。

以两倍因子来判定结果，从统计学角度，更能够反映样品中存在微生物的真实水平。从微生物限度检查角度，在计数的误差范围内是允许的。例如，不会出现 990 个菌落判定合格，1010 个菌落就判定不合格的情况，这两个数并没有原则上的不同。再例如，限度标准要求 10^3，测定结果是 500 还是 2000，都在可接受的范围内。

2. 中药饮片微生物计数标准

中药饮片的需氧菌总数、霉菌和酵母菌总数及控制菌检查照"中药饮片微生物限度检查法（通则 1108）"检查；各品种项下规定的需氧菌总数、霉菌和酵母菌总数标准解释如下：10^1 cfu 可接受的最大菌数为 50；10^2 cfu 可接受的最大菌数为 500；10^3 cfu 可接受的最大菌数为 5000；10^4 cfu 可接受的最大菌数为 50000；以此类推。

往下执行五倍因子的原则。例如，如果限度标准是 10^1，50 以下都可以判合格；10^3 就是 5000 以下都可以判合格。由于中药饮片的污染相对严重，不均匀性也更常见，误差较大，以 5 倍因子来判定检测的结果是合理的。

在执行时，一定要看清楚标准执行说明的要求，限度标准以指数形式表示与以具体数字表示在执行上是有差异的。例如，中药饮片微生物限度标准规定为 10^3，执行时可接受的最大菌数是 5000，就是菌落数在 5000 以下都可以判合格。如果药品质量标准的正文里微生物限度检查项下，有限度标准的具体要求，例如，需氧菌总数不得过 1000/ml，执行时，就不得过 1000 个菌落。如果检出来的结果是 1001、1010，都判不合格。

3. 沙门菌限度标准执行说明

关于沙门菌的限度标准，在限度标准的 4 个表里，口服制剂需要做沙门菌检查，口服制剂里含脏器提取物的，不区分是中药成分、化药，还是生物制品，只要含脏器提取物的，都要做沙门菌检查。另外，不论是动物药还是植物药，只要含药材原粉都应该检沙门菌。其他给药途径的制剂不需要检查沙门菌。

4. 另有规定的执行

另有规定是指药品质量标准正文有规定，或者制剂通则有规定。

（1）正文另有规定举例

例1：纯化水微生物限度检查。取本品不少于1ml，经薄膜过滤法处理，采用R2A琼脂培养基30～35℃培养不少于5天，依法（通则1105）检查，1ml供试品中需氧菌总数不得过100cfu。

这是正文有完整标准的一种形式。直接按照检查方法进行检验，按照结果来进行判定，如果是1ml超过100个菌落，判不符合规定；1ml的菌落数在100cfu以下，判符合规定。

例2：正文中的另有规定。①取本品，照非无菌微生物限度检查1105、1106以及1107进行检查，应符合规定。②取本品，照微生物计数法1105和控制菌检查1106检查，1g供试品中需氧菌总数不得过10^4，霉菌和酵母菌总数不得过10^2cfu，不得检出大肠埃希菌，10g不得检出沙门菌。

这两个例子正文项下的描述不完整。按照1105和1106来检验，并没有给出具体的检查方法，1105有平皿法、薄膜过滤法。1106也有直接接种、薄膜过滤法。正文没有写清楚，属于标准不完整的一种描述。这时，要对产品的检查方法做方法适用性试验以后，才能用适用性试验确定的方法对产品进行检验。

微生物计数结果判断时，例2的形式①，就按1107的要求去判定是否符合规定。例2的形式②，就直接按需氧菌总数不超过10^4，即20000以下，判合格。霉菌酵母菌总数200以下，判合格。

（2）制剂通则另有规定举例　另有规定的另外一种情况是在制剂通则下有【无菌】或者【微生物限度】要求的。

例如，要求无菌检验的剂型包括注射剂、眼用制剂、植入剂和冲洗剂。还有部分吸入的喷雾剂、吸入的液体制剂都要求做无菌检查。

制剂通则下规定做【微生物限度】检查的制剂类型比较多，可以说几乎所有的药品制剂质量检测时都要做微生物检验，要么做无菌检查，要么做微生物限度检查。

还有一些制剂，在制剂通则下既有【微生物限度】检查，又有【无菌】检查，这种情况需要依据给药途径来确定，如果给药途径用于手术或者创伤，或者在临床上要求必须无菌的，就必须做【无菌】检查。软膏制剂、乳膏制剂、喷雾剂、涂剂、涂膜剂，用于烧伤或者严重创伤的，需要按【无菌】的要求检查。

所有的制剂通则的剂型里，唯一一个没有要求微生物限度检查或无菌检查的就是膏药。膏药制剂通则下没有要求符合无菌或微生物限度标准。

（3）限度标准之外的控制　限度标准的说明是一个原则性的说明，所列的控制菌未能覆盖所有的制剂。企业制定制剂的质量标准时，可以根据原辅料和制剂的性质、生产工艺特点、使用途径，以及其他可能的潜在危害的微生物，来增加控制菌检查的项目。例如，药品的使用人群里有婴幼儿、老年人的，不可接受的微生物可能就需要增加几个。

若检出标准规定以外的致病菌，即不可接受的微生物，应对其进行危害性评估。

四、微生物限度标准的应用

1. 确定供试品的检查项目

获得待检样品后，确定样品的给药途径，根据给药途径确定是否需要无菌检查。

如果需要无菌检查，接下来确认样品检验量，再确认阳性对照菌，最后按方法适用性试验确认的方法进行检验。

如果样品不需要无菌检查，而是需要做微生物限度检查，根据给药途径或者剂型来确定需氧菌总数限度是多少，霉菌和酵母菌总数的限度是多少，进行检验，获得结果，进行判定。

对于控制菌检查，根据给药途径是口服的还是局部给药的或兼用途径的，来确定待检控制菌，进行检验和结果判定。药品微生物检查项目的确定程序见图1-26。

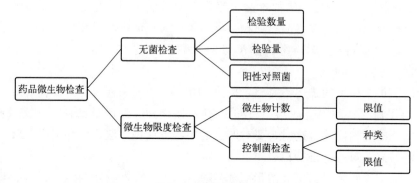

图 1-26　药品微生物检查项目的确定程序

2. 应用实例

例1：三金片

三金片微生物限度检查项目和限度标准见图1-27。

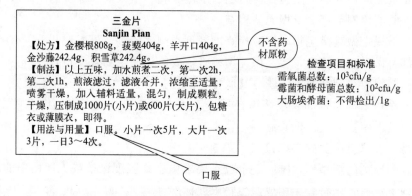

图 1-27　三金片微生物限度检查项目和限度标准

三金片是中成药片剂，是口服制剂。处方有5味中药，制法是5味药材加水煎煮两次，合并，浓缩，再加辅料压制成片。根据制法，判定该药品是不含药材原粉的。

口服的片剂，不含药材原粉的，微生物限度标准是需氧菌总数 10^3 cfu/g，霉菌和酵母菌总数 10^2 cfu/g。它不含药材原粉，而且不是动物药，所以控制菌只需要检大肠埃希菌。

例2：归脾丸

归脾丸微生物限度检查项目和限度标准见图1-28。

以上十一味，粉碎成细粉，过筛，混匀，制成水制或水蜜丸。从制法看，是含有药材原粉的，口服的丸剂按口服制剂的限度标准需氧菌总数应该是 3×10^4 cfu/g。霉菌和酵母菌总数是 10^2 cfu/g。

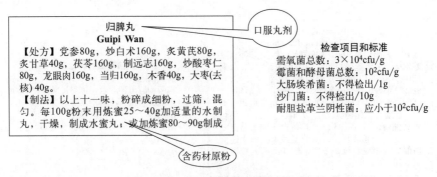

图 1-28 归脾丸微生物限度检查项目和限度标准

归脾丸是口服制剂，大肠埃希菌每克不得检出。因为含药材原粉，所以每 10g 不得检出沙门菌。还有耐胆盐革兰阴性菌，应该小于 10^2cfu/g。

在确定药品微生物检查项目时，一般先看药物品种的剂型，再看工艺处方和制法，然后来确定检查项目。

例 3：三两半药酒

三两半药酒微生物限度检查项目和限度标准见图 1-29。

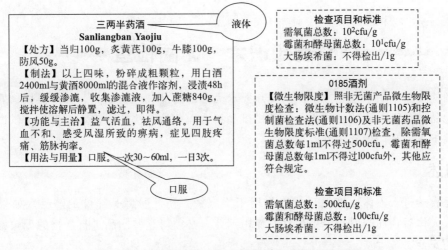

图 1-29 三两半药酒微生物限度检查项目和限度标准

药酒是口服的液体制剂。控制菌是每 1g 不得检出大肠埃希菌。需氧菌总数是 10^2cfu/g，霉菌和酵母菌总数的限度标准应该就是 10^1cfu/g。

再查阅制剂通则 0185 酒剂，微生物限度检查规定：除需氧菌总数每 1ml 不得过 500、霉菌和酵母菌总数每 1ml 不得过 100cfu 以外，其他应符合规定。

也就是说酒剂是口服制剂，需氧菌总数应该是每 1ml 不得过 500，而不是 10^2cfu/ml。霉菌和酵母菌总数是每 1ml 不得过 100cfu，而不是普通的液体制剂的 10^1cfu/ml。因为它是口服制剂，要检查大肠埃希菌。酒剂制剂通则 0185 要求其他的应符合规定，大肠埃希菌还是得检。所以三两半药酒限度应该是需氧菌总数每 1g 不得过 500cfu，霉菌和酵母菌总数每 1g 不得过 100cfu，大肠埃希菌每 1g 不得检出。

例 4：小儿抗痫胶囊

小儿抗痫胶囊微生物限度检查项目和限度标准见图 1-30。

小儿抗痫胶囊
Xiaoer Kangxian Jiaonang

含神曲

【处方】胆南星80g，天麻48g，太子参80g，茯苓80g，水半夏(制)80g，橘红48g，九节菖蒲120g，青果120g，琥珀24g，沉香24g，六神曲(麸炒)80g，麸炒枳壳48g，川芎48g，羌活48g。
【制法】以上十四味，胆南星、九节菖蒲、琥珀、沉香、六神曲(麸炒)、天麻、川芎、羌活粉碎成细粉，过筛，备用；其余六味加水煎煮三次，滤过，滤液合并，浓缩至适量，与上述细粉混匀，制成颗粒，干燥，粉碎，装入胶囊，制成1000粒，即得。

检查项目和标准
需氧菌总数：不得过10^5cfu/g
霉菌和酵母菌总数：不得过$5×10^2$cfu/g
大肠埃希菌：不得检出/1g
沙门菌：不得检出/10g
耐胆盐革兰阴性菌：应小于10^2cfu/g

图 1-30　小儿抗痫胶囊微生物限度检查项目和限度标准

口服固体制剂，处方中含有神曲的微生物检查的限度和标准应该是需氧菌总数每 1g 10^5，霉菌和酵母菌总数每 1g $5×10^2$。每 1g 不得检出大肠埃希菌，每 10g 不得检出沙门菌，耐胆盐革兰阴性菌应小于 10^2cfu/g。

因此，小儿抗痫胶囊微生物限度检测项目及标准如下：需氧菌总数不得过 10^5cfu/g，霉菌和酵母菌总数不得过 $5×10^2$cfu/g，大肠埃希菌每 1g 中不得检出，耐胆盐革兰阴性菌应小于 10^2cfu/g，沙门菌每 10g 中不得检出。

必备知识六　无菌检查

无菌检查法系用于检查《中国药典》要求无菌的药品、生物制品、医疗器械、原料、辅料及其他品种是否无菌的一种方法。若供试品符合无菌检查法的规定，仅表明了供试品在该检验条件下未发现微生物污染。

一、概述

凡是直接进入人体血液循环或者作用于烧（烫）伤、溃疡等部位的药品，如果含有活菌，进入人体后往往会引起一系列并发症，因此，必须对这些制品进行严格的无菌检查，以保证用药安全。

无菌检查应在无菌条件下进行，试验环境必须达到无菌检查的要求，检验全过程应严格遵守无菌操作，防止微生物污染，防止污染的措施不得影响供试品中微生物的检出。

单向流空气区域、工作台面及受控环境应定期按医药工业洁净室（区）悬浮粒子、浮游菌和沉降菌的测试方法的现行国家标准进行洁净度确认。隔离系统应定期按相关的要求进行验证，其内部环境的洁净度须符合无菌检查的要求。日常检验需对试验环境进行监测。

无菌检查法是利用无菌操作的方法，将被检查的药品分别加入适合需氧菌、厌氧菌和真菌生长的液体培养基中，置于适宜温度下培养一段时间后，观察有无微生物生长，并结合阳性和阴性对照试验结果，从而判断药品是否合格的方法。

二、培养基、稀释液和冲洗液

药品无菌检查用培养基有 8 种。其中硫乙醇酸盐流体培养基（fluid thioglycollate medium，FTM）主要用于厌氧菌的培养，也可用于需氧菌的培养；胰酪大豆胨液体培养基用于真菌和需氧菌的培养。此外，0.5％葡萄糖肉汤培养基用于硫酸链霉素等抗生素的无菌检查。

胰酪大豆胨琼脂培养基、沙氏葡萄糖琼脂培养基用于阳性对照用标准菌株的培养。马铃薯葡萄糖琼脂培养基可以用于制备丰富的黑曲霉孢子悬液。

除另有规定外，硫乙醇酸盐流体培养基置30～35℃培养。胰酪大豆胨液体培养基置20～25℃培养。

1. 培养基的制备与保存

培养基可按以下处方制备，亦可使用按该处方生产的符合规定的脱水培养基或商品化的预制培养基。一般情况下，制药企业多用脱水的干粉培养基，既经济又方便。配制后应采用验证合格的灭菌程序灭菌。制备好的培养基若不即时使用，应置于无菌密闭容器中，在2～25℃、避光的环境下保存，并在经验证的保存期内使用。

（1）硫乙醇酸盐流体培养基

胰酪胨	15.0g	氯化钠	2.5g
酵母浸出粉	5.0g	新配制的0.1％刃天青溶液	1.0ml
葡萄糖/无水葡萄糖	5.5g/5.0g		
L-胱氨酸	0.5g	琼脂	0.75g
硫乙醇酸钠	0.5g	水	1000ml
（或硫乙醇酸）	（0.3ml）		

除葡萄糖和刃天青溶液外，取上述成分混合，微温溶解，调节pH为弱碱性，煮沸，滤清，加入葡萄糖和刃天青溶液，摇匀，调节pH，使灭菌后在25℃的pH值为7.1±0.2。灭菌前的pH可以取上限，一般灭菌后pH会略下降。

分装至适宜的容器中，其装量与容器高度的比例应符合培养结束后培养基氧化层（粉红色）不超过培养基深度的1/2。灭菌。在供试品接种前，培养基氧化层的高度不得超过培养基深度的1/3，否则，须经100℃水浴加热至粉红色消失（不超过20min），迅速冷却，只限加热一次，并防止被污染。粉红色是氧化还原指示剂刃天青的颜色。

除另有规定外，硫乙醇酸盐流体培养基置30～35℃培养。

（2）胰酪大豆胨液体培养基

胰酪胨	17.0g	氯化钠	5.0g
大豆木瓜蛋白酶水解物	3.0g	磷酸氢二钾	2.5g
葡萄糖（一水合/无水）	2.5g/2.3g	水	1000ml

取上述成分，混合，微温溶解，冷却至室温，用1mol/L氢氧化钠溶液调节pH使灭菌后在25℃的pH值为7.3±0.2，必要时滤清，分装，灭菌。

胰酪大豆胨液体培养基置20～25℃培养。

（3）中和或灭活用培养基 按上述硫乙醇酸盐流体培养基或胰酪大豆胨液体培养基的处方及制法，在培养基灭菌前或使用前加入适宜的中和剂、灭活剂或表面活性剂，其用量同方法适用性试验。

（4）0.5％葡萄糖肉汤培养基（用于硫酸链霉素等抗生素的无菌检查）

蛋白胨	10.0g	氯化钠	5.0g
牛肉浸粉	3.0g	水	1000ml
葡萄糖	5.0g		

除葡萄糖外，取上述成分混合，微温溶解，调节 pH 为弱碱性，煮沸，加入葡萄糖溶解后，摇匀，滤清，调节 pH 使灭菌后在 25℃的 pH 值为 7.2±0.2，分装，灭菌。

(5) 胰酪大豆胨琼脂培养基

胰酪胨	15.0g	琼脂	15.0g
大豆木瓜蛋白酶水解物	5.0g	水	1000ml
氯化钠	5.0g		

除琼脂外，取上述成分，混合，微温溶解，调节 pH 使灭菌后在 25℃的 pH 值为 7.3±0.2，加入琼脂，加热溶化后，摇匀，分装，灭菌。

(6) 沙氏葡萄糖液体培养基

动物组织胃蛋白酶水解物和胰酪胨等量混合物	10.0g
葡萄糖	20.0g
水	1000ml

除葡萄糖外，取上述成分，混合，微温溶解，调节 pH 使灭菌后在 25℃的 pH 值为 5.6±0.2，加入葡萄糖，摇匀，分装，灭菌。

(7) 沙氏葡萄糖琼脂培养基

动物组织胃蛋白酶水解物和胰酪胨等量混合物	10.0g
葡萄糖	40.0g
琼脂	15.0g
水	1000ml

除葡萄糖、琼脂外，取上述成分，混合，微温溶解，调节 pH 使灭菌后在 25℃的 pH 值为 5.6±0.2，加入琼脂，加热溶化后，再加入葡萄糖，摇匀，分装，灭菌。

(8) 马铃薯葡萄糖琼脂培养基

马铃薯（去皮）	200g	琼脂	15.0g
葡萄糖	20.0g	水	1000ml

取马铃薯，切成小块，加水 1000ml，煮沸 20～30min，用 6～8 层纱布过滤，取滤液补水至 1000ml，调节 pH 使灭菌后在 25℃的 pH 值为 5.6±0.2，加入琼脂，加热溶化后，再加入葡萄糖，摇匀，分装，灭菌。

实验培养基存放时间需要进行验证，因为每个实验室环境条件不一样，微生物又是活的，培养基的营养质量稍有变化就会影响微生物的检出。

控制含氧层的高度是硫乙醇酸盐流体培养基最重要的质量指标。如果培养基含氧层太高，会影响厌氧层的厌氧环境，厌氧菌就不能增殖，可能会出现假阴性结果。硫乙醇酸盐流体培养基分装至适宜的容器中，其装量与容器高度的比例应符合培养结束后培养基氧化层（粉红色）不超过培养基深度的 1/2。在供试品接种前，培养基氧化层的高度不得超过培养基深度的 1/3，否则，须经 100℃水浴加热至粉红色消失（不超过 20min），迅速冷却，只限加热一次，并防止被污染。

2. 稀释液和冲洗液

无菌检查常用稀释液、冲洗液有 0.1%无菌蛋白胨水溶液和 pH7.0 无菌氯化钠-蛋白胨缓冲液。配制时，微温溶解，必要时滤过使澄清。0.1%无菌蛋白胨水溶液需要调节 pH 值至 7.1±0.2，分装。2 种缓冲液配制后应采用验证合格的灭菌程序灭菌。

根据供试品的特性，可选用其他经验证的适宜溶液作为稀释液或冲洗液（如 0.9% 无菌氯化钠溶液）。如需要，可在上述稀释液或冲洗液的灭菌前或灭菌后加入表面活性剂或中和剂等。

三、检验数量和检验量

由于每批产品的数量众多，现有检查方法又是破坏性的，不可能对所有产品单位进行检查。因此，通常只能从每批产品中随机抽取一定数量的单位产品作为样本检验，以此结果来判断整批产品（总体）的质量。

随机抽样中，对分批应特别注意。对无菌检查而言，一个批量应以同一灭菌器的产品为一批；在连续生产过程中产品分别连续灭菌，如 γ 射线灭菌应以不超过 24h 的总产量为一批；不同机器生产的，以各机器的产品分批；不同班组生产的，应按班组分批。这样分批的意义是使各批号的产品具有均匀性，随机抽样时则有代表性。此外，尚有其他管理方面的指导意义。以同一灭菌器中的产品分为一批时，应由不同部位抽取单位产品组成样本。连续生产过程中，应由不同时间抽样组成样本。

供试品无菌检查时，检验数量是指一次试验所用供试品最小包装容器的数量，成品每亚批均应进行无菌检查。除另有规定外，出厂产品按表 1-25 规定；上市产品监督检验按表 1-26 规定。需要注意的是，这两个表最少检验数量不包括阳性对照试验的供试品用量。

检验量是指供试品每个最小包装接种至每份培养基的最小量。除另有规定外，供试品检验量按表 1-27 规定。若每支（瓶）供试品的装量按规定足够接种两种培养基，则应分别接种硫乙醇酸盐流体培养基和胰酪大豆胨液体培养基。采用薄膜过滤法时，只要供试品特性允许，应将所有容器内的内容物全部过滤。

1. 批出厂产品及生物制品的原液和半成品最少检验数量

无菌检查时，样品检验量通过表 1-25～表 1-27 来确认。表 1-25 为批出厂产品及生物制品的原液和半成品最少检验数量。

表 1-25　批出厂产品及生物制品的原液和半成品最少检验数量

供试品	批产量 N/个	接种每种培养基的最少检验数量
注射剂	≤100 100＜N≤500 ＞500	10%或 4 个（取较多者） 10 个 2%或 20 个（取较少者） 20 个（生物制品）
大体积注射剂(＞100ml)		2%或 10 个（取较少者） 20 个（生物制品）
冻干血液制品 　＞5ml 　≤5ml	每柜冻干≤200 每柜冻干＞200 ≤100 100＜N≤500 ＞500	5 个 10 个 5 个 10 个 20 个
眼用及其他非注射产品	≤200 ＞200	5%或 2 个（取较多者） 10 个

供试品	批产量 N/个	接种每种培养基的最少检验数量
桶装无菌同体原料	≤4 4<N≤50 >50	每个容器 20%或4个容器(取较多者) 2%或10个容器(取较多者)
抗生素固体原料药(≥5g)		6个容器
生物制品原液或半成品		每个容器(每个容器制品的取样量为总量的0.1% 或不少于10ml,每开瓶一次,应如上法抽验)
体外用诊断制品半成品		每批(抽验量应不少于3ml)
医疗器械	≤100 100<N≤500 >500	10%或4件(取较多者) 10件 2%或20件(取较少者)

注:若供试品每个容器内的装量不够接种两种培养基,那么表中的最少检验数量应增加相应倍数。

(1) 注射剂最少检验数量　注射剂无菌检查时,批产量如果>500个,接种每一种培养基的检验数量是2%或20个。如果批产量达到1000个,2%就是20个。如果批产量超过1000个,2%就超过20个,这时规定取较少者,也就是取20个。即当批产量≥1000个时,接种每种培养基的最少检验数量是20个。

(2) 大输液、眼用及其他非注射产品最少检验数量　大体积注射液,即规格>100ml的大输液的最少检验数量的规定为取2%或10个(取较少者),也就是说大输液做无菌检查的时候,接种每种培养基的最少检验数量是10个。眼用及其他非注射产品,批产量>200的,取10个。

2. 上市抽验样品的最少检验数量

表1-26为上市抽验样品的最少检样数量。上市产品一般是在药店或者医院环节抽检,抽样时不可能抽取太多的数量。液体和固体制剂取10瓶或支,血液制品按不同的规格取6个或取2个,医疗器械取10个。

表1-26　上市抽验样品的最少检验数量

供试品	供试品最少检验数量/瓶(或支或个)
液体制剂	10
固体制剂	10
血液制品　V<50ml V≥50ml	6 2
医疗器械	10

注:1. 若供试品每个容器内的装量不够接种两种培养基,那么表中的最少检验数量应增加相应倍数。

2. 抗生素粉针剂(>5g)及抗生素原料药(>5g)的最少检验数量为6瓶(或支)。桶装固体原料的最少检验数量为4个包装。

3. 供试品的最少检验量

最少检验数量确定了以后,还需要确定每一瓶样品应该加多少到培养基里。表1-27为供试品的最少检验量,即每支供试品要接入每种培养基的最少量。

表 1-27　供试品的最少检验量

供试品	供试品装量	每支供试品接入每种培养基的最少量
液体制剂	$V<1$ml 1ml$\leqslant V \leqslant 40$ml 40ml$<V\leqslant100$ml $V>100$ml	全量 半量,但不得少于 1ml 20ml 10％,但不少于 20ml
固体制剂	$m<50$mg 50mg$\leqslant m<300$mg 300mg$\leqslant m<5$g $m>5$g	全量 半量,但不得少于 50mg 150mg 500mg 半量(生物制品)
生物制品的原液及半成品		半量
医疗器械	外科用敷料棉花及纱布缝合线 一次性医用材料 带导管的一次性医疗器械(如输液袋) 其他医疗器械	取 100mg 或 1cm×3cm 整个材料[①] 二分之一内表面积 整个器具[①](切碎或拆散开)

① 如果医疗器械体积过大,培养基用量可在 2000ml 以上,将其完全浸没。

4. 阳性对照试验的检验量

确认完检验数量和检验量以后,还要清楚表 1-25 和表 1-26 给出的最少的检验数量是每一种培养基必须接种样品的最少包装数,不包括阳性对照和方法适用性检查的供试品用量。

阳性对照的样品用量,在检查方法里是这样规定的:阳性对照的供试品用量同供试品无菌检查时每份培养基接种的样品量,也就是说,无菌检查用两种培养基,阳性对照用的样品量应该是相当于其中一种培养基的接种量。

例如:如果供试品装量<2ml 或<100mg,每一种培养基是 20 瓶的全量,阳性对照也应该是 20 瓶的全量。如果供试品装量≥2ml 或≥100mg,每一种培养基是 20 瓶的半量,阳性对照也应该是 20 瓶的半量,取 10 瓶即可。

5. 薄膜过滤法的检验量

采用薄膜过滤法时,只要供试品特性允许,应将所有容器内的内容物全部过滤。

虽然为了学习方便,把供试品装量分成<2ml 或<100mg 和≥2ml 或≥100mg 两段。但是在表 1-27 中,液体制剂和固体制剂在供试品装量这一列里数值比较大,也就是大规格的供试品,尽可能不用表中所列的最少检验量,而是应该把样品全部用完,即每支供试品接入每一种培养基应该是半量,无菌检查用两种培养,正好把全量用完。

例如,供试品装量是 100ml,在表 1-27 里每种培养基的最少接种量是 20ml。如果供试品装量是 1g,表 1-27 给出的每种培养基的最少接种量是 150mg。但是,在做方法适用性试验时,最少接种量就不应该是 20ml 或 150mg,而应该是半量。也就是说装量为 100ml 的供试品,每种培养基应该接种 50ml;装量为 1g 的供试品每种培养基的接种量应该是 0.5g。两种培养,正好用完全量,这样才不浪费样品。如果是抗菌性很强的供试品,还可以考虑用最少检验量来做方法适用性试验。

6. 方法适用性试验的样品量

方法适用性试验的样品量按照表 1-25 和表 1-27 来确认。

方法适用性的目的是确认在试验条件下检验用的样品总量是否干扰样品中微生物的检出。因此，方法适用性试验样品量要考虑的是每个试验菌株（一份培养基）所需的样品总量，即按每种培养基的最少检验量 20 瓶的半量，也就是 10 瓶全量进行试验。

无菌检查方法适用性试验用到 6 个菌株，每株菌需要 10 瓶供试品，做一次完整的方法适用性试验需要 60 瓶。三次平行试验需要的样品量就是 180 瓶。如果是供试品装量少，如 1ml 或 50mg 规格的，每支供试品接入每种培养基的最少量即为全量，那么做一次完整的方法适用性试验就需要 360 瓶。

四、培养基适用性检查

无菌检查用的硫乙醇酸盐流体培养基和胰酪大豆胨液体培养基等应符合培养基的无菌性检查及灵敏度检查的要求。本检查可在供试品的无菌检查前或与供试品的无菌检查同时进行。

1. 无菌性检查

每批培养基一般随机取不少于 5 支（瓶），置各培养基规定的温度培养 14 天，应无菌生长。

2. 灵敏度检查

关于培养基的灵敏度检查，从菌种、菌悬液制备、培养基接种和结果判定四个方面加以介绍。

（1）菌种 培养基灵敏度检查所用的菌株传代次数不得超过 5 代（从菌种保藏中心获得的干燥菌种为第 0 代），并采用适宜的菌种保藏技术进行保存和确认，以保证试验菌株的生物学特性。

灵敏度检查用菌有金黄色葡萄球菌〔CMCC(B)26 003〕、铜绿假单胞菌〔CMCC(B)10 104〕、枯草芽孢杆菌〔CMCC(B)63 501〕、生孢梭菌〔CMCC(B)64 941〕、白色念珠菌〔CMCC(F)98 001〕、黑曲霉〔CMCC(F)98 003〕。

（2）菌悬液制备 无菌检查用菌悬液的制备方法见表 1-28。

表 1-28　无菌检查用菌悬液制备方法

菌种	适用性检查培养基	培养条件	菌悬液的制备
金黄色葡萄球菌、铜绿假单胞菌、枯草芽孢杆菌的新鲜培养物	接种至 TSB 培养基中或 TSA 培养基上	30～35℃，培养 18～24h	培养物用 pH7.0 无菌氯化钠-蛋白胨缓冲液或 0.9% 无菌氯化钠溶液制成适宜浓度的菌悬液
生孢梭菌的新鲜培养物	接种至硫乙醇酸盐流体培养基中		
白色念珠菌的新鲜培养物	接种至 SDB 培养基中或 SDA 培养基上	20～25℃，培养 2～3 天	
黑曲霉	接种至 SDA 斜面培养基或 PDA 培养基上	20～25℃，培养 5～7 天或直到获得丰富的孢子	加入适量含 0.05% 聚山梨酯 80 的 pH7.0 无菌氯化钠-蛋白胨缓冲液或含 0.05% 聚山梨酯 80 的 0.9% 无菌氯化钠溶液，将孢子洗脱。采用适宜的方法吸出孢子悬液至无菌试管内，制成适宜浓度的孢子悬液

菌悬液若在室温下放置，一般应在 2h 内使用；若保存在 2~8℃可在 24h 内使用。黑曲霉孢子悬液可保存在 2~8℃，在验证过的贮存期内使用。

（3）培养基接种　取适宜装量的硫乙醇酸盐流体培养基 7 支，分别接种不大于 100cfu 的金黄色葡萄球菌、铜绿假单胞菌、生孢梭菌各 2 支，另 1 支不接种作为空白对照，如图 1-31。

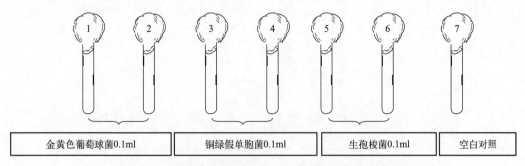

图 1-31　无菌检查用硫乙醇酸盐流体培养基灵敏度检查

取适宜装量的胰酪大豆胨液体培养基 7 支，分别接种不大于 100cfu 的白色念珠菌、黑曲霉、枯草芽孢杆菌各 2 支，另 1 支不接种作为空白对照，如图 1-32。

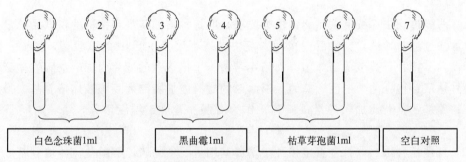

图 1-32　无菌检查用胰酪大豆胨液体培养基灵敏度检查

接种细菌的培养管培养时间不超过 3 天，接种真菌的培养管培养时间不得超过 5 天。每支试管培养的适宜装量一般可以用 15ml，不大于 100cfu 的菌液可以取 0.1ml。

（4）结果判定　空白对照管应无菌生长，若加菌的培养基管均生长良好，判该培养基的灵敏度检查符合规定。

五、方法适用性试验

进行产品无菌检查时，应进行方法适用性试验，以确认所采用的方法适合该产品的无菌检查。若检验程序或产品发生变化可能影响检验结果时，应重新进行方法适用性试验。

方法适用性试验按供试品的无菌检查的规定及下列要求进行操作。对每一试验菌应逐一进行方法确认，如图 1-33。

1. 菌种及菌液制备

无菌检查方法适用性试验用的菌种及菌液规定：金黄色葡萄球菌、枯草芽孢杆菌、生孢梭菌、白色念珠菌、黑曲霉的菌株及菌液制备同培养基灵敏度检查，见表 1-25。大肠埃希菌的菌液制备同金黄色葡萄球菌。

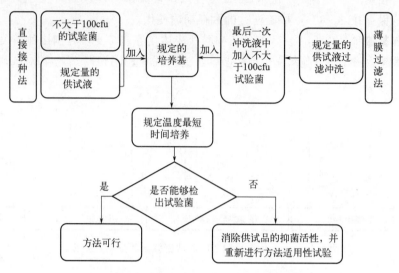

图 1-33　无菌检查方法适用性试验流程图

2. 检查方法

（1）薄膜过滤法　按供试品无菌检查要求，取每种培养基规定接种的供试品总量，采用薄膜过滤法过滤，冲洗，在最后一次冲洗液中加入不大于 100cfu 的试验菌，过滤。加培养基至滤筒内，接种金黄色葡萄球菌、大肠埃希菌、生孢梭菌的滤筒内加硫乙醇酸盐流体培养基；接种枯草芽孢杆菌、白色念珠菌、黑曲霉的滤筒内加胰酪大豆胨液体培养基。另取装有同体积培养基的容器，加入等量试验菌，作为对照。置规定温度培养，培养时间不得超过 5 天。

（2）直接接种法　取符合直接接种法培养基用量要求的硫乙醇酸盐流体培养基 6 管，分别接入不大于 100cfu 的金黄色葡萄球菌、大肠埃希菌、生孢梭菌各 2 管；取符合直接接种法培养基用量要求的胰酪大豆胨液体培养基 6 管，分别接入不大于 100cfu 的枯草芽孢杆菌、白色念珠菌、黑曲霉各 2 管。其中 1 管按供试品的无菌检查要求，接入每支培养基规定的供试品接种量，另 1 管作为对照，置规定温度下培养，培养时间不得超过 5 天。

3. 结果判断

与对照管比较，如含供试品各容器中的试验菌均生长良好，则说明供试品的该检验量在该检验条件下无抑菌作用或其抑菌作用可以忽略不计，照此检查方法和检查条件进行供试品的无菌检查。

如含供试品的任一容器中的试验菌生长微弱、缓慢或不生长，则说明供试品的该检验量在该检验条件下有抑菌作用，应采用增加冲洗量、增加培养基的用量、使用中和剂或灭活剂、更换滤膜品种等方法，消除供试品的抑菌作用，并重新进行方法适用性试验。

方法适用性试验也可与供试品的无菌检查同时进行。

六、供试品的无菌检查

无菌检查法包括薄膜过滤法和直接接种法。只要供试品性质允许，应采用薄膜过滤法。供试品无菌检查所采用的检查方法和检验条件应与方法适用性试验确认的方法相同。

无菌试验过程中，若需使用表面活性剂、灭活剂、中和剂等试剂，应证明其有效性，且对微生物无毒性。

1. 阳性对照

应根据供试品特性选择阳性对照菌，如表 1-29。阳性对照试验的菌液制备同方法适用性试验，加菌量不大于 100cfu，供试品用量同供试品无菌检查时每份培养基接种的样品量。阳性对照管培养不超过 5 天，应生长良好。

表 1-29 无菌检查根据供试品特性选择阳性对照菌

供试品	阳性对照菌
无抑菌作用及抗革兰阳性菌为主的供试品	以金黄色葡萄球菌为对照菌
抗革兰阴性菌为主的供试品	以大肠埃希菌为对照菌
抗厌氧菌的供试品	以生孢梭菌为对照菌
抗真菌的供试品	以白色念珠菌为对照菌

2. 阴性对照

供试品无菌检查时，应取相应溶剂和稀释液、冲洗液同法操作，作为阴性对照。阴性对照不得有菌生长。

3. 供试品处理及接种培养基

操作时，用适宜的方法对供试品容器表面进行彻底消毒，如果供试品容器内有一定的真空度，可用适宜的无菌器材（如带有除菌过滤器的针头）向容器内导入无菌空气，再按无菌操作开启容器，取出内容物。

(1) 薄膜过滤法 薄膜过滤法一般应采用封闭式薄膜过滤器，根据供试品及其溶剂的特性选择滤膜材质。无菌检查用的滤膜孔径应不大于 $0.45\mu m$。滤膜直径约为 50mm，若使用其他尺寸的滤膜，应对稀释液和冲洗液体积进行调整，并重新验证。使用时，应保证滤膜在过滤前后的完整性。操作步骤见图 1-34。

水溶性液体供试品：水溶性供试液过滤前，一般应先将少量的冲洗液过滤，以润湿滤膜。油类供试品，其滤膜和过滤器在使用前应充分干燥。为发挥滤膜的最大过滤效率，应注意保持供试品溶液及冲洗液覆盖整个滤膜表面。供试液经薄膜过滤后，若需要用冲洗液冲洗滤膜，每张滤膜每次冲洗量一般为 100ml，总冲洗量一般不超过 500ml，最高不得超过 1000ml，以避免滤膜上的微生物受损伤。

取规定量水溶性液体供试品，直接过滤，或混合至含不少于 100ml 适宜稀释液的无菌容器中，混匀，立即过滤。如供试品具有抑菌作用，须用冲洗液冲洗滤膜，冲洗次数一般不少于三次，所用的冲洗量、冲洗方法同方法适用性试验。除生物制品外，一般样品冲洗后，1 份滤器中加入 100ml 硫乙醇酸盐流体培养基，1 份滤器中加入 100ml 胰酪大豆胨液体培养基。生物制品样品冲洗后，2 份滤器中加入 100ml 硫乙醇酸盐流体培养基，1 份滤器中加入 100ml 胰酪大豆胨液体培养基。

水溶性固体和半固体供试品：取规定量，加适宜的稀释液溶解或按标签说明复溶，然后照水溶性液体供试品项下的方法操作。

非水溶性供试品：取规定量，直接过滤；或混合溶于适量含聚山梨酯 80 或其他适宜乳化剂的稀释液中，充分混合，立即过滤。用含 0.1%～1% 聚山梨酯 80 的冲洗液冲洗滤膜至

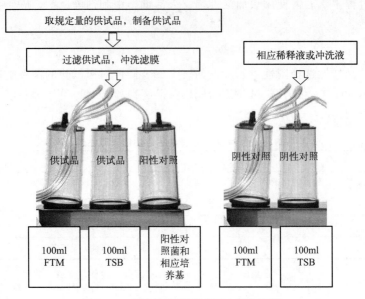

图 1-34　无菌检查薄膜过滤法操作步骤

少 3 次。加入含或不含聚山梨酯 80 的培养基。接种培养基照水溶性液体供试品项下的方法操作。

可溶于十四烷酸异丙酯的膏剂和黏性油剂供试品：取规定量，混合至适量的无菌十四烷酸异丙酯中，剧烈振摇，使供试品充分溶解，如果需要可适当加热，加热温度一般不超过40℃，最高不得超过 44℃，趁热迅速过滤。对仍然无法过滤的供试品，于含有适量的无菌十四烷酸异丙酯中的供试液中加入不少于 100ml 的适宜稀释液，充分振摇萃取，静置，取下层水相作为供试液过滤。过滤后滤膜冲洗及接种培养基照非水溶性制剂供试品项下的方法操作。

无菌气雾剂供试品：取规定量，采用专用设备将供试品转移至封闭式薄膜过滤器中。或将各容器置 -20℃或其他适宜温度冷冻约 1h，取出，迅速消毒供试品开启部位或阀门，正置容器，用无菌钢锥或针样设备以无菌操作迅速在与容器阀门结构相匹配的适宜位置钻一小孔，不同容器钻孔大小和深度应保持基本一致，钻孔后应无明显抛射剂抛出，轻轻转动容器，使抛射剂缓缓释出，释放抛射剂后再无菌开启容器，并将供试液转移至无菌容器中混合，必要时用冲洗液冲洗容器内壁。供试品亦可采用其他适宜的方法取出。然后照水溶性液体供试品或非水溶性供试品项下的方法操作。

装有药物的注射器供试品：取规定量，将注射器中的内容物（若需要可吸入稀释液或标签所示的溶剂溶解）直接过滤，或混合至含适宜稀释液的无菌容器中，然后照水溶性液体或非水溶性供试品项下方法操作。同时应采用适宜的方法对包装中所配带的针头等要求无菌的部件进行无菌检查。

具有导管的医疗器械（输血、输液袋等）供试品：除另有规定外，取规定量，每个最小包装用适量的（通常 50~100ml）冲洗液分别冲洗内壁，收集冲洗液于无菌容器中，然后照水溶性液体供试品项下方法操作。同时应采用适宜的方法对包装中所配带的针头等要求无菌的部件进行无菌检查。

(2) 直接接种法　直接接种法适用于无法用薄膜过滤法进行无菌检查的供试品，即取规定量供试品分别等量接种至硫乙醇酸盐流体培养基和胰酪大豆胨液体培养基中，如图 1-35。

除生物制品外，一般样品无菌检查时两种培养基接种的瓶或支数相等；生物制品无菌检查时硫乙醇酸盐流体培养基和胰酪大豆胨液体培养基接种的瓶或支数为 2∶1。除另有规定外，每个容器中培养基的用量应符合接种的供试品体积不得大于培养基体积的 10％，同时，硫乙醇酸盐流体培养基每管装量不少于 15ml，胰酪大豆胨液体培养基每管装量不少于 10ml。供试品检查时，培养基的用量和高度同方法适用性试验。

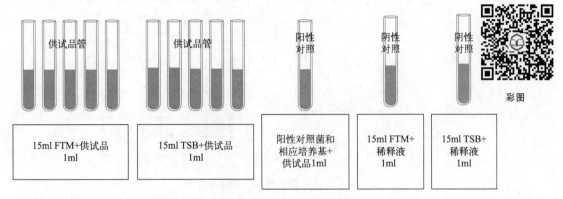

图 1-35　无菌检查直接接种法操作步骤

混悬液等非澄清水溶性液体供试品：取规定量，等量接种至各管培养基中。

固体供试品：取规定量，直接等量接种至各管培养基中，或加入适宜的溶剂溶解，或按标签说明复溶，取规定量等量接种至各管培养基中。

非水溶性供试品：取规定量，混合，加入适量的聚山梨酯 80 或其他适宜的乳化剂及稀释剂使其乳化，等量接种至各管培养基中。或直接等量接种至含聚山梨酯 80 或其他适宜乳化剂的各管培养基中。

敷料供试品：取规定数量，以无菌操作拆开每个包装，于不同部位剪取约 100mg 或 1cm×3cm 的供试品，等量接种于各管足以浸没供试品的适量培养基中。

肠线、缝合线等供试品：肠线、缝合线及其他一次性使用的医用材料按规定量取最小包装，无菌拆开包装，等量接种于各管足以浸没供试品的适量培养基中。

灭菌医用器械供试品：除另有规定外，取规定量，必要时应将其拆散或切成小碎段，等量接种于各管足以浸没供试品的适量培养基中。

放射性药品：取供试品 1 瓶（支），等量接种于装量为 7.5ml 的硫乙醇酸盐流体培养基和胰酪大豆胨液体培养基中。每管接种量为 0.2ml。

4. 培养及观察

将接种供试品后的培养基容器分别按各培养基规定的温度培养不少于 14 天，如图 1-36；接种生物制品的硫乙醇酸盐流体培养基的容器应分成两等份，一份置 30～35℃ 培养，一份置 20～25℃ 培养。培养期间应定期观察并记录是否有菌生长。如在加入供试品后或在培养过程中，培养基出现浑浊，培养 14 天后，不能从外观上判断有无微生物生长，可取该培养液不少于 1ml 转种至同种新鲜培养基中，将原始培养物和新接种的培养基继续培养不少于 4 天，观察接种的同种新鲜培养基是否再出现浑浊；或取培养液涂片，染色，镜检，判断是否有菌。

5. 结果判断

若供试品管均澄清，或虽显浑浊但经确证无菌生长，判供试品符合规定；若供试品管中任何一管显浑浊并确证有菌生长，判供试品不符合规定，除非能充分证明试验结果无效，即生长的微生物非供试品所含，如图 1-36。

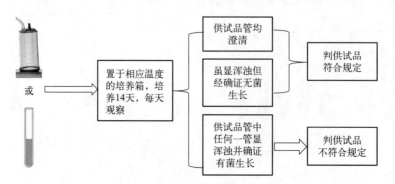

图 1-36　无菌检查培养观察与结果判断

只有符合下列至少一个条件时方可认为试验无效：（1）无菌检查试验所用的设备及环境的微生物监控结果不符合无菌检查法的要求。（2）回顾无菌试验过程，发现有可能引起微生物污染的因素。（3）在阴性对照中观察到微生物生长。（4）供试品管中生长的微生物经鉴定后，确证是无菌试验中所使用的物品和（或）无菌操作技术不当引起的。

试验若经评估确认无效后，应重试。重试时，重新取同量供试品，依法检查，若无菌生长，判供试品符合规定；若有菌生长，判供试品不符合规定。

 思政小课堂

药品安全警钟长鸣——欣弗事件

【事件】2006 年部分患者使用安徽某药企生产的克林霉素磷酸酯葡萄糖注射液（即欣弗注射液）后，出现严重的毒副作用。全国 16 个省区共报告"欣弗"病例 93 例，死亡 11 人。经国家食品药品监督管理局调查，导致这起不良事件的主要原因是，该批欣弗注射液未按批准的工艺参数灭菌，降低了灭菌温度，缩短了灭菌时间，增加了灭菌柜装载量，影响了灭菌效果。经对相关样品检验，结果表明无菌检查和热原检查不符合规定。

【启示】该事件提示药品安全需严守工艺红线，企业须严格执行灭菌参数标准，强化过程控制与质量检验。监管部门应完善动态核查机制，严惩违规生产，通过制度刚性约束与技术精准监管双管齐下，杜绝工艺妥协，守护用药生命线。

必备知识七　微生物鉴定

微生物鉴定指导原则（通则 9204）主要包括微生物的鉴定程序、系统发育的相关内容和溯源分析，下面按照内容的顺序来学习。

一、概述

本指导原则为药物原料、辅料、制药用水、中间产品、终产品和环境中检出微生物的鉴定提供指导。也就是说药品整个生命周期，再加上环境监控，若检出微生物，可以在指导原则里得到一些相关指导意见。当鉴定结果有争议时，以《伯杰氏系统细菌学手册》现行版的鉴定结果为准。

微生物鉴定是借助现有的分类系统，通过对未知微生物的特征测定，对其进行细菌、酵母菌和霉菌的大类的区分，是把微生物分成细菌、酵母菌还是霉菌这些大类，或者对微生物的种、属、株水平确定的过程。

大多数非无菌药品生产过程和部分无菌生产环境的风险评估中，对所检出微生物的常规特征包括菌落形态学、细胞形态学（杆状、球状、细胞群、孢子形成模式等）、革兰染色或其他染色特性，及某些能够给出鉴定结论的关键生化反应（如氧化酶、过氧化氢酶和凝固酶反应）进行分析，一般即可满足需要；无菌试验结果阳性、无菌生产模拟工艺（如培养基灌装）失败、环境严重异常事件时，对检出的微生物鉴定至少达到种水平，必要时需达到菌株水平。

药品微生物的鉴定需要达到什么样的水平，是看情况来定的。像无菌检查的阳性结果，还有无菌产品生产的核心区域，如果收集到菌，都应该鉴定到菌株的水平，才对溯源调查有分析参考性的价值。而像微生物限度检查的控制菌、检查可疑菌的话，一般只鉴定到种属水平。

二、微生物的鉴定程序

微生物鉴定的基本程序包括分离纯化和鉴定。鉴定时，一般先将待检菌进行初步的分类。鉴定的方法有表型微生物鉴定和基因型微生物鉴定，根据所需达到的鉴定水平选择鉴定方法，如图1-37。

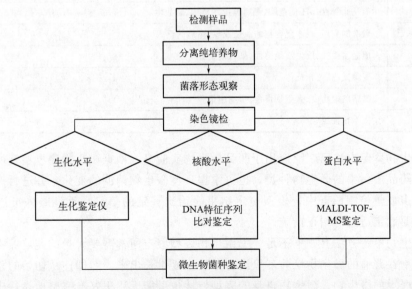

图1-37　微生物的鉴定程序

1. 待检菌的分离纯化

微生物鉴定的第一步是待检培养物的分离纯化，最常用的分离纯化方法是挑取待检菌在适宜的固体培养基上连续划线分离纯化，以获取待检菌的纯培养物（单个菌落），必要时可进一步进行纯培养，为表型鉴定和随后的鉴定程序提供足够量的菌体。

2. 初筛试验

常规的微生物鉴定，一般要先进行初筛试验确定待检菌的基本微生物特征，将待检菌做初步分类。常见的初筛试验包括形态观察、染色镜检、重要的生化反应等。

重要的生化筛选试验有：①氧化酶试验。用于区分不发酵的革兰阴性杆菌（氧化酶阳性）和肠道菌（氧化酶阴性）。②过氧化氢酶试验。用于区分葡萄球菌（过氧化氢酶阳性）和链球菌（过氧化氢酶阴性）。③凝固酶试验。用于区分凝固酶阴性葡萄球菌（可推测无致病性）和凝固酶阳性葡萄球菌（很可能有致病性）。

初筛试验可为评估提供有价值的信息。对于微生物鉴定方法来说，初筛试验是最关键的一步，若给出了错误的结果，将影响后续试验，包括微生物鉴定试剂盒和引物等的选用。

3. 表型微生物鉴定

表型微生物鉴定依据表型特征的表达来区分不同微生物间的差异，是经典的微生物分类鉴定法。以微生物细胞的形态和习性表现为主要指标，通过比较微生物的菌落形态、理化特征，还有特征化学成分，以典型微生物的差异来进行鉴别。在做表型鉴定时，可以从以下 8 个方面来进行鉴定（表 1-30）。

表 1-30　微生物分类中常用的表型特征

分类	特征
培养物	菌落形态、菌落颜色、形状、大小和产色素
形态学	细胞形态、细胞大小、细胞形状、鞭毛类型、内容物、革兰染色、芽孢和抗酸染色、孢子形成模式
生理学	氧气耐受性、pH 值范围、最适温度和范围、耐盐性
生化反应	碳源的利用、碳水化合物的氧化或发酵、酶的模式
抑制性	胆盐耐受性、抗生素敏感性、染料耐受性
血清学	凝集反应、荧光抗体
化学分类	类脂肪酸构成、微生物毒素、全细胞组分
生态学	微生物来源

表型微生物鉴定方法已广泛应用于药品微生物实验室。根据微生物表型鉴定所提供的信息可以判断药品中污染的微生物种类，也可掌握环境微生物菌群的变化，并进行产品的风险评估。在许多质量控制调查中，表型鉴定结果能给出一定的信息帮助调查人员进行深入调查，并按需要制定适宜的纠正措施。

表型微生物鉴定方法有如下不足。①微生物表型鉴定通常需要大量的纯培养物，但是许多环境微生物在普通的微生物培养基里没有办法恢复生长出来。②即使从初始的培养物里分离出受损很严重的微生物，微生物自身的表型特性也可能无法很好且完整地表达出来。

4. 基因型微生物鉴定

与表型特征不同，微生物基因型通常不受生长培养基或分离物活性的影响，只需分离到纯菌落便可用于分析。基于这种情况，现在实验室就比较依赖基因型微生物鉴定。

由于大部分微生物物种中核酸序列是高度保守的，所以聚合酶链反应、DNA探针、DNA-DNA杂交、多位点序列分型、核糖体分型分析、16S核糖体RNA核酸测序、18S核糖体RNA核酸测序、内转录间隔区（internal transcribed spacer，ITS）核酸测序和全基因组核酸测序等基因微生物鉴定方法理论上更值得信赖。

目前《伯杰氏系统细菌学手册》中对细菌分类的描述是通过遗传物质的分析比较来实现的。通过未知微生物的DNA与已知微生物的DNA比较，能够确定亲缘关系的远近。基因型的鉴定可通过DNA杂交、限制性酶切片段图谱的比较和/或DNA探针完成，在图谱分析中，若DNA-DNA杂交亲缘关系大于70%时，表明微生物是同一种属。

微生物分类学的基因型/系统发育的特征分析方法通过比较细菌16S rRNA基因、真菌18S rRNA基因、ITS区域碱基序列来实现，即经过聚合酶链反应进行基因扩增，电泳分离扩增产物，以双脱氧链终止法进行碱基测序，然后与经验证的专用数据库或利用公共数据库进行比对。

基因型微生物鉴定，在药品微生物检验里常于无菌检查试验结果阳性、非无菌药品控制菌检查中疑似菌的鉴定、环境监控异常的偏差调查等项目中使用。

5. MALDI-TOF-MS在微生物鉴定中的应用

MALDI-TOF-MS（matrix-assisted laser desorption/ionization time of flight mass spectrometry），即基质辅助激光解吸电离飞行时间质谱。主要由基质辅助激光解吸电离离子源（MALDI）和飞行时间质量分析器（TOF）两大核心部件组成。

每种微生物有其自身独特的蛋白质（高丰度，表达稳定且进化保守的核糖体蛋白，又称指纹蛋白，如同人的身份证，具有唯一性），通过比对MALDI-TOF-MS特异峰图与数据库中的参考谱图（主要由核糖体蛋白形成），分析获得最接近的菌种，并给出相应的鉴定分值，再依据实际情况分析，可得到最终的鉴定结果。

MALDI-TOF-MS具有灵敏度高、准确度高及分辨率高等特点，在微生物鉴定领域具有高通量、高效率、低成本等优势，如在细菌鉴定过程中，可以缩短24～36h。

三、系统发育的相关内容

《伯杰氏系统细菌学手册》（第二版）内容是依据核糖体小亚基16S rRNA的核苷酸序列分析，以系统发育为框架编写的，而不是按照表型结构编写的。

系统发育树或树状图可显示遗传关系最接近的微生物，这项技术的应用导致了分类的修正和一些已知微生物的重命名，如真菌黑曲霉ATCC 16404被重名为巴西曲霉。系统进化分析中，一般而言，同源性小于或等于97%被认定为不同的属，同源性小于或等于99%被认定为不同的种，但是这种普遍性有很多的例外情况。

四、溯源分析

溯源分析是通过对污染微生物和相关环节监控微生物进行比对，以同源性的差异程度为依据，确认污染来源的过程。

菌株水平的鉴定在污染调查过程中非常重要，尤其适用于产品中的微生物数量高于建议水平或出现异常高的微生物检出情况时。菌株水平的鉴定在无菌工艺中也很重要，在无菌试验结果阳性和培养基灌装等模拟工艺失败时，应对检出的微生物进行评估。

1. 溯源分析的方法

同一个地点的同种菌，其表型特征和基因型的特征基本上是一致的。不同地点的同种菌，表型特征可能基本一致，但保守区及可变区域的基因特征会有一定的差异性。因此，污染调查等应以基因型特征鉴定为主，以表型特征鉴定为辅，如图1-38。

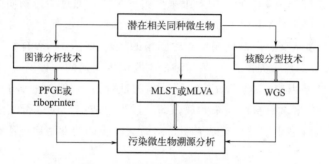

图 1-38　微生物的溯源分析方法

目前常用的基于分子生物学的菌株分析技术有：脉冲场凝胶电泳（PFGE）分型、限制性片段长度多态性（RFLP）分型、随机引物扩增多态性 DNA（RAPD）分型、自动化核糖体（automatic ribotyping）分型、重复序列技术（rep-PCR）分型、多位点序列分型（MLST）、基于 PCR 的分型方法多位点可变数串联重复分析（MLVA）、全基因组测序（WGS）等。

2. 溯源分析的应用

微生物数据偏差（microbial data deviation，MDD）是指微生物实验室出现不合规范的结果，属于偏差的一种。MDD 调查的重要性以及如何开展微生物偏差调查成了困扰企业的现实难题。2025 年版《中国药典》9204 微生物鉴定指导原则中指出采用合适的鉴定及菌株分型技术建立基于企业生产环境及检测环境分离菌株数据库是进行溯源分型及数据偏差调查的核心要素。药典通用技术要求相应章节中对检出微生物的鉴定作了明确规定。在药品生产中，有时亦需对药物原料、辅料、制药用水、中间产品、终产品和环境等中检出的微生物进行适当水平的鉴定。微生物鉴定所需达到的水平视情况而定，包括种、属鉴定和菌株分型。其中基于分子生物学技术的基因鉴定分型技术由于其鉴定及分型的稳定性、准确性，被推荐用于企业的污染溯源分析及偏差调查。

溯源分析的应用：①实际工作中无菌试验阳性结果中分离出的微生物，经对其溯源分析，确认污染归因于无菌试验过程中所使用的材料或无菌技术的差错，该试验可判无效，否则判该产品不符合要求。②对洁净室和其他受控环境分离到的微生物进行适当的鉴定，掌握环境微生物污染情况，有助于污染调查。

3. 溯源分析的实例

（1）非无菌药品生产中的微生物污染的案例

① 微生物检验结果：某药企发现一种芽孢杆菌、人类皮肤共生菌和革兰阴性杆菌反复在成品中被检出。单个片剂的生物负荷估计超过 2500cfu，并为混合菌群。

② 溯源分析过程：在整个批次中都没有发现明显的污染源。进一步检查表明，发现多

个批次受到污染。调查重要的出发点是需要对污染微生物在测序水平上进行鉴定，因为了解微生物可以提供关于栖息地和可能起源的线索。不同微生物的种类也有助于将成品中分离到的微生物与从其他来源（如水和洁净室）回收的微生物进行溯源比较，并跟踪过程中不同点的污染。

③ 溯源分析结果：生物过程中人体皮肤和环境菌进入罐体；收集在储罐中的旧空气导致冷凝水形成，而储罐设计不佳导致冷凝水滞留；被污染的粉末在储罐唇缘积聚，这种粉末提供了一种促进细菌生长的营养来源；湿饼状物使革兰阴性菌得以存活。

问题出现的原因是，之前的含酒精产品会对灌装设备进行消毒，微生物负载较低，压缩步骤有助于消除任何在酒精步骤中存活下来的低水平微生物。而酒精去除后，压缩步骤不足以降低微生物的水平，整个过程中的微生物控制不足被凸显出来，导致微生物繁殖。

④ 结论：流程的改变导致制造过程控制不良。

（2）无菌产品不合格的案例

① 微生物检验结果：注射用无菌粉末产品经无菌过滤进入预灭菌生产线，然后冻干，通过 A 级隔离器卸载。有一批次产品无菌检查不合格，检出了两种不同的芽孢杆菌，因此，启动超出检验标准（out of specification，OOS）调查。在调查过程中，同一类型的产品再次出现无菌检查不合格，该批次产品检出了与上一批次相同的两种芽孢杆菌。

② 溯源分析过程：OOS 调查首先检查微生物实验室可能出现的错误，然后调查生产过程导致无菌检查不合格的可能性。两个阶段的调查都进行基于风险的环境监测，对洁净室空气、表面、人员等进行广泛采样。采样范围包括实验室空气和表面、隔离器空气和表面、压缩空气、氮气、注射用水、纯净水、乙二醇、工厂蒸汽、空调管道等公用设施，以及受控但未分级区域、仓库等。

③ 溯源分析结果：环境监测样本的检查结果表明在许多地方存在芽孢杆菌。检验人员通过企业内部的表型鉴定系统确认，从实验室样本中分离的培养物为两种芽孢杆菌，从生产用压缩空气样本中分离出一种杆菌。因此，该企业根据两种芽孢杆菌是从实验室样品中发现的，而不是从生产过程中发现的，得出无菌检查为假阳性的结论。

但是，这些分离菌株被送往外部实验室进行基因型鉴定，结果显示注射用无菌粉末中污染的芽孢杆菌和实验室环境监测样本中发现的芽孢杆菌遗传相关性低，而与生产用压缩空气样本中的杆菌遗传上高度相关。

药品质量安全的 SOS——超标结果 OOS

超标结果 OOS 是指检验结果超出法定标准及企业制定标准的所有情形。包括药品申报文件中的注册标准、药典和其他法定标准，制药企业自行建立的内控质量标准或接受标准，也包括工艺过程控制检验标准。

OOS 调查是制药行业中对实验室结果超出法定或企业内部质量标准的检验结果进行的详细调查，确定导致结果超标的原因，并采取相应的纠正和预防措施，以确保产品质量和符合法规要求。

---

④ 结论：表型鉴定准确性不足导致错误的溯源结果。

通过以上案例分析可以看出，微生物污染溯源时，不能仅仅依赖表型鉴定这一种方法，需要结合基因组信息共同分析。药企可对环境、原辅料及不同阶段产品监测到的微生物进行基因组测序分析，明确鉴定微生物物种，并建立污染菌种库，这将更有利于污染溯源、消杀方案制定或者工艺流程改进。

<h1 style="text-align:center">必备知识八 注射剂安全性检查</h1>

一、概述

注射剂系指原料药物或与适宜的辅料制成的供注入体内的无菌制剂。

注射剂可分为注射液（其中供静脉滴注用的大体积注射液也称静脉输液）、注射用无菌粉末与注射用浓溶液等。另外通则0102中明确规定了注射剂在生产与贮藏期间的要求，除另有规定外，注射剂应进行相应检查。

1. 静脉用注射剂

静脉用注射剂，均应设细菌内毒素（或热原）检查项。其中化学药品注射剂一般首选细菌内毒素检查项；中药注射剂一般首选热原检查项，若该药本身的药理作用或对家兔的毒性反应影响热原检测，可选择细菌内毒素检查项。

所用原料系动植物来源或微生物发酵液提取物时，组分结构不清晰或有可能污染毒性杂质且缺乏有效的理化分析方法的静脉用注射剂，应考虑设立异常毒性检查项。

所用原料系动植物来源或微生物发酵液提取物时，组分结构不清晰且有可能污染异源蛋白或未知过敏反应物质的静脉用注射剂，如缺乏相关的理化分析方法且临床发现过敏反应，应考虑设立过敏反应检查项。

所用原料系动植物来源或微生物发酵液提取物时，组分结构不清晰或有可能污染组胺、类组胺样降血压物质的静脉用注射剂，特别是中药注射剂，如缺乏相关的理化分析方法且临床发现类过敏反应，应考虑设立降压物质或组胺类物质检查项。检查项目一般首选降压物质检查项，但若降血压药理作用与该药功能主治有关，或对猫的反应干扰血压检测，可选择组胺类物质检查项替代。中药注射剂应考虑设溶血与凝聚检查项。

2. 肌内注射用注射剂

所用原料系动植物来源或微生物发酵液提取物时，组分结构不清晰或有可能污染毒性杂质且缺乏有效的理化分析方法的肌内注射用注射剂，应考虑设立异常毒性检查项。

所用原料系动植物来源或微生物发酵液提取物时，组分结构不清晰或有可能污染异源蛋白或未知过敏反应物质的肌内注射用注射剂，如缺乏相关理化分析方法且临床发现过敏反应，应考虑设立过敏反应检查项。

临床用药剂量较大，生产工艺易污染细菌内毒素的肌内注射用注射剂，应考虑设细菌内毒素检查项。

3. 特殊给药途径的注射剂

椎管内、腹腔、眼内、皮下等特殊途径的注射剂，其安全性检查项目一般应符合静脉用注射剂的要求，必要时应增加其他安全性检查项目，如刺激性检查、细胞毒性检查。

4. 注射剂用辅料

注射剂用辅料使用面广，用量大，来源复杂，与药品的安全性直接相关。在其质量控制中，应根据辅料的来源、性质、用途、用法用量，配合理化分析方法，设立必要的安全性检查项目。

5. 其他

原料和生产工艺特殊的注射剂必要时应增加特殊的安全性检查项目，如外源因子检测、细胞毒性检查等。

通则 9301 注射剂安全性检查法应用指导原则为化学药品及中药注射剂临床使用的安全性和制剂质量可控性而制定。注射剂安全性检查包括细菌内毒素（或热原）、异常毒性、降压物质（包括组胺类物质）、过敏反应、溶血与凝聚等项。根据处方、工艺、用法及用量等设定相应的检查项目并进行适用性研究。其中，细菌内毒素检查与热原检查项目间、降压物质检查与组胺类物质检查项目间，可以根据适用性研究结果相互替代，选择两者之一作为检查项目。

二、热原检查法和细菌内毒素检查法

1. 热原检查法

热原系指能引起恒温动物体温异常升高的致热物质。可以分为内源性热原和外源性热原。内源性热原包括细胞分裂素（IL-1、IL-2、IL-6、IL-8）和产生细胞分裂素的物质。外源性热原包括内毒素热原和非内毒素热原（病毒、细菌、真菌、抗体-抗原复合物、细胞分裂素）。

药品中污染的致热原主要是指外源性的细菌热原，它是某些细菌的代谢产物、细菌尸体及其内毒素，即细菌性热原是由细菌在生长、繁殖过程中产生的代谢产物以及细菌死亡后从细菌尸体中释放出的内毒素等混合而成，主要成分是由磷脂多醇与蛋白质结合而成的复合物。

严格地讲，不是每一种热原都具有脂多糖的结构，因此热原的检查较细菌内毒素更有实际意义。所以，热原也可以分为内毒素热原与非内毒素热原。内毒素热原是革兰阴性细菌、细胞壁的组分，非内毒素热原是指除内毒素外的热原。

热原危害在于引起体温升高，高热时体温可达 40℃，患者在 0.5～1h 内出现寒战、高热、出汗、昏晕、呕吐等症状，严重者甚至可休克，这种现象称为热原反应。

Seibert 在 1923 年提出用家兔检测热原，该方法于 1942 年首次被《美国药典》收录，称为家兔热原试验（rabbit pyrogen test，RPT），该方法是第一个也是唯一一个设计用于药品和医疗器械热原体内检测的方法。《中国药典》（1953 年版）开始收载该方法，随后的世界各国药典都以动物热原检查法作为药品质量监测的方法之一。《欧洲药典》也于 1986 年首次发布该方法，通过静脉注射待测物质的无菌溶液引起的家兔体温升高检测热原。家兔热原检查法可在规定时间里观察到家兔的体温变化，能够反映热原质引起哺乳类动物复杂的体温反应过程，由于家兔对热原的反应与人基本相似，所以用家兔来检测热原，在保障药品质量和用药安全方面发挥了重要作用。

（1）试验动物 供试用的家兔应健康合格，根据要求，用于生物制品检查用的家兔体重应为 1.7～3.0kg，所以选择家兔体重应在 1.7kg 以上，雌兔应无孕。预测体温前 7 日应用同一饲料饲养，在此期间，体重应不减轻，精神、食欲、排泄等不得有异常现象。

未曾用于热原检查的家兔，或供试品判定为符合规定但组内升温达 0.6℃ 的家兔，或 3

周内未曾使用的家兔，均应在检查供试品前 7 日内预测体温，进行挑选。挑选试验的条件与检查供试品时相同，仅不注射药液，每隔 30min 测量体温 1 次，共测 8 次，8 次体温均在 38.0～39.6℃ 的范围内，且最高与最低体温相差不超过 0.4℃ 的家兔，方可供热原检查用。

用于热原检查后的家兔，如供试品判定为符合规定，至少应休息 48h 方可再供热原检查用，其中升温达 0.6℃ 的家兔应休息 2 周以上。对用于血液制品、抗毒素和其他同一抗原性供试品，检测的家兔可在 5 天内重复使用 1 次。如供试品判定为不符合规定，则组内全部家兔不再使用。

热原检查前 1～2 日，供试用家兔应尽可能处于同一温度的环境中，实验室和饲养室的温度相差不得大于 3℃，且应控制在 17～25℃，在试验全部过程中，实验室温度变化不得大于 3℃，应防止动物骚动并避免噪声干扰。家兔在试验前至少 1h 开始停止给食并置于宽松适宜的装置中，直至试验完毕。测量家兔体温应使用精密度为 ±0.1℃ 的测温装置。测温探头或肛温计插入肛门的深度和时间，各兔应相同，深度一般约 6cm，时间不得少于 1.5min，每隔 30min 测量体温 1 次，一般测量 2 次，两次体温之差不得超过 0.2℃，以此两次体温的平均值作为该兔的正常体温。当日使用的家兔，正常体温应在 38.0～39.6℃ 的范围内，且同组各兔间正常体温之差不得超过 1.0℃。

(2) 用具的准备　仪器用具需要准备台秤、温度计、注射器、针头等。试剂包括 75% 酒精、脱脂棉、甘油或凡士林、注射用水等。

供试品溶液与供试品接触的试验用器皿应无菌、无热原。去除热原通常采用干热灭菌法，确保 250℃ 灭菌 30min 以上，也可用其他适宜的方法。

(3) 动物给药与观察　取适用的家兔 3 只，测定其正常体温后 15min 以内，自耳静脉缓缓注入规定剂量并温热至约 38℃ 的供试品溶液，然后每隔 30min 按之前方法测量其体温 1 次，共测 6 次，以 6 次体温中最高的一次减去正常体温，即为该兔体温的升高温度。

如 3 只家兔中有 1 只体温升高 0.6℃ 或高于 0.6℃，或 3 只家兔体温升高的总和达 1.3℃ 或高于 1.3℃，应另取 5 只家兔复试，检查方法同上。

(4) 结果判断　在初试的 3 只家兔中，体温升高，均低于 0.6℃，并且 3 只家兔体温升高总和低于 1.3℃。

或在复试的 5 只家兔中，体温升高 0.6℃ 或高于 0.6℃ 的家兔不超过 1 只，并且初试、复试合并 8 只家兔的体温升高总和为 3.5℃ 或低于 3.5℃，均判定供试品的热原检查符合规定。

在初试的 3 只家兔中，体温升高 0.6℃ 或高于 0.6℃ 的家兔超过 1 只；或在复试的 5 只家兔中，体温升高 0.6℃ 或高于 0.6℃ 的家兔超过 1 只；或在初试、复试合并 8 只家兔的体温升高总和超过 3.5℃，均判定供试品的热原检查不符合规定。

当家兔升温为负值时，均以 0℃ 计。

2. 细菌内毒素检查法

细菌内毒素是一种革兰阴性菌细胞壁的产物（化学成分主要是脂多糖），是细菌死亡或菌体裂解时释放出的一类具有多种生物活性的物质。其主要活性部分为类脂 A。进入体内后激活中性粒细胞等，使之释放出内源性热原，作用于体温中枢引起发热。

细菌内毒素广泛存在于自然界中。如自来水中含内毒素的量为 1～100EU/ml。当内毒素通过消化道进入人体时并不产生危害，但内毒素通过注射等方式进入血液时则会引起不同的疾病。内毒素小量入血后被肝巨噬细胞灭活，不造成机体损害。内毒素大量进入血液就会引起发热反应。因此，生物制品类、注射用药剂、化学药品类、放射性药物、抗生素类、疫苗类、透析液等制剂以及医疗器材类（如一次性注射器、植入性生物材料）必须经过细菌内毒素检查合格后才能使用。

细菌内毒素具有以下特性：①致热性，内毒素作用于人体细胞，使之释放内源性热原，刺激下丘脑体温调节中枢，引起发热反应。②耐热性，需250℃干热30min才能彻底灭活。③分子极性，多糖链亲水，脂肪链疏水，在水中呈不均匀分布。④鲎反应，能与鲎试剂发生多级酶促反应形成凝胶。

细菌内毒素检查法（bacterial endotoxin test，BET）系利用鲎试剂来检测或量化由革兰阴性菌产生的细菌内毒素，以判断样品中细菌内毒素的限量是否符合规定的一种方法。

 思政小课堂

药品安全警钟长鸣——内毒素漏检事件

【事件】据报道，2000年5月4日晚10时，8岁女童何某因扁桃体炎到河南省某中心医院就诊。静脉注射青霉素时，所用溶液是该医院自制的生理盐水（批号20000427）。输液约20min后，何某开始出现胸闷、全身颤抖等症状。6h后，经抢救无效死亡。经医疗事故技术鉴定委员会鉴定：患儿何某因输入细菌内毒素超标的液体引起输液反应，导致主要脏器缺血缺氧，功能衰竭死亡。这是一起严重的内毒素漏检造成的悲剧。

【启示】药品安全是生命健康的底线，需严控内毒素检测与生产监管，须以敬畏之心强化企业责任，杜绝侥幸心理，完善技术标准，筑牢生命防线，避免悲剧重演。

鲎是一种古老的海洋生物，有"活化石"之称。鲎的血液中含有铜离子，呈蓝色。鲎血浆的主要成分是血蓝蛋白。鲎试剂是从鲎的血液中提取出的冻干试剂，可以与细菌内毒素发生凝集反应。鲎的血液中含有高分子量凝固酶原和凝固蛋白原。当药品细菌内毒素超过限值时，会激活凝固酶原变成有活性的凝固酶，凝固酶又进一步将溶解状态的凝固蛋白原转化为凝胶状态的凝固蛋白。

除了内毒素，鲎试剂还与某些 β-葡聚糖反应，产生假阳性结果。如遇含有 β-葡聚糖的样品，可使用去G因子鲎试剂或G因子反应抑制剂来排除鲎试剂与 β-葡聚糖的反应。目前使用的鲎试剂分为美洲鲎试剂和东方鲎试剂两大类。

(1) 细菌内毒素检查法应用指导原则 细菌内毒素检查法在应用过程中存在一些问题，如检测干扰因素复杂，实验设计和操作不够规范等，《中国药典》新增细菌内毒素检查法应用指导原则。

细菌内毒素检查法应用指导原则是对细菌内毒素检查法的内容及应用作进一步的说明。主要内容包括细菌内毒素限值的设定，细菌内毒素检查方法的选择，供试品的前处理方法，产品细菌内毒素检查法的建立和注意事项，并附有重组C因子法。

① 细菌内毒素限值的设定。产品的细菌内毒素限值一般是通过公式 $L=K/M$ 计算得到的。其中 M 为人用每千克体重每小时最大供试品剂量，可参考药品说明书或具有权威性资料中的用法用量。

制定品种细菌内毒素限值时，应考虑以下情况：a. 联合用药应考虑其他制剂可能引入的细菌内毒素。b. 儿科用药、营养不良用药和恶病质用药等，应考虑细菌内毒素对体弱患者人群可能导致更严重的影响。因此，制定上述品种细菌内毒素限值时，可在计算值的基础上适当严格。c. 100ml 及以上装量的大输液类制剂，要注意控制其细菌内毒素限值范围。d. 制定具有多种规格的注射液的细菌内毒素限值时，限值的单位应与产品临床用法用量的标示单位一致。e. 制定原料药的细菌内毒素限值时，应参考其制剂的细菌内毒素限值。

②细菌内毒素检查方法的选择。细菌内毒素检查法包括凝胶法和光度法共 6 种细菌内毒素检查方法，如图 1-39。

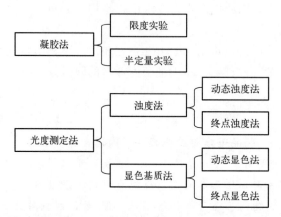

图 1-39　细菌内毒素检查的方法

供试品检测时可以选用其中任何一种方法进行细菌内毒素检查。这里主要对凝胶法与光度法进行说明。

a. 凝胶法。凝胶法的优点是操作简便，供试品在排除干扰作用后均可使用凝胶法进行检验。凝胶法的干扰试验是确定供试品能否使用凝胶法的决定因素。进行干扰试验时，应挑选与鲎试剂反应呈阴性的样品进行。

若样品稀释到最大有效稀释倍数仍不能排除干扰作用，应进一步对供试品的前处理进行研究，再用干扰试验验证能否使用凝胶法。

b. 光度法。光度法可定量检测内毒素的含量，能较为准确评估产品在生产过程中污染的相对风险，定量检测的数据不仅有利于追踪产品质量趋势，还能起到风险预警的作用，达到数据完整性的要求。

供试品能否采用光度法进行检测，须通过干扰试验确定。光度测定法可通过回收率判断出干扰的趋势，尤其对于研究性质的样品，如新产品，更具有优势。

由于光度法的检测范围比凝胶法宽，有干扰的样品可以有更大的稀释倍数，对于部分使用凝胶法无法排除干扰的样品，可以尝试使用光度法建立细菌内毒素检测方法。

③供试品的前处理方法。除另有规定外，一般应使用内毒素检查用水，溶解样品进行细菌内毒素检查。

在水中溶解度低的样品，可以采取超声波、加热助溶、添加助溶剂、调节 pH 等方法提高其溶解度。当用适宜的有机溶剂进行溶解时，必须进行干扰试验验证内毒素的回收。采用包合技术的新型制剂，如微球、脂质体等供试品，应采取适宜方法将包合体破坏，使包裹在内部的细菌内毒素完全释放，再进行检测。

根据上述内容，还要注意一下产品细菌内毒素检查法建立的一些细节。建立品种的细菌内毒素检查法时，为验证样品和不同生产厂家鲎试剂反应的一致性，应使用两个生产厂家的鲎试剂对至少三批样品进行干扰试验。建立产品细菌内毒素检查法时，若无法排除供试品对细菌内毒素检查的干扰作用，或只能使用最高灵敏度鲎试剂才能排除干扰，则该品种不宜建立细菌内毒素检查项。

④ 注意事项。在进行实验时，当使用规格大于 0.1ml/支装量的鲎试剂时，为避免鲎试剂支间活性差异带来的影响，应将鲎试剂复溶后混合，再分装到反应容器中使用。凝胶法常用的反应容器为 10mm×75mm 的玻璃小试管或空安瓿等，光度法常用的反应容器为测定仪专用试管或酶标板。

采用凝胶法检验时，如果计算出的最大有效稀释倍数值不是整数，可以使用小于该数值的整数进行实验。当出现阳性结果时，为判断产品是否合格，需采用计算的最大有效稀释倍数重新测试。

目前新的细菌内毒素检测方法不断出现，以适应特殊品种细菌内毒素检查的需要，或减少鲎试剂的使用量。如重组 C 因子法、微量凝胶法等。当采用细菌内毒素检查法中未收载的方法检测产品的细菌内毒素时，应符合"凡例"的相关规定。

⑤ 重组 C 因子法检查细菌内毒素

a. 重组 C 因子法合规审批历史。2012 年，美国食品药品管理局（FDA）发布了关于"热原与内毒素检测"的工业指南文件，将重组 C 因子法作为传统鲎试剂法的替代内毒素检测方法。2015 年，《欧洲药典》将重组 C 因子法作为传统鲎试剂法和家兔热原测试的替代，作为内毒素检测方法之一。2018 年 9 月，美国食品药品管理局首次批准使用重组 C 因子法对一款用于治疗成人偏头痛的单抗药物进行细菌内毒素放行检测。2018 年 12 月，《欧洲药典》起草了重组 C 因子法细菌内毒素检测的新章节。2019 年 1 月，继《欧洲药典》《日本药局方》和《美国药典》之后，《中国药典》将重组 C 因子法列为细菌内毒素检测方法之一，已于 2020 年生效。

b. 重组 C 因子法。C 因子是鲎试剂中对细菌内毒素敏感的蛋白，能够选择性识别内毒素。重组 C 因子是一种人工合成的 C 因子，它被细菌内毒素活化后，可与荧光底物作用产生与内毒素浓度成比例的荧光信号，如图 1-40。

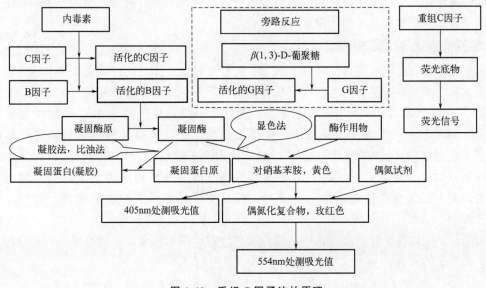

图 1-40　重组 C 因子法的原理

重组 C 因子法系依据反应混合物中的内毒素浓度，和其孵育终止时的荧光值之间存在量化关系来测定细菌内毒素的含量。本法为终点荧光法。

依据检测原理，本法不存在 G 因子旁路干扰，具有较高的专属性，因此适合含有 β-葡聚糖干扰的样品检测；所用试剂不含有 B 因子和凝固酶原、凝固蛋白原等，因此，含有对上述物质抑制或增强作用的样品适合使用重组 C 因子法。

重组 C 因子法试验需采用荧光酶标仪，其激发和发射波长等参数参照试剂的使用说明书，激发/发射波长一般为 380nm/440nm，检测温度一般为（37±1）℃。

仪器灵敏度（增益值）调节、重组 C 因子试剂的配制方法、保温时间等，参照所用仪器和试剂的有关说明进行。标准曲线的可靠性试验、干扰试验、检查法以及结果判断可参照细菌内毒素检查法中的光度测定法。

c. 重组 C 因子法的优点。与经典的鲎试剂内毒素检查方法相比，重组 C 因子内毒素检测法具有以下优点：i. 具有更高的特异性，更好的专属性、精密度、准确度、线性范围及定量限，是目前鲎试剂内毒素检测方法的改良方法。ii. 内毒素特异性，重组技术消除了鲎试剂中 β-葡聚糖对检测结果的干扰。iii. 不依赖动物源性成分，提供更高的供应安全性。iv. 重组表达生产产品批间一致性良好，终点荧光测定与其他定量鲎试剂方法相当。v. 灵敏度范围为 0.005～5.00EU/ml。vi. 消除了对动物源性试剂的依赖，符合 3R 原则，同时也是药典推荐的检测方法。

重组 C 因子法可替代传统鲎试剂用于注射药物（如化学药品、放射性药物、抗生素类、生物制品等）及医疗器械（如透析液、植入式器械等）的原辅材料、中间产品、放行产品的内毒素检测。

（2）单核细胞活化反应测定法 单核细胞活化反应测定法（monocyte activation test，MAT）系利用单核细胞或单核细胞系模拟人体，以细菌内毒素标准品为基准，检测并比较由标准品与供试品分别作用于单核细胞或单核细胞系所产生的活化反应，以释放的促炎症细胞因子（如 IL-6、IL-1、IL-3、TNF-α）量来评价供试品中热原污染情况。

从细菌内毒素标准量效曲线得出的内毒素浓度可等效于热原污染物浓度。本法不适用于本身能刺激或抑制单核细胞促炎症因子的释放以及对细胞增殖有明显影响的供试品。本法操作过程应防止微生物和热原的污染。

3. 致热原检查法的比较与选择

家兔热原检查法存在各种局限性，例如：灵敏度较低，无法区分内毒素和非内毒素的致热原；试验动物受到药品的药理活性干扰而影响体温变化（如放射性药品、抗生素、生物制品等），试验结果难以判断；无法应用于非静脉注射药物；兔子致命的过敏性休克的可能性；动物饲养和测试设备及实验费用；属于定性反应，试验结果和热原很难进行量的换算。鉴于这些限制，《中国药典》通则 9301"注射剂安全性检查法应用指导原则"中收载了单核细胞活化反应测定法。用于满足技术药物发展的现状和解决传统内毒素检查法不能满足新型产品安全性控制需求这个难题。药品中致热原检查方法的原理、优缺点的比较见表 1-31。

对于药品中的热原应该合理选择热原检查法，对产品属性与工艺的准确认识是合理选择热原检测方法的前提。

表 1-31 药品致热原检查方法的原理和优缺点比较

方法	原理	优点	缺点
家兔热原检查法	将药品静脉注射入家兔体内后，测其体温升高幅度，以此来判断热原的有无	能直观反映各种热原致热程度	不能定量反映,不易标准化,重复性差,使用活体动物,不适用于本身影响体温的药物,家兔对革兰阴性菌的反应活性低于人
细菌内毒素检查法	利用细菌内毒素可与鲎试剂特异性结合的特点,检测细菌内毒素含量	灵敏度高	仅能特异性检测革兰阴性菌来源的细菌内毒素,不能检测非内毒素热原
单核细胞活化反应测定法	利用单核细胞系活化反应释放的促炎症细胞因子评价热原污染	消除了种属差异,且可定量检测所有类型热原物质	人血的抽取及来源造成该方法不易操作与不易标准化,不同促炎症细胞因子对相同热原的反应活性存在差异,进而导致选择单一促炎症细胞因子作为热原标志物具有一定的局限性等

化学药品一般成分清楚且单一，生产环境与过程中 95% 以上的热原污染为革兰阴性菌来源的细菌内毒素。"GMP 条件下无细菌内毒素即无热原"的理念可被接受，应用 BET，一般可控制此类产品的热原。

生物制品原材料多为生物来源（如细菌、病毒及细胞），生产过程涉及生物发酵、细胞培养、克隆表达等工艺。选用 RPT、BET 还是 MAT 控制此类产品的热原更为合适，以及如选用 MAT，采用内毒素还是非内毒素物质作为对照品来评价此类产品的热原更为合理，均需全面准确地分析产品的属性与工艺。

中药注射剂在种植、采收、储存、加工等环节所受污染因素较多，自身成分的复杂性，决定了其污染的外源性热原物质类型较化学药品注射剂更为复杂，而不仅只限于内毒素。所以，一般首选热原检查项。

三、异常毒性检查

为了保证用药安全，一种新药或新的制剂临床使用前以及一些毒性较大或生产、贮存中易引入毒性物质或分解导致毒性增大的药品制剂要进行毒性试验。

随着新科技的发展，药品生产工艺进行了较大改变，特别是改变提炼方法及精制工艺时，需要在生产过程中追踪检查各工艺段的半成品及成品是否引入了毒性反应的杂质。如其中可能存在慢性毒性杂质时，还需要做亚急性及慢性毒性试验对生产过程中毒性杂质作追踪考察，查清提炼精制过程中毒性杂质的踪迹，及时采取措施预防或去除，不但有利于保证药品使用的安全性，也有利于生产上进一步提高产品质量。

药品的异常毒性试验是用稳定的剂量按指定的操作方法和给药途径给予规定体重的某种动物，观察其急性毒性反应。反应的判断以试验动物死亡与否为终点，这实际上是一个限度试验。在此剂量下，一般供试品不应使动物中毒致死；如果出现实验动物急性中毒而死亡，则反映该供试品中含有的急性毒性物质超过了正常水平。因此，本试验又称为异常毒性检查法。在出现试验动物死亡时，除动物试验方法存在的差异或偶然差错外，主要决定于供试品在生产过程中是否带入可引发异常毒性反应的杂质。

异常毒性检查有一定的局限性：①因为毒性试验是用试验动物作为模型的，所以存在一定的局限性。如氯霉素所致精神症状，在一般常规动物试验上是不可能显现的。②变态反应常与某些内在因素有关，常规异常毒性试验中是检不出的，只有用免疫学试验方法才能在动物身上表现出来。

异常毒性有别于药物本身所具有的毒性特征，是指由生产过程中引入或其他原因所致的毒性。

异常毒性检查法是给予动物一定剂量的供试品溶液，在规定时间内观察动物出现的异常反应或死亡情况，检查供试品中是否污染外源性毒性物质，以及是否存在意外的不安全因素。检查方法有小鼠法和豚鼠法。

1. 供试品溶液的制备

供试品溶液的制备方面，要按品种项下规定的浓度制成供试品溶液。临用前，供试品溶液应平衡至室温。

2. 试验动物

试验用动物应健康合格，在试验前及试验的观察期内，均应按正常饲养条件饲养。做过本试验的动物不得重复使用。

除另有规定外，异常毒性试验应包括小鼠试验和豚鼠试验。试验中应设同批动物空白对照，观察期内，动物全部健存，且无异常反应，到期时每只动物体重应增加，则判定试验成立。按照规定的给药途径缓慢注入动物体内。

3. 检查法

取小鼠 5 只，体重 18～22g，每只小鼠分别静脉给予供试品溶液 0.5ml。小鼠尾静脉给药，应首先将动物固定，尾部用酒精擦拭，以左手拇指和食指捏住鼠尾两侧，使静脉充盈，用中指从下面托起尾部，以无名指和小指夹住尾部的末梢，右手持注射器连接细针头，使针头与静脉平行，从尾下四分之一处进针，此处皮薄易于刺入，先缓缓注入少量药液，如无阻力，表示针头已进入静脉，可继续注入，应在 4～5s 内匀速注射完毕。规定缓慢注射的品种可延长至 30s。或每只小鼠腹腔注射供试品溶液 0.5ml，观察 7 天。

豚鼠试验法具体操作流程是：取豚鼠 2 只，注射前每只豚鼠称体重应为 250～350g。每只豚鼠腹腔注射供试品溶液 5.0ml，观察 7 天。

4. 结果判断

非生物制品试验中，除另有规定外，全部小鼠在给药后 48h 内不得有死亡；如有死亡，应另取体重 19～21g 的小鼠 10 只复试，全部小鼠在 48h 内不得有死亡。

生物制品试验的观察期内，小鼠应全部健存，且无异常反应，到期时每只小鼠体重应增加，判定供试品符合规定。如不符合上述要求，应另取体重 19～21g 的小鼠 10 只复试 1 次，判定标准同前。

豚鼠在观察期内应全部健存，且无异常反应，到期时每只豚鼠体重应增加，判定供试品符合规定。如不符合上述要求，应另取 4 只豚鼠，复试 1 次，判定标准同前。

四、降压物质、组胺类物质检查法

降压物质是指组胺、缓激肽一类的物质，具有兴奋支气管、肠管平滑肌，扩张小动脉、小静脉及毛细血管的作用，注入体内后能导致人、狗、猫或猴的血压快速下降。临床上注射含有此类降压物质的注射液后，将引起面部潮红、脉搏加速和血压下降甚至休克等不良反应。

一些来源于动物、植物、微生物的非肠道给药的注射剂药品，如抗生素、中药注射剂、氨基酸、多肽类等可能含有使血压下降的组胺或组胺类物质。为了确保此类制剂的质量和临床用药安全，对其进行限量控制非常必要。

1. 降压物质检查法

降压物质检查法是比较组胺对照品（S）与供试品（T）引起麻醉猫血压下降的程度，以判定供试品中所含降压物质的限度是否符合规定。

本法是利用猫对组胺类物质较为敏感，通过静脉给予一定剂量的供试品，观察对麻醉猫血压的影响，以判定供试品中降压物质的限度是否符合要求。供试品的不合格表明药品中含有限值以上的影响血压反应的物质，临床用药时可能引起急性降压不良反应。

本法优点是整体动物试验与临床不良反应相关性好，可真实反映供试品对动物血压的影响；模型经典，操作简单。本法局限是动物来源不可控；药品自身药理作用干扰整体动物试验。

（1）对照品和供试品溶液的制备　对照品溶液的制备：精密称取磷酸组胺对照品适量，按组胺计算，加水溶解，制成每 1ml 中含 1.0mg 的溶液，分装于适宜的容器内，4～8℃贮存，经验证，保持活性符合要求的条件下，可在 3 个月内使用。

对照品稀释液的制备：临用前，精密量取组胺对照品溶液适量，用氯化钠注射液制成每 1ml 中含组胺 0.5μg 或其他适宜浓度的溶液。

供试品溶液的制备：按品种项下规定的限值，且供试品溶液与对照品稀释液的注入体积应相等的要求，制备适当浓度的供试品溶液。

（2）降压物质检查法操作流程　取健康合格、体重 2kg 以上的猫，雌者应无孕，用适宜的麻醉剂（如巴比妥类）麻醉后，固定于保温手术台上，分离气管，必要时插入插管以使呼吸畅通，或可进行人工呼吸。

在一侧颈动脉插入连接测压计的动脉插管，管内充满适宜的抗凝剂溶液（如含肝素钠的氯化钠注射液），以记录血压，也可用其他适当仪器记录血压。在一侧股静脉内插入静脉插管，供注射药液用。试验中应注意保持动物体温。全部手术完毕后，将测压计调节到与动物血压相当的高度（一般为 13.3～20.0kPa），开启动脉夹，待血压稳定后，方可进行药液注射。

各次注射速度应基本相同，每次注射后立即注入一定量的氯化钠注射液，每次注射应在前一次反应恢复稳定以后进行，且相邻两次注射的间隔时间应尽量保持一致。

自静脉依次注入上述对照品稀释液，剂量按动物体重，每 1kg 注射组胺 0.05μg、0.1μg 及 0.15μg，重复 2～3 次，如 0.1μg 剂量所致的血压下降值均不小于 2.67kPa，同时相应各剂量所致反应的平均值有差别，可认为该动物的灵敏度符合要求。

取对照品稀释液按动物体重每 1kg 注射组胺 0.1μg 的剂量，供试品溶液按品种项下规定的剂量，按照次序注射一组 4 个剂量：标准品剂量、供试品剂量、供试品剂量、标准品剂量。

（3）结果判断　以第一与第三、第二与第四剂量所致的反应分别比较；如供试品剂量所致的反应值均不大于标准品剂量所致反应值的一半，则判定供试品的降压物质检查符合规定。

否则应按上述次序，继续注射一组 4 个剂量，并按相同方法分别比较两组内各对标准品剂量、供试品剂量所致的反应值。

如供试品剂量所致的反应值均不大于标准品剂量所致的反应值，则判定供试品的降压物质检查符合规定；如供试品剂量所致的反应值均大于标准品剂量所致的反应值，则判定供试品的降压物质检查不符合规定；否则应另取动物复试。

如复试的结果仍有供试品剂量所致的反应值大于标准品剂量所致的反应值，则判定供试品的降压物质检查不符合规定。

最后，如果所用动物经灵敏度检查仍符合要求，可继续用于降压物质检查。

2. 组胺类物质检查法

组胺类物质检查法系比较组胺对照品（S）与供试品（T）引起豚鼠离体回肠收缩的程度，以判定供试品中所含组胺类物质的限度是否符合规定。

组胺类物质检查法用离体回肠质量可控，易于标准化，廉价，易得，模型操作简单，使用率高；但是存在干扰因素，剂量受限。

组胺类物质检查法实验影响因素有：①实验动物品系、体重、禁食时间、取材方式；②动物肠段部位、线性范围、保存时间、试验剂量；③蓄养液 pH 值、温度、钙离子浓度、阿托品剂量；④仪器的张力传感器、通气种类、加液体积、给药体积等。

组胺类物质检查法实验建议条件为：动物品系一般 Dunkin-Hartley（DH）豚鼠，体重 250～350g，禁食时间 24h。肠段选择距盲肠约 3cm 处，灵敏度接近，重复性好；肠段保存时间 24h。通空气即可。给药体积为加液体积的 4%。营养液的 pH7.2～7.4，临用现配。温度以 34～36℃ 为宜。

(1) 对照品溶液的制备　精密称取磷酸组胺对照品适量，按组胺计算，加水溶解成每 1ml 中含 1.0mg 的溶液，分装于适宜的容器内，4～8℃ 贮存，经验证在确保收缩活性符合要求的条件下，可在 3 个月内使用。

(2) 对照品稀释液的制备　试验当日，精密量取组胺对照品溶液适量，用氯化钠注射液按高、低剂量组配成两种浓度的稀释液，高剂量（d_{S2}）应不致使回肠收缩达到极限，低剂量（d_{S1}）所致反应值约为高剂量的一半，调节剂量使反应可以重复出现。一般组胺对照品浴槽中的终浓度为 $10^{-9}～10^{-7}$g/ml，注入体积一般 0.2～0.5ml 为宜，高低剂量的比值（r）为 1：0.5 左右。调节剂量使低剂量能引起回肠收缩，高剂量不致使回肠收缩达极限，且高低剂量所致回肠的收缩应有明显差别。

(3) 供试品溶液的配制　按品种项下规定的限值，且供试品溶液与对照品稀释液的注入体积应相等的要求，制备适当浓度的供试品溶液。

(4) 供试品组胺溶液的制备　取同一支组胺对照品溶液，按高、低剂量组加供试品溶液配成两种浓度的稀释液，且供试品组胺溶液的高低剂量（d_{S2+T}、d_{S1+T}）应与组胺对照品溶液的高、低剂量（d_{S2}、d_{S1}）一致。

(5) 回肠肌营养液的制备

A 液：试验当日，取氯化钠 160.0g、氯化钾 4.0g、氯化钙（按无水物计算）2.0g、氯化镁（按无水物计算）1.0g 与磷酸氢二钠（含 12 个结晶水）0.10g，加纯化水 700ml 使溶解，再加入注射用水适量，使成 1000ml。

B 液：取硫酸阿托品 0.5mg、碳酸氢钠 1.0g、葡萄糖（含 1 个结晶水）0.5g，加适量注射用水溶解，加 A 液 50.0ml，混合后加注射用水使成 1000ml，调节 pH 值至 7.2～7.4。B 液应临用前制备。

(6) 检查法 取健康合格的成年豚鼠，雌雄均可，雌鼠无孕，体重 250～350g，禁食 24h，迅速处死，立即剖腹取出回肠一段（选用远端肠段，该段最敏感）仔细分离肠系膜，注意避免因牵拉使回肠受损，剪取适当长度，用注射器抽取回肠肌营养 B 液，小心冲洗去除肠段的内容物。将肠段下端固定于离体器官恒温水浴装置的浴槽底部，上端用线与记录装置相连；浴槽中事先放入一定量的回肠肌营养 B 液（约 10～30ml），连续通入 95%O_2 和 5%CO_2 的混合气体，维持恒温（34～36℃），用适当方法记录该回肠收缩幅度。如果使用杠杆，其长度应能使肠段的收缩放大约 20 倍。选择 1g 左右的预负荷，可根据其灵敏度加以调节。回肠放入浴槽后，静置约 15～30min，方可开始注入药液。每次注入药液前，要用回肠肌营养 B 液冲洗浴槽 2～3 次。相邻两次给药的间隔时间应一致（约 2min），每次给药前应在前一次反应恢复稳定后进行。

(7) 结果判断 在上述高低剂量范围内选定对照品稀释液的剂量（d_{S2}、d_{S1}）和供试品溶液按品种项下规定的剂量（d_T），照下列次序准确注入浴槽 6 个剂量：d_{S2}、d_{S1}、d_T、d_T、d_{S1}、d_{S2}，如 d_{S2} 所致的反应值大于 d_{S1} 所致反应值并且可重复时判定试验有效。

如供试品溶液引起回肠收缩，分别将第二个剂量 d_{S1} 与第四个剂量 d_T、第五个剂量 d_{S1} 与第三个剂量 d_T 所致反应值进行比较，若 d_T 所致反应值均不大于 d_{S1} 所致反应值，即判定供试品组胺类物质检查符合规定；若 d_T 所致反应值均大于 d_{S1} 所致反应值，即判定供试品组胺类物质检查不符合规定。否则应另取动物按初试方法进行复试，复试结果若 d_T 所致反应值均不大于 d_{S1} 所致反应值，即判定供试品组胺类物质检查符合规定；只要有一个 d_T 所致反应值大于 d_{S1} 所致反应值，即判定供试品组胺类物质检查不符合规定。

如供试品不引起回肠收缩，应按下列次序准确注入 d_{S2}、d_{S1+T}、d_{S2+T}、d_{S1}，重复一次，若供试品组胺溶液高、低剂量（d_{S2+T}、d_{S1+T}）产生的收缩与对应组胺对照液高、低剂量（d_{S2}、d_{S1}）的收缩反应基本一致，可判定供试品组胺类物质检查符合规定；若供试品组胺溶液产生的收缩与对应组胺对照液高、低剂量的收缩不相符，即减少或无收缩，或不能重复出现，则此试验结果无效，应另取动物重试。

组胺类物质检查不能得到有效结果时，可进行供试品的降压物质检查。

五、过敏反应检查法

过敏反应是免疫反应的一种特殊表现，当药物本身或其中杂质作为抗原或半抗原，初次进入体内通过免疫机理刺激机体产生相应的抗体。当同样的药物再次进入机体内，抗原与抗体形成抗原抗体复合物，导致组织细胞损伤、肥大细胞释放组胺等物质，从而引起局部水肿、抓鼻、竖毛、呼吸困难、窒息、痉挛，甚至休克死亡。引起过敏反应的物质称为过敏原，过敏原主要有异种蛋白质、致敏物质、不溶性微粒等。

药物中一些生物来源的杂质，如蛋白或聚合物等，可能会作为抗原或半抗原导致机体的过敏反应，轻则不适，严重时会导致血压下降、窒息、血管神经性水肿，甚至休克、死亡。

过敏反应检查法，是将一定量的供试品溶液注入豚鼠体内，间隔一定时间后，静脉注射供试品溶液，进行激发，观察动物出现过敏反应的情况，以判定供试品是否引起动物全身过敏反应。

某些药物出厂检验时，过敏试验结果呈阴性，但在临床使用过程中却发生较多的过敏反应，甚至发生过敏性休克。对部分已在临床上引起过敏反应的样品，按现行过敏反应检测方法进行检验，却得不出阳性结果。提示现行药品质量标准中使用的过敏反应的检测方法有待改进。极微量的过敏原就能发生过敏反应，通过分析方法来控制过敏原目前在技术上有困难。

过敏反应试验侧重于考察生产过程中是否新生致敏物质或污染致敏物质，以及辅料的致敏作用。所用原料系动植物来源或微生物发酵液提取物，组分结构不清晰或有可能污染异源蛋白或未知过敏反应物质的静脉注射剂及部分肌内注射剂，如缺乏有效的理化分析方法且临床发现过敏反应，应考虑设立。

1. 试验动物

供试豚鼠应健康合格，体重 250～350g，雌鼠应无孕。在试验前和试验过程中，均应按正常饲养条件饲养。做过本试验的豚鼠不得重复使用。

2. 检查法

供试品溶液的制备过程中，除另有规定外，按品种项下规定的浓度制成供试品溶液。

除另有规定外，取上述豚鼠 6 只，隔日每只、每次腹腔或适宜的途径注射供试品溶液 0.5ml，共 3 次，进行致敏。每日观察每只动物的行为和体征，首次致敏和激发前称量并记录每只动物的体重。然后将其均分为 2 组，每组 3 只，分别在首次注射后第 14 日和第 21 日由静脉注射供试品溶液 1ml 进行激发。观察激发后 30min 内动物有无过敏反应症状。

3. 结果判断

静脉注射供试品溶液 30min 内，不得出现过敏反应。如在同一只动物上出现竖毛、发抖、干呕、连续喷嚏 3 声、连续咳嗽 3 声、紫癜和呼吸困难等现象中的 2 种或 2 种以上，或出现大小便失禁、步态不稳或倒地、抽搐、休克、死亡现象之一者，判定供试品不符合规定。

六、溶血与凝聚检查法

溶血与凝聚检查法是观察受试药物是否引起溶血和红细胞凝聚反应。药物引起的溶血反应可分为免疫性溶血和非免疫性溶血两类。免疫性溶血是药物通过免疫反应诱导产生抗体而引起的溶血，为Ⅱ型和Ⅲ型过敏反应；非免疫性溶血包括药物为诱发因素导致的氧化性溶血和药物制剂引起血液稳态的改变而出现的溶血和红细胞凝聚等，从而引起血液循环功能障碍等不良反应。因此，溶血与凝聚检查法是注射剂安全性检查的重要指标之一。

溶血试验系将一定量供试品与 2% 的家兔红细胞混悬液混合，温育一定时间后，观察其对红细胞状态是否产生影响的一种方法。侧重于考察注射剂中是否存在引起血细胞细胞膜破裂或受损成分。中药注射剂应考虑设立。本法优点是排除纤维蛋白等内源性物质的干扰；简便、快捷。本法缺点是肉眼观察存在主观性和偶然误差；颜色等因素干扰结果的判断。

1. 溶液的制备

取健康家兔血液，放入含玻璃珠的锥形瓶中振摇 10min，或用玻璃棒搅动血液，以除去纤维蛋白原，使成脱纤血液。加入 0.9％氯化钠溶液约 10 倍量，摇匀，1000～1500r/min 离心 15min，除去上清液，沉淀的红细胞再用 0.9％氯化钠溶液按上述方法洗涤 2～3 次，上清液不显红色为止。将所得红细胞用 0.9％氯化钠溶液制成 2％混悬液，供试验用。

除另有规定外，按各品种项下规定的浓度制成供试品溶液。

2. 检查法

取洁净玻璃试管 5 只，编号，1、2 号管为供试品管，3 号管为阴性对照管，4 号管为阳性对照管，5 号管为供试品对照管。按下表所示依次加入 2％红细胞悬液、0.9％氯化钠溶液、纯化水，混匀后，立即置 37℃±0.5℃的恒温箱中进行温育。3h 后观察溶血和凝聚反应（表 1-32）。

表 1-32　药品的溶血检查试验　　　　　　　　　　　　　　单位：ml

试管编号	1、2	3	4	5
2％红细胞悬液	2.5	2.5	2.5	
0.9％氯化钠溶液	2.2	2.5		4.7
纯化水			2.5	
供试品溶液	0.3			0.3

3. 结果判断

如试管中的溶液呈澄明红色，管底无细胞残留或有少量红细胞残留，表明有溶血发生；如红细胞全部下沉，上清液无色澄明，或上清液虽有色澄明，但 1、2 号管和 5 号管肉眼观察无明显差异，则表明无溶血发生。

若溶液中有棕红色或红棕色絮状沉淀，轻轻倒转 3 次仍不分散，表明可能有红细胞凝聚发生，应进一步置显微镜下观察。

当阴性对照管无溶血和凝聚发生，阳性对照管有溶血发生，若 2 支供试品管中的溶液在 3h 内均不发生溶血和凝聚，判定供试品符合规定；若有 1 支供试品管的溶液在 3h 内发生溶血和（或）凝聚，应设 4 支供试品管进行复试，其供试品管的溶液在 3h 内均不得发生溶血和（或）凝聚，否则判定供试品不符合规定。

━━━工作任务一　双黄连口服液的微生物计数━━━

传承中药文化——经典名方对疫病的防治作用

【事件】传染病在中医属于"疫"病范畴，病因为感受"疫疠"之气，中医药抗疫有数千年历史，常用的中成药包括金花清感颗粒（含金银花、黄芩、浙贝母等）、连花清瘟胶囊（颗粒）（含连翘、金银花等）、清肺排毒颗粒、化湿败毒颗粒、宣肺败毒颗粒、散寒化湿颗粒等。

【启示】中医药在疫病防治中彰显千年抗疫智慧，以上经典名方以系统的调节优势发挥独特作用。现代科技赋能传统医学，中西医协同筑牢公共卫生屏障，传承精华更需守正创新，为人类健康贡献中国方案。

 任务导入

　　双黄连口服液由金银花、黄芩、连翘三味中药组成，其中金银花又称双花，故名双黄连口服液。用于外感风热所致的感冒，症见发热、咳嗽、咽痛。现代医学研究认为，双黄连口服液具有广谱抗病毒、抑菌、提高机体免疫功能的作用，是目前有效的广谱抗病毒药物之一。

 任务知识

1. 相关的质量标准和制剂通则

　　双黄连口服液的质量标准【检查】项下规定"其他应符合合剂项下有关的各项规定（通则0181）"。

　　双黄连口服液属于合剂，应符合制剂通则0181合剂的相关规定。合剂系指饮片用水或其他溶剂，采用适宜的方法提取制成的口服液体制剂（单剂量灌装者也可称"口服液"）。除另有规定外，合剂应进行【微生物限度】检查，照非无菌产品微生物限度检查：微生物计数法（通则1105）和控制菌检查法（通则1106）及非无菌药品微生物限度标准（通则1107）检查，应符合规定。

　　双黄连口服液的【规格】有：每支装10ml（每1ml相当于饮片1.5g）、20ml（每1ml相当于饮片1.5g）、10ml（每1ml相当于饮片3.0g）。

2. 相关的微生物限度检查的项目和标准

　　(1) 给药途径　双黄连口服液是液体制剂，给药途径为口服。制法为金银花、黄芩、连翘三味加水煎煮，滤过，滤液浓缩制成，因此不含药材原粉。

　　(2) 微生物限度检查项目和标准　非无菌药品微生物限度标准（通则1107）中的非无菌化学药品制剂、生物制品制剂、不含药材原粉的中药制剂的微生物限度标准：口服给药的液体制剂，且不含药材原粉的中药制剂，需氧菌总数 10^2 cfu/ml，霉菌和酵母菌总数 10^1 cfu/ml，控制菌不得检出大肠埃希菌（1ml）。

　　双黄连口服液微生物计数法检测项目包括需氧菌总数的测定、霉菌和酵母菌总数的测定。双黄连口服液具有抑菌作用，需氧菌总数测定采用薄膜过滤法；霉菌和酵母菌总数测定采用平皿法。

　　需要注意的是霉菌和酵母菌培养有如下特性：①细胞渗透压高出一般细胞2～5倍，所以真菌培养基含有较高浓度的糖或盐，以保持高渗透压环境。②多数真菌生长的pH范围较细菌广，一般在5.0～6.0。③多数霉菌和酵母菌最适生长温度为20～30℃。④真菌生长速度较慢，一般需要72h至一周，有的还需更长时间。⑤真菌营养要求不高，简单的糖类和无机盐便可满足。

任务准备

1. 用品及仪器的准备

培养皿（直径 90mm）、锥形瓶（250～300ml）、试管（18mm×18mm）及塞、量筒（10～100ml）、微量移液器（1000μL）和蓝枪头、接种环（白依金或镍铬合金，环径 3～4mm、长度 5～8cm）、酒精灯、酒精棉、剪刀、记号笔、废液缸等。

超声波清洗仪、微波炉、高压蒸汽灭菌器、振荡器、匀浆仪、恒温水浴、电热干燥箱、超净工作台、恒温培养箱、菌落计数器、显微镜等。

微生物计数用品的准备

2. 培养基的准备

如果使用胰酪大豆胨琼脂和沙氏葡萄糖琼脂的干粉培养基，可以按说明书配制。也可以按下列配方配制。

胰酪大豆胨琼脂培养基配制后调节 pH 使灭菌后在 25℃的 pH 值为 7.3±0.2，加入琼脂，加热融化后，摇匀，分装，置于 121℃，灭菌 20min。

微生物计数培养基和
缓冲液的配制

沙氏葡萄糖琼脂培养基配制后调节 pH 使灭菌后在 25℃的 pH 值为 5.6±0.2，加入琼脂，加热融化后，再加入葡萄糖，摇匀，分装，置于 115℃，灭菌 20min。

3. 稀释液的准备

0.1%无菌蛋白胨水溶液：取蛋白胨 1.0g，加水 1000ml，微温溶解，必要时滤过使澄清，调节 pH 值至 7.1±0.2，分装，置于 121℃，灭菌 20min。

 任务实施

1. 制备供试液

取双黄连口服液 10ml（从两个最小包装中取出），加入 90ml 稀释液，分散混匀，作为 1：10 的供试液。取 1：10 供试液 1ml，加入 9ml 稀释液，依法进行 10 倍系列稀释（图 1-41）。稀释液为 pH7.0 无菌氯化钠-蛋白胨缓冲液。

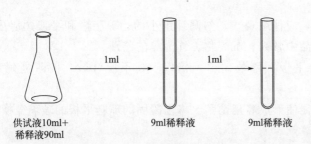

供试液10ml+
稀释液90ml   9ml稀释液   9ml稀释液

微生物计数供试品的稀释

图 1-41　供试液的 3 级 10 倍稀释

2. 需氧菌总数的测定

取 1：10 和 1：100 供试液各 1ml，采用薄膜过滤法过滤，稀释剂用量为 100ml，冲洗液用量每膜为 300ml，每次冲洗量不超过 100ml，取出滤膜，菌面朝上，贴于胰酪大豆胨琼脂培养基平板上，置 30～35℃培养箱内，培养 3～5 天，计需氧菌总数。冲洗液和稀释液均为 0.1％无菌蛋白胨水溶液。

阴性对照，以稀释液代替供试液，同法操作。

3. 霉菌和酵母菌总数的测定

取 1：10 和 1：100 供试液各 1ml，分别置直径 90mm 的无菌平皿中，每个稀释级各制备两个平皿，分别加入温度不超过 45℃的沙氏葡萄糖琼脂培养基，置 20～25℃培养箱内，培养 5～7 天，计霉菌及酵母菌总数。

阴性对照，以稀释液代替供试液，同法操作。

微生物计数的倾注法接种

4. 计数和菌数报告

将平板置菌落计数器上或从平板的背面直接以肉眼用标记笔点计，以透视光衬以暗色背景，仔细观察、计数，必要时借助放大镜、菌落计数器和显微镜观察。将菌落数记录在原始记录单上。根据菌数报告规则报告。

5. 结果判断

双黄连口服液的需氧菌总数不得超过 10^2 cfu/ml，可接受的最大菌数为 200；霉菌和酵母菌总数不得超过 10^1 cfu/ml，可接受的最大菌数为 20。根据报告的菌落数，判断该批次双黄连口服液是否符合规定。

 注意事项

（1）培养基不应有沉淀，如发生沉淀，应趁热过滤。制备后的培养基应及时灭菌，不应放置，避免细菌繁殖。

（2）取供试液注平皿时，要取均匀的供试液。如取上清液或沉淀物对试验结果必然有影响。注皿时培养基应在（45±1）℃，高于 45℃时易造成细菌受损或致死，低于 45℃时易凝固，影响混匀，因此使用前用水浴保温效果较好。

（3）从供试品稀释、注平皿、倾注培养基，全部操作应在 1h 内完成，避免由于时间过长，细菌细胞繁殖或死亡。

（4）在进行菌落计数时，应仔细观察。勿漏计细小的、琼脂内和平皿边缘生长的菌落，同时应注意细菌菌落与供试品中颗粒、沉淀物、气泡等的鉴别。

（5）如同一稀释度两个平板菌落数超出一倍以上，不应计数，菌落蔓延成片也不应计数。

（6）平板表面湿度过大促使形成蔓延菌落。将已凝固的琼脂平板的玻璃盖换上新近干热灭菌的陶瓦盖可以防止菌落蔓延。

任务结果

填写《药品生物检定技术任务工单》中的"双黄连口服液的微生物计数 记录单"。

任务考核

填写《药品生物检定技术任务工单》中的"双黄连口服液的微生物计数 评价单"。

工作任务二　口腔溃疡散的控制菌检查

传承中药文化——影落明湖青黛光

青黛是中药,是由马蓝、木蓝、蓼蓝、菘蓝等茎、叶经加工制成的粉末状物。《本草纲目》云,诸毒虫伤,青黛、雄黄。用于温毒发斑、血热吐衄,胸痛咳血,口疮,痄腮,喉痹,小儿惊痫。

青黛色是青黑色,常用青黛来表示远山或者天空。在诗词中出现频率很高,例如,李白的"屏风九叠云锦张,影落明湖青黛光",岑参的"四时常作青黛色,可怜杜花不相识",白居易的"山名天竺堆青黛,湖号钱唐泻绿油",释道济的"青黛山边飞白鹭,绿杨堤畔泊渔船"。女性用来画眉的青黛也同样取自此,白居易有诗曰:青黛点眉眉细长。青黛千年入药,诗画同源,从《本草纲目》到文人墨韵,见证中医药文化跨界交融的生命力。

任务导入

口腔溃疡散用于火热内蕴所致的口舌生疮、黏膜破溃、红肿灼痛;复发性口疮、急性口炎见上述证候者。方中以青黛清热解毒,凉血疗疮,为主药;辅以冰片凉散清热,消肿止痛;白矾外用解毒杀虫,燥湿止痒,内服止血止泻,祛除风痰。诸药相合,共奏清火敛疮之功。

任务知识

1. 相关的质量标准和制剂通则

口服溃疡散的质量标准【检查】项下规定"除水分不检查外,其他应符合散剂项下有关的各项规定(通则 0115)。"

口腔溃疡散属于散剂,应符合制剂通则 0115 散剂的相关规定。散剂系指原料药物或与适宜的辅料经粉碎、均匀混合制成的干燥粉末状制剂。

除另有规定外,散剂应进行【微生物限度】检查,照非无菌产品微生物限度检查:微生物计数法(通则 1105)和控制菌检查法(通则 1106)及非无菌药品微生物限度标准(通则

1107）检查，应符合规定。凡规定进行杂菌检查的生物制品散剂，可不进行微生物限度检查。

口服溃疡散的【规格】为每瓶装 3g。

2. 相关的微生物限度检查的项目和标准

（1）给药途径　口腔溃疡散用于溃烂的口腔溃疡，用法为消毒棉球蘸药擦患处，属于黏膜不完整的局部给药制剂。

（2）制法　处方里有三个成分，制法是研磨成细粉以后，过筛混匀即得，所以口腔溃疡散是含有药材原粉的口腔黏膜不完整的局部给药制剂。

固体局部给药，黏膜不完整的剂型限度标准是需氧菌总数 10^3 cfu/g，霉菌和酵母菌总数 10^2 cfu/g。控制菌应该检金黄色葡萄球菌和铜绿假单胞菌。

（3）是否含药材原粉　同时，因为口腔溃疡散含药材原粉，也应该符合不含豆豉、神曲等发酵原粉的标准限度，需氧菌总数是 10^4 cfu/g，霉菌和酵母菌总数是 10^2 cfu/g，控制菌必须检大肠埃希菌、耐胆盐革兰阴性菌小于 10^2 cfu/g。

（4）兼性用途　口腔溃疡散在口腔内给药，会有一部分药物进入消化道，相当于口服给药制剂，属于兼性用途。兼口服给药时，控制菌要检大肠埃希菌、耐胆盐革兰阴性菌，还有金黄色葡萄球菌、铜绿假单胞菌。

表皮黏膜不完整的限度标准需氧菌总数是 10^3 cfu/g，而含药材原粉的限度是 10^4 cfu/g。取限度要求更严格的 10^3 cfu/g 执行。霉菌和酵母菌总数两个标准都是 10^2 cfu/g，就执行 10^2 cfu/g。

（5）口腔溃疡散的微生物限度标准　口腔溃疡散的微生物限度标准应该是需氧菌总数 10^3 cfu/g，霉菌和酵母菌总数 10^2 cfu/g。它是局部给药制剂，金黄色葡萄球菌、铜绿假单胞菌，都是每克不得检出。它是含药材原粉的口服制剂，所以就必须检大肠埃希菌、沙门菌以及耐胆盐革兰阴性菌，所以检测项目有 7 个，如图 1-42。

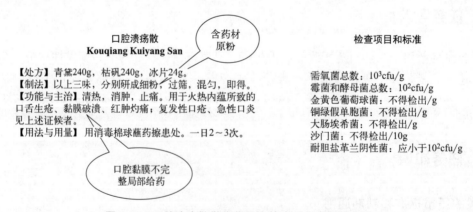

图 1-42　口腔溃疡散微生物限度检查项目和限度标准

 任务准备

1. 用品和仪器的准备

培养皿（直径 90mm）、锥形瓶 150ml、量筒（100ml 和 10ml）、微量移液器（1000μL）

和蓝枪头、酒精灯、酒精棉、剪刀、记号笔、废液缸等。

超声波清洗仪、高压蒸汽灭菌器、超净工作台、恒温培养箱。

2. 稀释液的准备

稀释液配制后，应采用验证合格的灭菌程序灭菌。

（1）pH7.0 无菌氯化钠-蛋白胨缓冲液　取磷酸二氢钾 3.56g，无水磷酸氢二钠 5.77g，氯化钠 4.30g，蛋白胨 1.00g，加水 1000ml，微温溶解，必要时滤过使澄清，分装，灭菌。

（2）胰酪大豆胨液体培养基

胰酪胨	17.0g	氯化钠	5.0g
大豆木瓜蛋白酶水解物	3.0g	磷酸氢二钾	2.5g
葡萄糖/无水葡萄糖	2.5g/2.3g	水	1000ml

除葡萄糖外，取上述成分，混合，微温溶解，滤过，调节 pH 使灭菌后在 25℃的 pH 值为 7.3±0.2，加入葡萄糖，分装，灭菌。

胰酪大豆胨液体培养基置 20～25℃培养。

3. 培养基的准备

培养基可按以下处方制备，也可使用按该处方生产的符合要求的脱水培养基。配制后，应按验证过的灭菌程序灭菌。

（1）肠道菌增菌液体培养基

明胶胰酶水解物	10.0g	二水合磷酸氢二钠	8.0g
牛胆盐	20.0g	亮绿	15mg
葡萄糖	5.0g	水	1000ml
磷酸二氢钾	2.0g		

除葡萄糖、亮绿外，取上述成分，混合，微温溶解，调节 pH 使加热后在 25℃的 pH 值为 7.2±0.2，加入葡萄糖、亮绿，加热至 100℃ 30min，立即冷却。

（2）紫红胆盐葡萄糖琼脂培养基

酵母浸出粉	3.0g	中性红	30mg
明胶胰酶水解物	7.0g	结晶紫	2mg
脱氧胆酸钠	1.5g	琼脂	15.0g
葡萄糖	10.0g	水	1000ml
氯化钠	5.0g		

除葡萄糖、中性红、结晶紫、琼脂外，取上述成分，混合，微温溶解，调节 pH 使加热后在 25℃的 pH 值为 7.4±0.2。加入葡萄糖、中性红、结晶紫、琼脂，100℃煮沸 30min 灭菌（不能在高压灭菌器中加热）。

（3）麦康凯液体培养基

明胶胰酶水解物	20.0g	溴甲酚紫	10mg
乳糖	10.0g	水	1000ml
牛胆盐	5.0g		

除乳糖、溴甲酚紫外，取上述成分，混合，微温溶解，调节 pH 使灭菌后在 25℃的 pH 值为 7.3±0.2，加入乳糖、溴甲酚紫，分装，灭菌。

（4）麦康凯琼脂培养基

明胶胰酶水解物	17.0g	中性红	30.0mg
胨	3.0g	结晶紫	1mg
乳糖	10.0g	琼脂	13.5g
脱氧胆酸钠	15g	水	1000ml
氯化钠	5.0g		

除乳糖、中性红、结晶紫、琼脂外，取上述成分，混合，微温溶解，调节 pH 使灭菌后在 25℃的 pH 值为 7.1±0.2，加入乳糖、中性红、结晶紫、琼脂，加热煮沸 1min，并不断振摇，分装，灭菌。

（5）RV沙门菌增菌液体培养基

大豆胨	4.5g	六水合氯化镁	129.0g
氯化钠	8.0g	孔雀绿	36mg
磷酸氢二钾	0.4g	水	1000ml
磷酸二氢钾	0.6g		

除孔雀绿外，取上述成分，混合，微温溶解，调节 pH 使灭菌后在 25℃的 pH 值为 5.2±0.2。加入孔雀绿，分装，灭菌，灭菌温度不能超过 115℃。

（6）木糖赖氨酸脱氧胆酸盐琼脂培养基

酵母浸出粉	3.0g	氯化钠	5.0g
L-赖氨酸	5.0g	硫代硫酸钠	6.8g
木糖	3.5g	枸橼酸铁铵	0.8g
乳糖	7.5g	酚红	80mg
蔗糖	7.5g	琼脂	13.5g
脱氧胆酸钠	2.5g	水	1000ml

除三种糖、酚红、琼脂外，取上述成分，混合，微温溶解，调节 pH 使加热后在 25℃的 pH 值为 7.4±0.2，加入三种糖、酚红、琼脂，加热至沸腾，冷至 50℃倾注平皿（不能在高压灭菌器中加热）。

（7）三糖铁琼脂培养基

胨	20.0g	硫酸亚铁	0.2g
牛肉浸出粉	5.0g	硫代硫酸钠	0.2g
乳糖	10.0g	0.2%酚磺酞指示液	12.5ml
蔗糖	10.0g	琼脂	12.0g
葡萄糖	1.0g	水	1000ml
氯化钠	5.0g		

除三种糖、0.2%酚磺酞指示液、琼脂外，取上述成分，混合，微温溶解，调节 pH 使灭菌后在 25℃的 pH 值为 7.3±0.1，加入琼脂，加热溶化后，再加入其余各成分，摇匀，分装，灭菌，制成高底层（2~3cm）短斜面。

（8）溴化十六烷基三甲铵琼脂培养基

明胶胰酶水解物	20.0g	溴化十六烷基三甲铵	0.3g
氯化镁	1.4g	硫酸钾	10.0g
甘油	10ml	琼脂	13.6g

水	1000ml

除琼脂外，取上述成分，混合，微温溶解，调节 pH 使灭菌后在 25℃ 的 pH 值为 7.4±0.2，加入琼脂，加热煮沸 1min，分装，灭菌。

(9) 甘露醇氯化钠琼脂培养基

胰酪胨	5.0g	氯化钠	75.0g
动物组织胃蛋白酶水解物	5.0g	酚红	25mg
牛肉浸出粉	1.0g	琼脂	15.0g
D-甘露醇	10.0g	水	1000ml

除甘露醇、酚红、琼脂外，取上述成分，混合，微温溶解，调节 pH 使灭菌后在 25℃ 的 pH 值为 7.4±0.2，加热并振摇，加入甘露醇、酚红、琼脂，煮沸 1min，分装，灭菌。

4. 菌液的准备

口腔溃疡散控制菌检查用标准菌株包括大肠埃希菌〔CMCC（B）44 102〕、乙型副伤寒沙门菌〔CMCC（B）50 094〕、铜绿假单胞菌〔CMCC（B）10 104〕、金黄色葡萄球菌〔CMCC（B）26 003〕，菌液制备方法见表 1-11。

 任务实施

1. 供试液的制备

取口腔溃疡散 10g（从 2 盒中取样），加入稀释液 100ml，用匀浆仪分散混匀，作为 1：10 的供试液。取 1：10 供试液 1ml，加至 9ml 稀释液中，依法进行 10 倍系列稀释。稀释液为胰酪大豆胨琼脂培养基。

2. 定量检查耐胆盐革兰阴性菌

(1) 试验组 取 1：10 供试液 10ml，置 23℃ 预培养 2h 后，取预培养液 1ml，加至 9ml TSB 中，依法进行 10 倍系列稀释。取相当于 0.1g、0.01g、0.001g 供试液各 1ml，接种至 10ml 肠道菌增菌液体培养基中，置于 33℃ 培养 24h，将上述每一培养物分别划线接种到选择性培养基紫红胆盐葡萄糖琼脂平板上，33℃ 培养 24h，观察结果。

(2) 阳性对照组 方法同试验组，并在加有供试液的肠道菌增菌液体培养基中分别加入相应浓度大肠埃希菌、铜绿假单胞菌菌液各 1ml。

取上述预培养物 1ml，相当于 0.1g 口腔溃疡散，接种到 2 管 10ml 肠道菌增菌肉汤里。其中 1 管加小于 100cfu 的大肠埃希菌 0.1ml，另 1 管加小于 100cfu 的铜绿假单胞菌 0.1ml，作为阳性对照。

(3) 阴性对照 稀释液代替供试液，同试验组操作。

(4) 结果判断 阳性对照试验应检出大肠埃希菌、铜绿假单胞菌。阴性对照试验应无菌生长。若供试品的紫红胆盐葡萄糖琼脂培养基有菌落生长，则对应培养管为阳性，否则为阴性。

若为阳性，查表可得耐胆盐革兰阴性菌的最大可能数。

口腔溃疡散的耐胆盐革兰阴性菌的限度标准为：应小于 10^2 cfu/g。

如果三个稀释级都长菌，每克口腔溃疡散中可能的菌数 $>10^3$，判不符合规定。

如果 3 个稀释级都没有长菌，每克口腔溃疡散中可能的菌数 <10，判符合规定。

如果是两个长菌，每克口腔溃疡散中可能的菌数 $10^2 < N < 10^3$，判不符合规定。

如果两个不长菌，每克口腔溃疡散中可能的菌数 $10 < N < 10^2$，判符合规定。

3. 检查大肠埃希菌

(1) 试验组 取 1∶10 供试液 10ml，接种至 100ml 的 TSB 中，混匀，置于 33℃培养 24h 后，取培养物 1ml 接种至 100ml 麦康凯液体培养基中，混匀，42℃培养 24h 后，取培养物划线接种于麦康凯琼脂培养基平板上，33℃培养 24h，观察结果。

(2) 阳性对照 方法同试验组，并在加有供试液的 TSB 中加入大肠埃希菌菌液 1ml。

(3) 阴性对照 稀释液代替供试液，同试验组操作。

(4) 结果判断 阳性对照试验应检出金黄色葡萄球菌。阴性对照试验应无菌生长。

若供试品的麦康凯琼脂培养基平板上有菌落生长，应进行分离、纯化及适宜的鉴定试验，确证是否为大肠埃希菌；若麦康凯琼脂培养基平板上没有菌落生长，或虽有菌落生长但鉴定结果为阴性，判供试品未检出大肠埃希菌。

口腔溃疡散的大肠埃希菌的限度标准为不得检出/g。

4. 检查沙门菌

(1) 试验组 取供试品 10g，加至 200ml TSB 中，匀浆仪分散，混匀，33℃培养 24h 后，取培养物 0.1ml 接种至 10ml RV 沙门菌增菌液体培养基中，33℃培养 24h 后，取培养物划线接种于木糖赖氨酸脱氧胆酸盐琼脂培养基平板上，33℃培养 24h 后，观察结果。

(2) 阳性对照 方法同试验组，并在加有供试品的 TSB 中加入相应浓度沙门菌菌液 1ml。

(3) 阴性对照 以稀释液代替供试液，同试验组操作。

(4) 结果判断 沙门菌在木糖赖氨酸脱氧胆酸盐琼脂培养基平板上生长良好，菌落为淡红色或无色、透明或半透明、中心有或无黑色。用接种针挑选疑似菌落于三糖铁琼脂培养基高层斜面上进行斜面和高层穿刺接种，培养 18～24h，或采用其他适宜方法进一步鉴定。

若木糖赖氨酸脱氧胆酸盐琼脂培养基平板上有疑似菌落生长，且三糖铁琼脂培养基的斜面为红色、底层为黄色，或斜面黄色、底层为黄色或黑色，应进一步进行适宜的鉴定试验，确证是否为沙门菌。

如果平板上没有菌落生长，或虽有菌落生长但鉴定结果为阴性；或三糖铁琼脂培养基的斜面未见红色、底层未见黄色，或斜面黄色、底层未见黄色或黑色；判供试品未检出沙门菌。

口腔溃疡散的沙门菌的限度标准为不得检出/10g。

5. 检查金黄色葡萄球菌

(1) 试验组 取 1∶10 供试液 10ml，接种至 100ml 胰酪大豆胨液体培养基中，摇匀，33℃培养 24h 后，取培养物划线接种于甘露醇氯化钠琼脂培养基平板上，33℃培养 24h，观察结果。

(2) 阳性对照 方法同试验组，并在加有供试品的 TSB 中加入相应浓度金黄色葡萄球菌菌液 1ml。

(3) 阴性对照 以稀释液代替供试液，同试验组操作。

(4) 结果判断 阳性对照试验应检出金黄色葡萄球菌。阴性对照试验应无菌生长。

若甘露醇氯化钠琼脂培养基平板上有黄色菌落或外周有黄色环的白色菌落生长，应进行分离、纯化及适宜的鉴定试验，确证是否为金黄色葡萄球菌。

若平板上没有与上述形态特征相符或疑似的菌落生长，或虽有相符或疑似的菌落生长但鉴定结果为阴性，判定供试品未检出金黄色葡萄球菌。

口腔溃疡散的金黄色葡萄球菌的限度标准为不得检出/g。

6. 检查铜绿假单胞菌

（1）试验组 取 1：10 供试液 10ml，接种至 100ml 胰酪大豆胨液体培养基中，摇匀，33℃培养 24h 后，取培养物划线接种于溴化十六烷基三甲铵琼脂培养基平板上，33℃培养 24h，观察结果。

（2）阳性对照 方法同试验组，并在加有供试品的 TSB 中加入相应浓度铜绿假单胞菌菌液 1ml。

（3）阴性对照 以稀释液代替供试液，同试验组操作。

（4）氧化酶试验 将洁净滤纸片置于平皿内，用无菌玻璃棒取上述平板上生长的菌落涂于滤纸片上，滴加新配制的 1‰二盐酸 N,N-二甲基对苯二胺试液，在 30s 内若培养物呈粉红色并逐渐变为紫红色，为氧化酶试验阳性，否则为阴性。

（5）结果判断 阳性对照试验应检出铜绿假单胞菌。阴性对照试验应无菌生长。

若供试品的溴化十六烷基三甲铵琼脂培养基平板上有菌落生长，且氧化酶试验阳性，应进一步进行适宜的鉴定试验，确证是否为铜绿假单胞菌。

如果平板上没有菌落生长，或虽有菌落生长但鉴定结果为阴性，或氧化酶试验阴性，判供试品未检出铜绿假单胞菌。

口腔溃疡散的铜绿假单胞菌的限度标准为不得检出/g。

☆ 注意事项

（1）分离平板在使用前应置 36℃恒温箱内 1～2h，使其表面温暖湿润，以利用细菌生长、分离。陈旧、散失水分的平板不得使用。

（2）在进行阳性对照试验时，应与供试品检验分开操作，避免污染，特别是用接种针、环进行接种或分离时，避免动作过大，以免产生气溶胶污染操作用具及环境。

（3）对分离平板上的疑似菌落，应多选取几个菌落同时检查。不要在平板的菌落密集部位挑取可疑菌落，而应在菌落分布稀疏部位挑选单个菌落。

（4）沙门菌操作时所有用过的增菌、分离、生化试验、血清凝集试验的器物以及镜检后的玻片等，均需经灭菌后方能洗涤。

（5）金黄色葡萄球菌在分离培养基上典型者为金黄色。但由于受药物影响或为非典型菌株，亦可呈橙黄色、柠檬色、白色。培养基存放时间和培养时间对色素产生亦有影响。

（6）如果使用干粉培养基，应按说明书配制，注意 pH 值是否符合规定，必要时应校正后灭菌使用。

（7）血浆凝固酶试验使用新鲜培养物及新鲜血浆。如用陈旧培养物及血浆（纤维蛋白已析出）易导致假阴性反应。此外，观察结果时不宜摇动试管，因凝固初期凝块不结实，易破坏，引起假阴性反应。

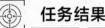 **任务结果**

填写《药品生物检定技术任务工单》中的"口腔溃疡散的控制菌检查 记录单"。

 任务考核

填写《药品生物检定技术任务工单》中的"口腔溃疡散的控制菌检查 评价单"。

工作任务三　注射用青霉素钠的无菌检查

中国抗生素的摇篮——上海第三制药厂

上海第三制药厂诞生于解放战争时期，1953 年临危受命量产青霉素，终结进口依赖，开启中国抗生素工业化征程。该厂研发金霉素、四环素、头孢菌素等 30 余种药物，被誉为"中国抗生素摇篮"。改制为上海新先锋药业后，扎根浦东张江，建成国内规模最大、技术领先的头孢类抗生素生产基地，实现从"追赶"到"引领"的跨越。

从战火中诞生的"青霉素工厂"到新时代医药创新高地，该厂以科技自强诠释产业报国，突破封锁，填补空白，彰显艰苦奋斗的爱国精神，从传统工艺到尖端技术印证守正创新的时代担当。国企脊梁扛起民生之责，七十年产学研融合证明唯有以科技自立筑牢医药根基，以责任传承守护生命健康，方能挺起中国医药的脊梁。

 任务导入

青霉素又称为青霉素G，属于β-内酰胺类抗生素。青霉素的抗菌谱是革兰阳性杆菌和革兰阳性球菌等。青霉素适用于敏感细菌所致各种感染，如脓肿、菌血症、肺炎和心内膜炎等。青霉素为以下感染的首选药物：①溶血性链球菌感染，如咽炎、扁桃体炎、猩红热、丹毒、蜂窝织炎和产褥感染等；②肺炎链球菌感染如肺炎、中耳炎、脑膜炎和菌血症等；③不产青霉素酶葡萄球菌感染；④炭疽；⑤破伤风、气性坏疽等梭状芽孢杆菌感染；⑥梅毒；⑦钩端螺旋体病；⑧回归热；⑨白喉；⑩青霉素与氨基糖苷类药物联合用于治疗甲型溶血性链球菌心内膜炎。

 任务知识

1. 相关的质量标准和制剂通则

注射用青霉素钠质量标准【检查】项下规定"无菌照青霉素钠项下的方法测定，均应符合规定"。

青霉素钠的【无菌】检查规定：取本品，用适宜溶剂溶解，加青霉素酶灭活后或用适宜溶剂稀释后，经薄膜过滤法处理，依法检查（通则 1101），应符合规定（供无菌分装用）。

注射用青霉素钠属于注射剂，应符合制剂通则 0102 注射剂的相关规定。注射剂系指原料药物或与适宜的辅料制成的供注入体内的无菌制剂。注射剂可分为注射液、注射用无菌粉末与注射用浓溶液等。注射用青霉素钠是注射用无菌粉末。

注射用无菌粉末系指原料药物或与适宜辅料制成的供临用前用无菌溶液配制成注射液的无菌粉末或无菌块状物，可用适宜的注射用溶剂配制后注射，也可用静脉输液配制后静脉滴注。以冷冻干燥法制备的注射用无菌粉末，也可称为注射用冻干制剂。注射用无菌粉末配制成注射液后应符合注射剂的要求。

除另有规定外，注射剂应进行【无菌】检查，照无菌检查法（通则 1101）检查，应符合规定。

注射用青霉素钠的【规格】按 $C_{16}H_{17}N_2NaO_4S$ 计有：0.12g（20 万单位）、0.24g（40 万单位）、0.48g（80 万单位）、0.6g（100 万单位）、0.96g（160 万单位）、2.4g（400 万单位）。

2. 相关的无菌检查方法

(1) 青霉素酶法　注射用青霉素钠的无菌检查应该采用薄膜过滤法，并用青霉素酶作为中和剂。青霉素酶法作为 β-内酰胺类抗生素灭活的方法之一，对头孢菌素类与青霉素类药品的无菌检查具有重要意义。青霉素酶能完全特异、迅速地使青霉素灭活，从而使青霉素失去抑菌、杀菌作用，其作用原理为：青霉素酶能水解青霉素的 β-内酰胺母核部分，使其开环，青霉素即转化为青霉噻唑酸，从而失活；而青霉素酶本身无抑菌、杀菌或吸附微生物的作用，因此，利用青霉素酶的这一特性，可检出青霉素类药品中污染微生物的程度。

青霉素酶又称 β-内酰胺酶，在各种微生物中分布广泛，特别在细菌中更为广泛。该酶可有效水解 β-内酰胺类抗生素的 β-内酰胺环，从而使其失去抗微生物活性等。青霉素酶是从重组大肠杆菌中分离纯化，经过滤除菌后得到无菌的青霉素酶溶液。

青霉素酶的一般性质如下。①青霉素酶具有蛋白质的性质，能被乙醇、丙酮沉淀变性，能被高热破坏，不能透过半透膜，能被硫酸铵盐析沉淀及具抗原性。②酶活性：最适 pH 为 6.8～7.2（37℃）。③吸附性：青霉素酶能被石棉、硅胶、玻璃、活性炭及氧化铝吸附。④酶抑制剂：Fe^{3+} 在 $50\mu g/ml$ 时可完全抑制酶的作用；Ca^{2+} 在 $25\mu g/ml$ 时可抑制 65% 的酶活性。⑤酶的稳定性：青霉素酶培养基内加入 1% 明胶或肉浸液培养基可增高青霉素酶的稳定性。青霉素酶粗制品常较提纯的精制品稳定，这可能由于粗品中存在高分子量的蛋白质、多肽类等起保护作用。⑥特异性：青霉素酶使青霉素结构中的 β-内酰胺环破坏产生青霉噻唑酸，但是侧链不同的半合成青霉素，受青霉素酶水解的程度不同，而不同菌种产生的酶对不同侧链的青霉素及头孢菌素的水解程度也不同。一般来说，青霉素酶对青霉素 G 的水解能力比对其他侧链的半合成青霉素强，对半合成青霉素较弱，对头孢菌素类更弱。

青霉素酶用于 β-内酰胺类抗生素的无菌检查时，取适量青霉素酶加入注射用水配制成一定浓度的溶液，取适量该溶液加入培养基中。

(2) 厌氧培养基　硫乙醇酸盐液体培养基，基本上适用于需气菌与厌氧菌的生长要求。该培养基的特点有：①胰胨、酵母浸出粉提供氮源以及供合成蛋白质必需的各种氨基酸和 B 族维生素；②L-胱氨酸、硫乙醇酸盐、葡萄糖均有降低氧化还原电位的作用，使深部氧化还原电位适合厌氧菌的生长，同时硫乙醇酸盐有钝化含砷和汞类药物及防腐剂的抑菌作用；③增添刃天青作为氧化还原的指示剂，有氧时呈红色；④少量琼脂有助于厌氧环境的形成，防止因液体对流而迅速产生氧化。

(3) **阳性对照和阴性对照**　阳性对照菌液是为供试品做阳性对照试验使用的。阳性对照试验的目的是检查阳性菌在加入供试品的培养基中能否生长，以验证供试品有无抑菌活性物质和试验条件是否符合要求。阳性菌生长表明使用的技术条件恰当，反之，试验无效。因此，无论有无抗菌活性的供试品都应做阳性对照试验，以此作为评定检查方法的可行性的重要依据。根据青霉素钠的特性，选取金黄色葡萄球菌作为阳性对照菌，制备成菌液。

无菌检查，均应取相应溶剂和稀释剂同法操作，作阴性对照。阴性对照的目的是检查取样用的吸管、针头、注射器、稀释剂、溶剂、冲洗液、过滤器等是否无菌，同时也是对无菌检查区域及无菌操作技术等条件的测试。

3. 无菌检查的取样量

按表 1-25 批出厂产品及生物制品的原液和半成品最少检验数量规定，注射用青霉素钠批产量大于 500 个时，接种每种培养基的最少检验数量为 20 瓶。

阳性对照的供试品用量同供试品无菌检查时每份培养基接种的样品量，阳性对照应该是 20 瓶的半量，取 10 瓶即可。

注射用青霉素钠属于固体制剂，6 种规格的供试品装量，其中 2 种装量 0.12g、0.24g 在 $50mg \leqslant m < 300mg$ 之间，每支供试品接入每种培养基的最少量可以是半量，但不得少于 50mg。另外 4 种装量 0.48g、0.6g、0.96g、2.4g，在 $300mg \leqslant m \leqslant 5g$ 之间，每支供试品接入每种培养基的最少量为 150mg。

采用薄膜过滤法时，只要供试品特性允许，应将所有内容器内的内容物全部过滤。但是因为注射用青霉素钠是抗菌性很强的供试品，所以还是用最少检验量来做方法适用性试验。供试品无菌检查所采用的检查方法和检验条件应与方法适用性试验确认的方法相同。

 ## 任务准备

1. 用品与仪器的准备

烧杯、试管、锥形瓶、量筒、培养皿（90mm）、刻度吸管（1ml、5ml、10ml）、注射器（5ml、10ml、20ml、30ml）、针头（9、11、12、16 号）、手术镊、剪刀、酒精灯、酒精棉、记号笔、废液缸等。

封闭式集菌仪和集菌培养器或开放式滤器、真空泵和抽滤瓶、恒温培养箱（30～35℃）、生化培养箱（20～25℃）、高压蒸汽灭菌器、电热恒温干燥箱（250℃）等。

2. 培养基的准备

硫乙醇酸盐流体培养基和胰酪大豆胨液体培养基可以按处方制备。亦可使用按该处方生产的符合规定的脱水培养基或商品化的预制培养基。

硫乙醇酸盐流体培养基灭菌后在 25℃ 的 pH 值为 7.1±0.2。分装至适宜的容器中，其装量与容器高度的比例应符合培养结束后培养基氧化层（粉红色）不超过培养基深度的 1/2。灭菌。在供试品接种前，培养基氧化层的高度不得超过培养基深度的 1/3，否则，须经 100℃ 水浴加热至粉红色消失（不超过 20min），迅速冷却，只限加热一次，并防止被污染。除另有规定外，硫乙醇酸盐流体培养基置 30～35℃ 培养。

胰酪大豆胨液体培养基灭菌后在 25℃ 的 pH 值为 7.3±0.2，加入葡萄糖，分装，灭菌。

胰酪大豆胨液体培养基置 20～25℃培养。

配制好的硫乙醇酸盐流体培养基和胰酪大豆胨液体培养基进行培养基适用性检查，确认培养基无菌和灵敏度应符合要求。培养基适用性检查可在供试品的无菌检查前或与供试品的无菌检查同时进行。

3. 稀释液和灭活剂的准备

0.1%无菌蛋白胨水溶液：取蛋白胨 1.0g，加水 1000ml，微温溶解，必要时滤过使澄清，调节 pH 值至 7.1±0.2，分装，灭菌。

pH7.0 无菌氯化钠-蛋白胨缓冲液：取磷酸二氢钾 3.56g，无水磷酸氢二钠 5.77g，氯化钠 4.30g，蛋白胨 1.00g，加水 1000ml，微温溶解，必要时滤过使澄清，分装，灭菌。

无菌青霉素酶：100 万 U/ml 的溶液。本品应在 2～8℃低温保存，避光，密封时能稳定存放 8 个月。开瓶后请在 24h 内使用。本品为无菌溶液，在使用过程中请严格按照无菌操作进行。缓冲液 pH 对酶活性存在一定的影响，最适酸碱度为 pH7.0，本品应在 pH6.0～8.0 使用；使用温度不宜大于 45℃。

无菌检查培养基和
冲洗液的配制

4. 菌液的准备

注射用青霉素钠是抗革兰阳性菌为主的供试品，以金黄色葡萄球菌〔CMCC（B）26 003〕为对照菌。

从菌种保藏中心获得的菌种复苏培养，并采用适宜的菌种保藏技术进行保存和确认，以保证试验菌株的生物学特性。培养基灵敏度检查所用菌株传代次数不得超过 5 代。

阳性对照和培养基适用性检查用菌液的制备方法见表 1-28 无菌检查用菌悬液制备方法。

5. 滤器的准备

（1）全封闭过滤系统 由 HTY 型智能集菌仪与一次性全封闭集菌培养器组成的过滤系统。将智能集菌仪安装在无菌室操作台适当位置，用消毒液擦拭，并将无菌一次性全封闭集菌培养器的塑料导管放入蠕动槽内，进液导管的针头插入供试液或冲洗液等容器的胶塞上。

（2）开放式薄膜过滤器 无菌检查薄膜过滤器由除菌滤器连接气瓶和减压抽气泵组成。将孔径 0.45μm 的滤膜放在器底部的多孔垫板上。为防止滤膜与滤筒或多孔垫板的粘连，通常用耐高温的聚四氟乙烯垫圈或四氯乙烯垫圈，将微孔滤膜隔开。分别用牛皮纸将滤器与底座排液金属固定架装置以及抽滤瓶、耐压橡皮管包扎，灭菌。使用时，在无菌室装配连接起来。

薄膜过滤器的组
装与包扎灭菌

 任务实施

1. 供试品的制备及接种

在超净工作台内，用酒精棉球对 20 瓶供试品容器表面进行彻底消毒，再按无菌操作开启容器，用 0.1%无菌蛋白胨水溶液溶解，取出内容物。混合至装有 0.1%无菌蛋白胨水溶液 300ml 的无菌容器中，混匀。

先用少量的冲洗液过滤 3 个滤筒，以润湿滤膜，立即过滤供试液，每个滤筒 100ml。

供试液经薄膜过滤后，用 0.1％无菌蛋白胨水溶液冲洗滤膜，每张滤膜每次冲洗量为 100ml，冲洗三次。

样品冲洗后，1 份滤器中加入含 100 万单位青霉素酶的硫乙醇酸盐流体培养基 100ml，1 份滤器中加入含 100 万单位青霉素酶的胰酪大豆胨液体培养基 100ml，作为供试品管。

无菌检查供试
品的处理

2. 阳性对照

上述三联滤器冲洗后，第 3 个滤器中加入含 100 万单位青霉素酶的胰酪大豆胨液体培养基 100ml。然后取浓度不大于 100cfu 的金黄色葡萄球菌菌液 1ml，加入滤器中，作为阳性对照。

3. 阴性对照

另取 2 个滤筒，分别用 0.1％无菌蛋白胨水溶液过滤，冲洗后，1 份滤器中加入 100ml 硫乙醇酸盐流体培养基，1 份滤器中加入 100ml 胰酪大豆胨液体培养基，作为阴性对照。

4. 培养及观察

将供试品、阳性对照和阴性对照的滤筒置于培养箱内，硫乙醇酸盐流体培养基置 30～35℃培养。胰酪大豆胨液体培养基置 20～25℃培养。供试品管和阴性对照培养时间不少于 14 天。阳性对照培养不超过 5 天。

无菌检查接种、
培养及观察

培养期间应定期观察并记录是否有菌生长。

5. 结果判断

阳性对照应生长良好。阴性对照不得有菌生长。

若供试品管均澄清，或虽显浑浊但经确证无菌生长，判供试品符合规定；若供试品管中任何一管显浑浊并确证有菌生长，判供试品不符合规定。

☆ 注意事项

（1）滤膜质量优劣，直接影响除菌效果。不同厂家生产的滤膜的一致性和完整性必须确认，必须抽查滤膜孔径是否符合规定，不合格者不得使用。

（2）开放式滤器在灭菌、装配、使用中应检查滤膜有无断裂；滤器使用前，在整个滤器装置装配完成后，应确保滤器和装置的无菌；被测试的物质是油类物质时，滤膜灭菌后，应保持干燥。

（3）全封闭滤器应保持双芯针头空气滤膜的干燥。否则双芯针头导管上的滤膜会被液体浸湿，影响空气的过滤。每次加冲洗液后的过滤，应适当旋转滤器，这有利于抗菌物质的洗脱效果，也节约冲洗液。

（4）供试品制备的供试液应集中于含至少 100ml 稀释液的容器中，使供试液浓度降低，这可减少药液沉积或滤膜、滤器的吸附。

（5）滤膜的材质多种多样，有亲水性滤膜和疏水性滤膜之分。硝酸纤维素膜用于溶于水、油及低浓度乙醇溶液的过滤，醋酸纤维素膜用于浓乙醇溶液的过滤。

（6）在培养期内必须逐日观察，了解培养过程中的变化，不可在培养期结束时才观察结果。

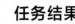
任务结果

填写《药品生物检定技术任务工单》中的"注射用青霉素钠的无菌检查 记录单"。

任务考核

填写《药品生物检定技术任务工单》中的"注射用青霉素钠的无菌检查 评价单"。

工作任务四　葡萄糖注射液的细菌内毒素检查

任务导入

葡萄糖是人体主要的热量来源之一，每 1g 葡萄糖可产生 4000cal（16.7kJ）热能，故被用来补充热量，治疗低血糖症。当葡萄糖和胰岛素一起静脉滴注，糖原的合成需钾离子参与，从而使钾离子进入细胞内，血钾浓度下降，故被用来治疗高钾血症。葡萄糖注射液主要适应证为：①补充能量和体液，用于各种原因引起的进食不足或大量体液丢失（如呕吐、腹泻等），饥饿性酮症。②低血糖症。③高钾血症。④高渗溶液用作组织脱水剂。⑤配制腹膜透析液。⑥药物配制的稀释剂等。

任务知识

1. 相关的质量标准和制剂通则

葡萄糖注射液质量标准【检查】规定"细菌内毒素　取本品，依法检查（通则 1143），每 1ml 中含内毒素的量应小于 0.50EU"。

葡萄糖注射液属于注射剂，应符合制剂通则 0102 注射剂的相关规定。注射剂可分为注射液、注射用无菌粉末与注射用浓溶液等。葡萄糖注射液是注射液。

注射液系指原料药物或与适宜的辅料制成的供注入体内的无菌液体制剂，包括溶液型、乳状液型和混悬型等注射液。可用于皮下注射、皮内注射、肌内注射、静脉注射、静脉滴注、鞘内注射、椎管内注射等。其中，供静脉滴注用的大容量注射液（除另有规定外，一般不小于 100ml，生物制品一般不小于 50ml）也可称为输液。

除另有规定外，注射剂应进行细菌内毒素或热原检查，静脉用注射剂按各品种项下的规定，照细菌内毒素检查法（通则 1143）或热原检查法（通则 1142）检查，应符合规定。

葡萄糖注射液【规格】有 24 种，分别是以下规格。（1）10ml：1g、（2）10ml：2g、（3）10ml：5g、（4）20ml：5g、（5）20ml：10g、（6）50ml：2.5g、（7）50ml：5g、（8）100ml：5g、（9）100ml：10g、（10）100ml：50g、（11）200ml：10g、（12）250ml：12.5g、（13）250ml：25g、（14）250ml：50g、（15）250ml：62.5g、（16）250ml：100g、（17）250ml：125g、　（18）300ml：15g、　（19）500ml：25g、　（20）500ml：50g、

（21）500ml：125g、（22）1000ml：50g、（23）1000ml：100g、（24）1000ml：250g。

2. 相关的细菌内毒素检查方法

葡萄糖注射液质量标准的【检查】项下细菌内毒素检查规定，取本品，依法检查（通则1143），每1ml中含内毒素的量应小于0.50EU。

通则1143细菌内毒素检查法包括凝胶法（限度检测或半定量检测）和光度测定法（浊度法和显色基质法）。

葡萄糖注射液细菌内毒素检查选择凝胶法的限度检测。

（1）试剂 鲎试剂的生物活性以其能检出细菌内毒素的最低有效浓度表示，即鲎试剂的灵敏度，以 λ 表示，单位为 EU/ml。常用的 λ 值有 0.5EU/ml、0.25EU/ml、0.125EU/ml。当使用新批号的鲎试剂或试验条件发生可能影响检验结果的改变时，应进行鲎试剂灵敏度复核试验。

鲎试剂的酶反应最佳 pH 值为 6.8～8.0，pH≤3 或≥10 时，酶活性受到抑制。鲎试剂生产用水质量和 BET 水 pH 值的差异，可影响鲎试剂对内毒素脂多糖反应的敏感性。

细菌内毒素国家标准品是由自大肠埃希菌提取、精制，并以细菌内毒素国际标准品标定其效价。用于标定、复核、仲裁鲎试剂灵敏度、标定细菌内毒素工作标准品的效价，干扰试验及检查法中编号 B 和 C 溶液的制备、凝胶法中鲎试剂灵敏度的复核试验、光度测定法中标准曲线的可靠性试验。

细菌内毒素工作标准品，是以细菌内毒素国家标准品为基准，标定其效价，用于干扰试验及检查法中编号 B 和 C 溶液的制备、凝胶法中鲎试剂灵敏度复核试验、光度测定法中标准曲线可靠性试验。

细菌内毒素检查用水应符合灭菌注射用水标准，其内毒素含量小于 0.015EU/ml（用于凝胶法）或小于 0.005EU/ml（用于光度测定法），且对内毒素试验无干扰作用。

（2）计算内毒素限值与最大有效稀释倍数 某些供试品需进行复溶、稀释或在水性溶液中浸提制成供试品溶液。必要时，可调节被测溶液（或其稀释液）的 pH 值，一般供试品溶液和鲎试剂混合后溶液的 pH 值在 6.0～8.0 的范围内为宜，可使用适宜的酸、碱溶液或缓冲液调节 pH 值。酸或碱溶液须用细菌内毒素检查用水在已去除内毒素的容器中配制。所用溶剂、酸碱溶液及缓冲液应不含内毒素和干扰因子。

① 确定内毒素限值。可查阅现行版《中国药典》，确定供试品的内毒素限量值。药品、生物制品的细菌内毒素限值（L）一般按以下公式确定：

$$L = K/M$$

式中，L 为供试品的细菌内毒素限值，一般以 EU/ml、EU/mg 或 EU/U（活性单位）表示；K 为人每千克体重每小时最大可接受的内毒素剂量，以 EU/(kg·h) 表示，注射剂 $K = 5EU/(kg·h)$，放射性药品注射剂 $K = 2.5EU/(kg·h)$，鞘内用注射剂 $K = 0.2EU/(kg·h)$；M 为人每千克体重每小时的最大供试品剂量，以 ml/(kg·h)、mg/(kg·h) 或 U/(kg·h) 表示，人均体重按 60kg 计算，人体表面积按 $1.62m^2$ 计算。注射时间若不足 1h，按 1h 计算。供试品每平方米体表面积剂量乘以 0.027 即可转换为每千克体重剂量。按人用剂量计算限值时，如遇特殊情况，可根据生产和临床用药实际情况做必要调整，但需说明理由。

② 最大有效稀释倍数（MVD）的确定。最大有效稀释倍数指在试验中供试品溶液被允

许稀释的最大倍数，在不超过此稀释倍数的情况下进行内毒素限值的检测。

使用批号鲎试剂的灵敏度标示值小于供试品的内毒素限量时，按下式计算，用内毒素检查用水将供试品稀释后进行检查。

$$MVD = cL/\lambda$$

式中，L 为供试品的细菌内毒素限值；c 为供试品溶液的浓度，当 L 以 EU/ml 表示时，则 c 等于 1.0ml/ml，当 L 以 EU/mg 或 EU/U 表示时，c 的单位需为 mg/ml 或 U/ml；λ 为在凝胶法中鲎试剂的标示灵敏度，EU/ml，或是在光度测定法中所使用的标准曲线上最低的内毒素浓度。

(3) 检查法 按照表 1-33 制备溶液 A、B、C 和 D。使用稀释倍数不超过最大有效稀释倍数，并且已经排除干扰的供试品溶液来制备溶液 A 和 B。按鲎试剂灵敏度复核试验项下操作。

表 1-33 凝胶限度试验溶液的制备

编号	内毒素浓度/配制内毒素的溶液	平行管数
A	无/供试品溶液	2
B	2λ/供试品溶液	2
C	2λ/检查用水	2
D	无/检查用水	2

注：A 为供试品溶液；B 为供试品阳性对照；C 为阳性对照；D 为阴性对照。

 任务准备

1. 用品及仪器的准备

去热原一次性吸头、凝集管（10mm×75mm）、管架、砂轮、封口膜、消毒棉球、吸水纸、剪刀、记号笔、pH 精密试纸、酒精灯及火柴等。

电热恒温干燥箱（温度能达到 250℃）、超净工作台、微量移液器（200μL）、旋涡混合器、细菌内毒素检查专用干式恒温箱（37℃±1℃）或恒温水浴器（37℃±1℃）、高压蒸汽灭菌器等。

2. 供试品和试剂的准备

供试品：葡萄糖注射液。

试剂：鲎试剂、细菌内毒素国家标准品、细菌内毒素工作标准品、细菌内毒素检查用水。

 任务实施

1. 配制阳性对照溶液

内毒素工作标准品为 10EU/支，鲎试剂标示灵敏度 λ 为 0.125EU/ml。内毒素阳性对照应稀释至 2λ，即为 0.25EU/ml。

溶解：取细菌内毒素工作标准品 1 支（10EU），轻弹瓶壁使粉末落入瓶底，75%酒精棉擦拭后开启，加细菌内毒素检查用水 1.0ml，置旋涡混合器上混合 15min，浓度为

10EU/ml。

稀释：取上述细菌内毒素溶液 0.2ml 于无内毒素的小试剂瓶中，加入 1.8ml 细菌内毒素检查用水，置旋涡混合器上混合 30s，即得 1EU/ml 细菌内毒素溶液。

取 1EU/ml 细菌内毒素溶液 1.0ml 于无内毒素的小试剂瓶中，加入 1.0ml 细菌内毒素检查用水，置旋涡混合器上混合 30s，即得 0.5EU/ml 细菌内毒素溶液。

取 0.5EU/ml 细菌内毒素溶液 1.0ml 于无内毒素的小试剂瓶中，加入 1.0ml 细菌内毒素检查用水，置旋涡混合器上混合 30s，即得 0.25EU/ml 细菌内毒素溶液（即 2λ 阳性对照液）。

制备细菌内毒素
标准品

2. 配制供试品溶液

葡萄糖注射液每 1ml 中含内毒素的量应小于 0.50EU。鲎试剂灵敏度 λ 为 0.125EU/ml 时，计算最大稀释倍数 $MVD = cL/\lambda = 1 \times 0.5 \div 0.125 = 4$（倍），即葡萄糖注射液最大稀释倍数为 4 倍。

取供试品 0.125ml，加入检查用水 0.25ml，置旋涡混合器上混合均匀，供内毒素检查用。

制备细菌内毒素检查
用供试品溶液

3. 配制供试品阳性对照液

取供试品的 4 倍稀释液 0.5ml 于无内毒素的空安瓿瓶中，加入 0.5ml 0.5EU/ml 细菌内毒素标准品溶液，置旋涡混合器上混合 30s，即得 2λ 供试品阳性液。

4. 凝胶法检查细菌内毒素

取规格 0.1ml/支鲎试剂 8 支，轻弹瓶壁使粉末落入瓶底后启开，加入 0.1ml BET 水，轻轻振摇使鲎试剂完全溶解（见表 1-34）。

表 1-34　细菌内毒素检查　　　　　　　　单位：ml

试剂	供试品管 A		供试品阳性 B		阳性对照 C		阴性对照 D	
	A1	A2	B1	B2	C1	C2	D1	D2
鲎试剂	0.1	0.1	0.1	0.1	0.1	0.1	0.1	0.1
供试品	0.1	0.1						
BET 水							0.1	0.1
供试品阳性对照			0.1	0.1				
标准品阳性对照					0.1	0.1		

用封口膜密封试管口，（37±1）℃，保温（60±2）min，观察结果。将试管从水浴中轻轻取出，缓缓倒转 180°时将试管从水浴中轻轻取出，缓缓倒转 180°时，管内形成坚实凝胶，不变形，不从管壁滑脱者为阳性，记录为"＋"；未形成凝胶或凝胶不坚实，不能保持完整并从管壁滑脱者为阴性，记录为"－"。保温和取放试管过程应避免受到震动造成假阴性结果。

凝胶限度试验检查
细菌内毒素

5. 结果判断

若阴性对照溶液 D 的平行管均为阴性，供试品阳性对照溶液 B 的平行管均为阳性，阳性对照溶液 C 的平行管均为阳性，试验有效。

若溶液 A 的两个平行管均为阴性，判定供试品符合规定。

若溶液 A 的两个平行管均为阳性，判定供试品不符合规定。

若溶液 A 的两个平行管中的一管为阳性，另一管为阴性，需进行复试。

 注意事项

（1）内毒素稀释不宜用注射器，而应用经过校正的刻度玻璃吸管。因为注射器刻度准确度差，而且针栓壁磨砂面易吸附内毒素，试验误差大。同时要特别注意注射器针头引入的铁离子对试验结果的干扰，铁离子对鲎试验反应有较强的抑制作用。

（2）离子对细菌内毒素测定结果影响较大。许多药物在 pH 值≥10 时，其中的阴离子会吸收鲎试剂中的 Ca^{2+}、Mg^{2+}，使试验呈假阴性。

（3）如血液中的凝血因子、络合剂、抗凝剂等，都可能干扰鲎试剂与内毒素的反应，同时消毒剂和有机溶剂对鲎试验都有抑制作用。

（4）将玻璃器皿冲洗干燥后置适宜的密闭金属容器中，迅速置烤箱中，除去玻璃器皿表面可能存在的外源性内毒素。

（5）在正常的药品、生物制品生产时，不同时期的原料来源和水源的因素都可能导致半成品或成品污染的菌株不同，而导致内毒素脂多糖物质与鲎试剂反应的活性不同。

 任务结果

填写《药品生物检定技术任务工单》中的"葡萄糖注射液的细菌内毒素检查 记录单"。

 任务考核

填写《药品生物检定技术任务工单》中的"葡萄糖注射液的细菌内毒素检查 评价单"。

 知识测验

在线答题

项目二
药品生物活性测定

 知识目标

1. 掌握管碟法进行抗生素的微生物检定的原理、步骤和注意事项；应用 Excel 和 BS2000 统计软件计算效价的方法。

2. 熟悉生物检定统计法的直接测定法和量反应平行线测定法的步骤和统计运行；抑菌效力检查法的原理和检查步骤；统计学基础知识。

3. 了解浊度法测定抗生素效价；生物检定常用统计软件；四参数回归计算和合并计算。

 技能目标

1. 能够应用二剂量法检定抗生素的效价。
2. 能够应用 Excel 和 BS2000 统计软件进行 (2.2) 法可靠性检验和效价计算。

 素质目标

1. 在完成工作任务的过程中，理解药物检验员的职业守则。
2. 通过介绍药物质量问题引起的危害事件，培养遵纪守法，爱岗敬业；科学检测，程序规范；保质保量，坚持原则的职业精神。

必备知识一　抗生素微生物检定

一、抗生素的效价单位

抗生素是生物在其生命活动中产生的，能在低微浓度下有选择地抑制或影响他种生物机能的化学物质的总称。抗生素的结构十分繁杂，通常某种抗生素是几种相似组分的混合物；而且抗生素具有不稳定性，产品中混杂着分解产物、异构物等；再加上抗生素生产过程中不可避免地混杂一些发酵产生的杂质，这些情况还会随着工艺路线的改进、生产菌种的变异、培养基原料和培养条件的改变而发生相应的变化，这些因素给抗生素样品分析检定工作带来很大困难。必须对有效成分和无效成分加以区别。

抗生素的效价是衡量抗生素中有效成分的效力的相对标准。抗生素的单位（U）是衡量抗生素有效成分的效力的具体尺度。有时抗生素的效价和单位不加以区分，统称为效价单位。不管是用对某种动物产生某种特定程度的药理反应的药量作为效价单位，还是经专家协议人为规定某一质量作为效价单位，凡一经确定，效价单位就不再变更，成为一种公认的计量单位。抗生素的效价单位根据其各自形成和发展的实际情况有不完全相同的含义。一般可分为四种表示方法。

1. 质量单位

以抗生素的生物活性部分（不包括酸根部分）的质量作为效价单位。$1\mu g$ 定为 1U，1mg 即为 1000U。如硫酸链霉素、硫酸卡那霉素、硫酸新霉素、硫酸庆大霉素、盐酸土霉素、乳酸红霉素等大部分抗生素都用质量单位表示。用这种方法表示抗生素的效价单位时，虽然不同酸根的同一抗生素称重不同，只要单位一样，则表示其有效部分的质量是一样的。

2. 类似质量单位

以纯粹抗生素盐类的质量（包括无生物活性的酸根部分）作为效价单位，$1\mu g$ 定为 1U，1mg 即为 1000U。如四环素、氯霉素等抗生素以此种方式表示效价单位。这是根据国际使用习惯而来的。

3. 质量折算单位

以特定的纯粹抗生素盐的某一质量作为效价单位。如青霉素指定 $0.5988\mu g$ 为 1U。最初是指定在 50ml 肉汤培养基内能够完全抑制金黄色葡萄球菌生长的青霉素的最小量为 1U，后来制得纯品，这一最小量相当于青霉素 G 钠盐 $0.5988\mu g$，则青霉素 $1\mu g$ 为 1.67U。

4. 特定单位

以特定的抗生素样品的某一质量作为效价单位，经国家有关机构认可而定，如特定的一批杆菌肽称重 0.018mg 为 1U，即 1mg＝55U。

二、抗生素微生物检定法

抗生素微生物检定法系在适宜条件下，根据量反应平行线原理设计，通过检测抗生素对微生物的抑制作用，计算抗生素活性（效价）的方法。这种方法基于临床应用的药理作用，能够确定抗生素的医疗价值,这是物理学方法或化学方法不具有的。此外本法检测灵敏度高,有微量抗生素即可检出。

抗生素微生物检定法,一般可分为比浊法和扩散法。

比浊法是将供试品与标准品的稀释液加入液体培养基内,观察试验菌生长的情况。试验菌受到不同浓度抗生素的抑制,产生不同程度的浑浊。可以采用分光光度计来测定吸光度,自动化程度高,快速,准确,不受扩散影响。浑浊程度不同,光吸收不同,可以反映抑菌效力的不同。

扩散法是采用固体培养基,在融化凝固前接种试验菌,将抗生素用不同的设计方法加在含有试验菌的培养基上,在培养过程中,抗生素向培养基中扩散,凡抑菌浓度所能达到之处,细菌不能生长而呈透明的抑菌范围,一般都呈圆形,称为抑菌圈。

《中国药典》收载的抗生素微生物检定包括两种方法,即管碟法和浊度法。测定结果经计算所得的效价,如低于估计效价的 90% 或高于估计效价的 110% 时,应调整其估计效价,重新试验。除另有规定外,抗生素微生物检定法的可信限率不得大于 5%。

1. 管碟法

管碟法系利用抗生素在琼脂培养基内的扩散作用,比较标准品与供试品两者对接种的试验菌产生抑菌圈的大小,以测定供试品效价的一种方法。管碟法是琼脂扩散法的一种。

抗生素溶液在摊布特定试验菌的琼脂培养基内扩散,形成一定浓度的含抗生素的球形区,抑制了试验菌的繁殖,通过透明琼脂培养基,可观察到透明的抑菌圈,并且在一定的抗生素浓度范围内,对数浓度(剂量)与抑菌圈面积或直径成正比。方法设计是在同样条件下将已知效价的标准品溶液与未知效价的供试品溶液,用管碟法表现的剂量反应(抑菌圈)进行比较;当标准品和供试品是同一性质的抗生素时,标准品溶液和供试品溶液,对一定试验菌所得的剂量反应曲线,在一定剂量范围内应互相平行。

管碟法适用于各种抗生素,试验结果较稳定;样品用量少,灵敏度高;适合大批样品的测定。但操作步骤多,试验过程长,要求技术熟练、细致;影响试验结果的因素较多,如培养基原材料的质量等,一般琼脂中的杂质可能影响扩散速度及效价强度,需要从各个环节严格控制试验条件,使试验结果与真值更为接近,误差更小。

(1) 抑菌圈形成的原理 将不锈钢小管安置在摊布特定试验菌的琼脂培养基平板上,当小管内加入抗生素溶液后,抗生素分子就随溶剂向培养基内呈球形扩散。同时将培养基平板置培养箱中培养,试验菌就开始繁殖,如图 2-1 所示。

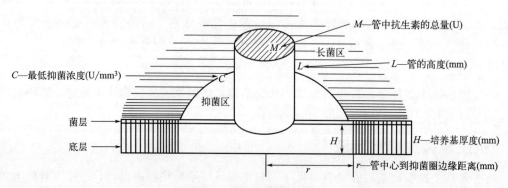

图 2-1 抑菌圈形成的原理

抗生素分子在琼脂培养基中的浓度，随离开小管的距离增大而降低。当抗生素分子扩散到 T 时间，这时琼脂培养基中抗生素的浓度恰高于该抗生素对试验菌的最低抑制浓度，试验菌的繁殖被抑制，呈现出透明的抑菌圈。在抑菌圈的边缘处，琼脂培养基中所含抗生素的浓度即为该抗生素对试验菌的最低抑菌浓度。

根据抗生素在琼脂培养基内的球面扩散，利用分子扩散定律，推导出动力学公式：

$$\lg M = \left(\frac{1}{9.21DT}\right)r^2 + \lg(C \times 4\pi DTH)$$

式中　D——扩散系数，mm/h；

T——抗生素扩散时间（近似细菌生长到肉眼可见的时间），h；

M——在管中的抗生素总量，U；

r——管中心到抑菌圈边缘距离，mm；

H——培养基厚度，mm；

C——最低抑菌浓度，U/mm^3。

上式相当于直线方程式：$y = ax + b$，其中 $\lg M$ 相当于 y；$\frac{1}{9.21DT}$ 相当于斜率 a；$\lg(C \times 4\pi DTH)$ 相当于截距 b。将已知效价的抗生素标准品溶液与未知效价的供试品溶液在同样试验条件下进行培养，比较两者抑菌圈的大小，由于同质的抗生素对特定试验菌所得的两条剂量反应曲线为平行直线，故可根据此原理，设计二剂量法及三剂量法等，从而可以较准确地对比出供试品的效价。

（2）菌悬液的制备

① 枯草芽孢杆菌悬液。取枯草芽孢杆菌〔CMCC（B）63 501〕的营养琼脂斜面培养物，接种于盛有营养琼脂培养基的培养瓶中，在 35～37℃ 培养 7 天，用革兰染色法涂片镜检，应有芽孢 85% 以上。用灭菌水将芽孢洗下，65℃ 加热 30min 备用。

② 短小芽孢杆菌悬液。取短小芽孢杆菌〔CMCC（B）63 202〕的营养琼脂斜面培养物，照上述方法制备。

③ 金黄色葡萄球菌悬液。取金黄色葡萄球菌〔CMCC（B）26 003〕或〔ATCC29 213〕的营养琼脂斜面培养物，接种于营养琼脂斜面上，在 35～37℃ 培养 20～22h。临用时，用灭菌水或 0.9% 灭菌氯化钠溶液将菌苔洗下，备用。

④ 藤黄微球菌悬液。取藤黄微球菌〔CMCC（B）28 001〕的营养琼脂斜面培养物，接种于盛有营养琼脂培养基的培养瓶中，在 26～27℃ 培养 24h，或采用适当方法制备的菌斜面，用培养基Ⅲ或 0.9% 灭菌氯化钠溶液将菌苔洗下，备用。

⑤ 大肠埃希菌悬液。取大肠埃希菌〔CMCC（B）44 103〕的营养琼脂斜面培养物，接种于营养琼脂斜面上，在 35～37℃ 培养 20～22h。临用时，用灭菌水将菌苔洗下，备用。

⑥ 啤酒酵母菌悬液。取啤酒酵母菌〔ATCC 9763〕的Ⅴ号培养基琼脂斜面培养物，接种于Ⅳ号培养基琼脂斜面上。在 32～35℃ 培养 24h，用灭菌水将菌苔洗下置含有灭菌玻璃珠的试管中，振摇均匀，备用。

⑦ 肺炎克雷伯菌悬液。取肺炎克雷伯菌〔CMCC（B）46 117〕的营养琼脂斜面培养物，接种于营养琼脂斜面上，在 35～37℃ 培养 20～22h。临用时，用无菌水将菌苔洗下，备用。

⑧ 支气管炎博德特菌悬液。取支气管炎博德特菌〔CMCC（B）58 403〕的营养琼脂斜

面培养物，接种于营养琼脂斜面上，在32～35℃培养24h。临用时，用无菌水将菌苔洗下，备用。

（3）标准品和供试品溶液的制备

① 标准品溶液的制备。标准品的使用和保存，应照标准品说明书的规定。临用时照表2-1的规定进行稀释。标准品的品种、分子式及理论计算值见表2-2。

表 2-1　抗生素微生物检定试验设计表

抗生素类别	试验菌	培养基		灭菌缓冲液 pH 值	抗生素浓度范围单位/ml	培养条件	
		编号	pH 值			温度/℃	时间/h
链霉素	枯草芽孢杆菌〔CMCC(B)63 501〕	Ⅰ	7.8～8.0	7.8	0.6～1.6	35～37	14～16
卡那霉素	枯草芽孢杆菌〔CMCC(B)63 501〕	Ⅰ	7.8～8.0	7.8	0.9～4.5	35～37	14～16
阿米卡星	枯草芽孢杆菌〔CMCC(B)63 501〕	Ⅰ	7.8～8.0	7.8	0.9～4.5	35～37	14～16
巴龙霉素	枯草芽孢杆菌〔CMCC(B)63 501〕	Ⅰ	7.8～8.0	7.8	0.9～4.5	35～37	14～16
核糖霉素	枯草芽孢杆菌〔CMCC(B)63 501〕	Ⅰ	7.8～8.0	7.8	2.0～12.0	35～37	14～16
卷曲霉素	枯草芽孢杆菌〔CMCC(B)63 501〕	Ⅰ	7.8～8.0	7.8	10.0～40.0	35～37	14～16
磺苄西林	枯草芽孢杆菌〔CMCC(B)63 501〕	Ⅰ	6.5～6.6	6.0	5.0～10.0	35～37	14～16
去甲万古霉素	枯草芽孢杆菌〔CMCC(B)63 501〕	Ⅷ	6.0	6.0	9.0～43.7	35～37	14～16
庆大霉素	短小芽孢杆菌〔CMCC(B)63 202〕	Ⅰ	7.8～8.0	7.8	2.0～12.0	35～37	14～16
红霉素	短小芽孢杆菌〔CMCC(B)63 202〕	Ⅰ	7.8～8.0	7.8	5.0～20.0	35～37	14～16
新霉素	金黄色葡萄球菌〔CMCC(B)26 003〕	Ⅱ	7.8～8.0	7.8③	4.0～25.0	35～37	14～16
四环素	藤黄微球菌〔CMCC(B)28 001〕	Ⅱ	6.5～6.6	6.0	10.0～40.0	35～37	14～16
土霉素	藤黄微球菌〔CMCC(B)28 001〕	Ⅱ	6.5～6.6	6.0	10.0～40.0	35～37	14～16
金霉素	藤黄微球菌〔CMCC(B)28 001〕	Ⅱ	6.5～6.6	6.0	4.0～25.0	35～37	16～18
氯霉素	藤黄微球菌〔CMCC(B)28 001〕	Ⅱ	6.5～6.6	6.0	30.0～80.03	35～37	16～18

抗生素类别	试验菌	培养基		灭菌缓冲液 pH 值	抗生素浓度范围单位/ml	培养条件	
		编号	pH 值			温度/℃	时间/h
杆菌肽	藤黄微球菌〔CMCC(B)28 001〕	Ⅱ	6.5～6.6	6.0	2.0～12.0	35～37	16～18
黏菌素	大肠埃希菌〔CMCC(B)44 103〕	Ⅵ	7.2～7.4	6.0	614～2344	35～37	16～18
两性霉素 B①	啤酒酵母菌〔ATCC 9763〕	Ⅳ	6.0～6.2	10.5	0.5～2.0	35～37	24～36
奈替米星	短小芽孢杆菌〔CMCC(B)63 202〕	Ⅰ	7.8～8.0	7.8	5～20	35～37	14～16
西索米星	短小芽孢杆菌〔CMCC(B)63 202〕	Ⅰ	7.8～8.0	7.8	5～20	35～37	14～16
阿奇霉素	短小芽孢杆菌〔CMCC(B)63 202〕	Ⅰ	7.8～8.0	7.8	0.5～20	35～37	16～18
磷霉素	藤黄微球菌〔CMCC(B)28 001〕	Ⅱ	7.8～8.0	7.8	5～20	35～37	18～24
乙酰螺旋霉素②	枯草芽孢杆菌〔CMCC(B)63 501〕	Ⅱ	8.0～8.2	7.8	5～403	35～37	14～16
妥布霉素	枯草芽孢杆菌〔CMCC(B)63 501〕	Ⅰ	7.8～8.0	7.8	1～4	35～37	14～16
罗红霉素	枯草芽孢杆菌〔CMCC(B)63 501〕	Ⅱ	7.8～8.0	7.8	5～10	35～37	16～18
克拉霉素	短小芽孢杆菌〔CMCC(B)63 202〕	Ⅰ	7.8～8.0	7.8	2.0～8.0	35～37	14～16
大观霉素	肺炎克雷伯菌〔CMCC(B)46 117〕	Ⅱ	7.8～8.0	7.0	50～200	35～37	16～18
吉他霉素	枯草芽孢杆菌〔CMCC(B)63 501〕	Ⅱ④	8.0～8.2	7.8	20～40	35～37	16～18
麦白霉素	枯草芽孢杆菌〔CMCC(B)63 501〕	营养琼脂培养基	8.0～8.2	7.8	5～40	35～37	16～18
小诺霉素	枯草芽孢杆菌〔CMCC(B)63 501〕	Ⅰ	7.8～8.0	7.8	0.5～2.0	35～37	14～16
多黏菌素 B	大肠埃希菌〔CMCC(B)44 103〕	营养琼脂培养基	6.5～6.6	6.0	1000～4000	35～37	16～18
交沙霉素	枯草芽孢杆菌〔CMCC(B)63 501〕	Ⅱ	7.8～8.0	7.8	7.5～30	35～37	14～16
丙酸交沙霉素	枯草芽孢杆菌〔CMCC(B)63 501〕	Ⅱ	7.8～8.0	7.8	20～80	35～37	14～16

抗生素类别	试验菌	培养基		灭菌缓冲液 pH 值	抗生素浓度范围单位/ml	培养条件	
		编号	pH 值			温度/℃	时间/h
替考拉宁	金黄色葡萄球菌〔ATCC29 213〕	I	7.8～8.0	7.8	10～200	35～37	16～18
万古霉素	枯草芽孢杆菌〔CMCC(B)63 501〕	Ⅷ	6.0	6.0	2.5～12.5	35～37	14～16

① 两性霉素 B 双碟的制备，用菌层 15ml 代替两层。

② 乙酰螺旋霉素，抗 Ⅱ 检定培养基制备时，调节 pH 值使灭菌后为 8.0～8.2。

③ 含 3% 氯化钠。

④ 加 0.3% 葡萄糖。

表 2-2 抗生素标准品品种与理论值

标准品品种	标准品分子式或品名	理论计算值/(U/mg)	标准品品种	标准品分子式或品名	理论计算值/(U/mg)
链霉素	$(C_{21}H_{39}N_7O_{12})_2 \cdot 3H_2SO_4$	798.3	红霉素	$C_{37}H_{67}NO_{13}$	1000
卡那霉素	$C_{18}H_{36}N_4O_{11} \cdot H_2SO_4$	831.6	氯霉素	$C_{11}H_{12}C_{12}N_2O_5$	1000
阿米卡星	$C_{22}H_{43}N_5O_{13} \cdot nH_2SO_4$ (n=1.8 或 2)		杆菌肽	杆菌肽锌	
核糖霉素	$C_{17}H_{34}N_4O_{10} \cdot nH_2SO_4$ (n<2)		黏菌素	硫酸黏菌素	
新霉素	硫酸新霉素		去甲万古霉素	$C_{65}H_{73}C_{12}N_9O_{24} \cdot HCl$	975.2
庆大霉素	硫酸庆大霉素		卷曲霉素	硫酸卷曲霉素	
磺苄西林	$C_{16}H_{16}N_2Na_2O_7S$	904	两性霉素 B	$C_{47}H_{73}NO_{17}$	1000
四环素	$C_{22}H_{24}N_2O_8 \cdot HCl$	1000	巴龙霉素	$C_{23}H_{45}N_5O_{14} \cdot nH_2SO_4$	
土霉素	$C_{22}H_{24}N_2O_9 \cdot 2H_2O$	927	奈替米星	$(C_{21}H_{41}N_5O_7)_2 \cdot 5H_2SO_4$	660.1
西索米星	$(C_{19}H_{37}N_5O_7)_2 \cdot 5H_2SO_4$	646.3	阿奇霉素	$C_{38}H_{72}N_2O_{12}$	1000
磷霉素	$C_3H_5CaO_4P \cdot H_2O$	711.5	妥布霉素	$C_{18}H_{37}N_5O_9$	1000
乙酰螺旋霉素	乙酰螺旋霉素		罗红霉素	$C_{41}H_{76}N_2O_{15}$	1000
克拉霉素	$C_{38}H_{69}NO_{13}$	1000	吉他霉素	吉他霉素	
大观霉素	$C_{14}H_{24}N_2O_7 \cdot 2HCl \cdot 5H_2O$	670.9	麦白霉素	麦白霉素	
小诺霉素	$C_{20}H_{41}N_5O_7 \cdot 5/2H_2SO_4$	654.3	交沙霉素	$C_{42}H_{69}NO_{15}$	1000
多黏菌素 B	硫酸多黏菌素 B		丙酸交沙霉素	$C_{45}H_{73}NO_{16}$	937
金霉素	$C_{22}H_{23}ClN_2O_8 \cdot HCl$	1000	替考拉宁	$C_{72～89}H_{68～99}Cl_2N_{8～9}O_{28～33}$	1000

② 供试品溶液的制备。精密称（或量）取供试品适量，用各品种项下规定的溶剂溶解后，再按估计效价或标示量照表 2-1 的规定稀释至与标准品相当的浓度。

(4) 双碟的制备 取直径约 90mm，高 16～17mm 的平底双碟，分别注入加热融化的培养基 20ml，使在碟底内均匀摊布，放至水平台面上使凝固，作为底层。另取培养基适量加热融化后，放冷至 48～50℃（芽孢可至 60℃），加入规定的试验菌悬液适量（以能得清晰的抑菌圈为度）。二剂量法标准溶液的高浓度所致的抑菌圈直径在 18～22mm，三剂量法标准品溶液的中心浓度所致的抑菌圈直径在 15～18mm），摇匀，在每 1 双碟中分别加入 5ml，使在底层上均匀摊布，作为菌层。放置在水平台面上冷却后，在每 1 双碟中以等距离均匀安置不锈钢小管（内径为 6.0mm±0.1mm，高为 10.0mm±0.1mm，外径为 7.8mm±0.1mm）4 个（二剂量法）或 6 个（三剂量法），用陶瓦圆盖覆盖备用。

（5）检定法 二剂量法取照上述方法制备的双碟不得少于 4 个，在每 1 双碟中对角的 2 个不锈钢小管中分别滴装高浓度及低浓度的标准品溶液，其余 2 个小管中分别滴装相应的高低两种浓度的供试品溶液；高、低浓度的剂距为 2：1 或 4：1。在规定条件下培养后，测量各个抑菌圈直径（或面积），照生物检定统计法（通则 1431）中的（2.2）法进行可靠性测验及效价计算。

三剂量法取照上述方法制备的双碟不得少于 6 个，在每 1 双碟中间隔的 3 个不锈钢小管中分别滴装高浓度（S3）、中浓度（S2）及低浓度（S1）的标准品溶液，其余 3 个小管中分别滴装相应的高、中、低三种浓度的供试品溶液；高、低浓度的剂距为 1：0.8。在规定条件下培养后，测量各个抑菌圈直径（或面积），照生物检定统计法（通则 1431）中的（3.3）法进行可靠性测验及效价计算。

2. 浊度法

利用抗生素在液体培养基中对试验菌生长的抑制作用，通过测定培养后细菌浊度值的大小，比较标准品与供试品对试验菌生长抑制的程度，以测定供试品效价的一种方法。

（1）菌悬液制备

① 金黄色葡萄球菌悬液。取金黄色葡萄球菌〔CMCC（B）26 003〕的营养琼脂斜面培养物，接种于营养琼脂斜面上，在 35～37℃培养 20～22h。临用时，用灭菌水或 0.9% 灭菌氯化钠溶液将菌苔洗下，备用。

② 大肠埃希菌悬液。取大肠埃希菌〔CMCC（B）44 103〕的营养琼脂斜面培养物，接种于营养琼脂斜面上，在 35～37℃培养 20～22h。临用时，用灭菌水将菌苔洗下，备用。

③ 白色念珠菌悬液。取白色念珠菌〔CMCC（F）98 001〕的改良马丁琼脂斜面的新鲜培养物，接种于 10ml 培养基Ⅸ中，置 35～37℃培养 8h，再用培养基Ⅸ稀释至适宜浓度，备用。

（2）标准品和供试品溶液的制备 标准品的使用和保存，应照标准品说明书的规定。临用时照表 2-3 的规定进行稀释。标准品的品种、分子式及理论计算值见表 2-2。

表 2-3 抗生素微生物检定浊度法试验设计表

抗生素类别	试验菌	培养基		灭菌缓冲液 pH 值	抗生素浓度 范围单位/ml	培养条件
		编号	pH 值			温度/℃
庆大霉素	金黄色葡萄球菌 〔CMCC（B）26 003〕	Ⅲ	7.0～7.2	7.8	0.15～1.0	35～37
链霉素	金黄色葡萄球菌 〔CMCC（B）26 003〕	Ⅲ	7.0～7.2	7.8	2.4～10.8	35～37
阿米卡星	金黄色葡萄球菌 〔CMCC（B）26 003〕	Ⅲ	7.0～7.2	7.8	0.8～2.0	35～37

| 抗生素类别 | 试验菌 | 培养基 | | 灭菌缓冲液
pH 值 | 抗生素浓度
范围单位/ml | 培养条件 |
		编号	pH 值			温度/℃
红霉素	金黄色葡萄球菌 〔CMCC(B)26 003〕	Ⅲ	7.0～7.2	7.8	0.1～0.85	35～37
新霉素	金黄色葡萄球菌 〔CMCC(B)26 003〕	Ⅲ	7.0～7.2	7.8	0.92～1.50	35～37
四环素	金黄色葡萄球菌 〔CMCC(B)26 003〕	Ⅲ	7.0～7.2	6.0	0.05～0.33	35～37
氯霉素	金黄色葡萄球菌 〔CMCC(B)26 003〕	Ⅲ	7.0～7.2	7.0	5.5～13.3	35～37
奈替米星	金黄色葡萄球菌 〔CMCC(B)26 003〕	Ⅲ	7.0～7.2	7.8	0.1～2.5	35～37
西索米星	金黄色葡萄球菌 〔CMCC(B)26 003〕	Ⅲ	7.0～7.2	7.8	0.1～0.25	35～37
阿奇霉素	金黄色葡萄球菌 〔CMCC(B)26 003〕	Ⅲ	7.0～7.2	7.8	1.0～5.0	35～37
磷霉素钠	大肠埃希菌 〔CMCC(B)44 103〕	Ⅲ	7.0～7.2	7.0	12～42	35～37
磷霉素钙	大肠埃希菌 〔CMCC(B)44 103〕	Ⅲ	7.0～7.2	7.0	12.0～31.0	35～37
磷霉素氨丁三醇	大肠埃希菌 〔CMCC(B)44 103〕	Ⅲ	7.0～7.2	7.0	12.0～31.0	35～37
乙酰螺旋霉素	金黄色葡萄球菌 〔CMCC(B)26 003〕	Ⅲ	7.0～7.2	7.8	5.0～16.0	35～37
妥布霉素	金黄色葡萄球菌 〔CMCC(B)26 003〕	Ⅲ	7.0～7.2	7.8	0.3～1.1	35～37
大观霉素	大肠埃希菌 〔CMCC(B)44 103〕	Ⅲ	7.0～7.2	7.0	30～72	35～37
吉他霉素	金黄色葡萄球菌 〔CMCC(B)26 003〕	Ⅲ	7.0～7.2	7.8	0.8～2.4	35～37
麦白霉素	金黄色葡萄球菌 〔CMCC(B)26 003〕	Ⅲ	7.0～7.2	7.8	1.2～3.2	35～37
小诺霉素	金黄色葡萄球菌 〔CMCC(B)26 003〕	Ⅲ	7.0～7.2	7.8	0.5～1.2	35～37
杆菌肽	金黄色葡萄球菌 〔CMCC(B)26 003〕	Ⅲ	7.0～7.2	6.0	0.06～0.30	35～37

| 抗生素类别 | 试验菌 | 培养基 | | 灭菌缓冲液 pH 值 | 抗生素浓度 范围单位/ml | 培养条件 |
		编号	pH 值			温度/℃
交沙霉素	金黄色葡萄球菌〔CMCC(B)26 003〕	Ⅲ	7.0～7.2	5.6	1.0～4.0	35～37
丙酸交沙霉素	金黄色葡萄球菌〔CMCC(B)26 003〕	Ⅲ	7.0～7.2	7.8	0.8～4.8	35～37

精密称（或量）取供试品适量，照各品种项下规定进行供试品溶液的配制。

（3）含试验菌液体培养基的制备 临用前，取规定的试验菌悬液适量（35～37℃培养 3～4h 后测定的吸光度在 0.3～0.7 之间，且剂距为 2 的相邻剂量间的吸光度差值不小于 0.1），加入各规定的液体培养基中，混合，使在试验条件下能得到满意的剂量-反应关系和适宜的测定浊度。已接种试验菌的液体培养基应立即使用。

（4）检定法

① 标准曲线法。除另有规定外，取适宜的大小厚度均匀的已灭菌试管，在各品种项下规定的剂量-反应线性范围内，以线性浓度范围的中间值作为中间浓度，标准品溶液选择 5 个剂量，剂量间的比例应适宜（通常为 1∶1.25 或更小），供试品根据估计效价或标示量溶液选择中间剂量，每一剂量不少于 3 个试管。

在各试验管内精密加入含试验菌的液体培养基 9.0ml，再分别精密加入各浓度的标准品或供试品溶液各 1.0ml，立即混匀，按随机区组分配将各管在规定条件下培养至适宜测量的浊度值（通常约为 4h），在线测定或取出立即加入甲醛溶液（1→3）0.5ml 以终止微生物生长，在 530nm 或 580nm 波长处测定各管的吸光度。

同时，另取 2 支试管各加入药品稀释剂 1.0ml，再分别加入含试验菌的液体培养基 9.0ml，其中一支试管与上述各管同法操作作为细菌生长情况的阳性对照，另一支试管立即加入甲醛溶液 0.5ml，混匀，作为吸光度测定的空白液。

照抗生素微生物检定法标准曲线法的计算及统计学检验进行可靠性检验和效价计算。

② 二剂量法或三剂量法。除另有规定外，取大小一致的已灭菌的试管，在各品种项下规定的剂量反应线性范围内，选择适宜的高、中、低浓度，分别精密加入各浓度的标准品和供试品溶液各 1.0ml，二剂量的剂距为 2∶1 或 4∶1，三剂量的剂距为 1∶0.8。同标准曲线法操作，每一浓度组不少于 4 个试管，按随机区组分配将各试管在规定条件下培养。照生物检定统计法（通则 1431）中的（2.2）法和（3.3）法进行可靠性测验及效价计算。

3. 培养基和缓冲液

抗生素微生物检定法用培养基按以下配方配制，也可以采用商品化的干粉培养基代替，临用时，照使用说明配制和灭菌，备用。

培养基 I

胨	5g	琼脂	15～20g
牛肉浸出粉	3g	水	1000ml
磷酸氢二钾	3g		

除琼脂外，混合上述成分，调节 pH 值使比最终的 pH 值略高 0.2～0.4，加入琼脂，加热溶化后滤过，调节 pH 值使灭菌后为 7.8～8.0 或 6.5～6.6，在 115℃灭菌 30min。

培养基 II

胨	6g	葡萄糖	1g
牛肉浸出粉	1.5g	琼脂	15～20g
酵母浸出粉	6g	水	1000ml

除琼脂和葡萄糖外，混合上述成分，调节 pH 值使比最终的 pH 值略高 0.2～0.4，加入琼脂，加热溶化后滤过，加葡萄糖溶解后，摇匀，调节 pH 值使灭菌后为 7.8～8.0 或 6.5～6.6，在 115℃灭菌 30min。

培养基 III

胨	5g	磷酸氢二钾	3.68g
牛肉浸出粉	1.5g	磷酸二氢钾	1.32g
酵母浸出粉	3g	葡萄糖	1g
氯化钠	3.5g	水	1000ml

除葡萄糖外，混合上述成分，加热溶化后滤过，加葡萄糖溶解后，摇匀，调节 pH 值使灭菌后为 7.0～7.2，在 115℃灭菌 30min。

培养基 IV

胨	10g	葡萄糖	10g
氯化钠	10g	琼脂	20～30g
枸橼酸钠	10g	水	1000ml

除琼脂和葡萄糖外，混合上述成分，调节 pH 值使比最终的 pH 值略高 0.2～0.4，加入琼脂，在 109℃加热 15min，于 70℃以上保温静置 1h 后滤过，加葡萄糖溶解后，摇匀，调节 pH 值使灭菌后为 6.0～6.2，在 115℃灭菌 30min。

培养基 V

胨	10g	琼脂	20～30g
麦芽糖	40g	水	1000ml

除琼脂和麦芽糖外，混合上述成分，调节 pH 值使比最终的 pH 值略高 0.2～0.4，加入琼脂，加热溶化后滤过，加麦芽糖溶解后，摇匀，调节 pH 值使灭菌后为 6.0～6.2，在 115℃灭菌 30min。

培养基 VI

胨	8g	酵母浸出粉	5g
牛肉浸出粉	3g	磷酸二氢钾	1g
氯化钠	45g	琼脂	15～20g
磷酸氢二钾	3.3g	水	1000ml
葡萄糖	2.5g		

除琼脂和葡萄糖外，混合上述成分，调节 pH 值使比最终的 pH 值略高 0.2～0.4，加入琼脂，加热溶化后滤过，加葡萄糖溶解后，摇匀，调节 pH 值使灭菌后为 7.2～7.4，在 115℃灭菌 30min。

培养基 VII

胨	5g	枸橼酸钠	10g

牛肉浸出粉	3g	琼脂	15～20g
磷酸氢二钾	7g	水	1000ml
磷酸二氢钾	3g		

除琼脂外，混合上述成分，调节 pH 值使比最终的 pH 值略高 0.2～0.4，加入琼脂，加热溶化后滤过，调节 pH 值使灭菌后为 6.5～6.6，在 115℃灭菌 30min。

培养基Ⅷ

酵母浸出粉	1g	琼脂	15～20g
硫酸铵	1g	磷酸盐缓冲液	
葡萄糖	5g	（pH6.0）	1000ml

混合上述成分，加热溶化后滤过，调节 pH 值使灭菌后为 6.5～6.6，在 115℃灭菌 30min。

培养基Ⅸ

蛋白胨	7.5g	氯化钠	5.0g
酵母膏	2.0g	葡萄糖	10.0g
牛肉浸出粉	1.0g	水	1000ml

除葡萄糖外，混合上述成分，加热溶化后滤过，加葡萄糖溶解后，摇匀，调节 pH 值使灭菌后为 6.5，在 115℃灭菌 30min。

营养肉汤培养基

胨	10g	肉浸液	1000ml
氯化钠	5g		

取胨和氯化钠加入肉浸液内，微温溶解后，调节 pH 值为弱碱性，煮沸，滤清，调节 pH 值使灭菌后为 7.2±0.2，在 115℃灭菌 30min。

营养琼脂培养基

胨	10g	琼脂	15～20g
氯化钠	5g	肉浸液	1000ml

除琼脂外，混合上述成分，调节 pH 值使比最终的 pH 值略高 0.2～0.4，加入琼脂，加热溶化后滤过，调节 pH 值使灭菌后为 7.0～7.2，分装，在 115℃灭菌 30min，趁热斜放使凝固成斜面。

改良马丁培养基

胨	5.0g	酵母浸出粉	2.0g
硫酸镁	0.5g	琼脂	15～20g
磷酸氢二钾	1.0g	水	1000ml
葡萄糖	20.0g		

除葡萄糖外，混合上述成分，微温溶解，调节 pH 值约为 6.8，煮沸，加入葡萄糖溶解后，摇匀，滤清，调节 pH 值使灭菌后为 6.4±0.2，分装，在 115℃灭菌 30min，趁热斜放使凝固成斜面。

多黏菌素 B 用培养基

蛋白胨	6.0g	酵母浸膏	3.0g
牛肉浸膏	1.5g	琼脂	15～20g
胰消化酪素	4.0g	水	1000ml
葡萄糖	1.0g		

除琼脂外，混合上述成分，调节 pH 值使比最终的 pH 值略高 0.2～0.4，加入琼脂，加热溶化后滤过，调节 pH 值使灭菌后为 6.5～6.7，在 115℃灭菌 30min。

灭菌缓冲液

磷酸盐缓冲液（pH5.6）：取磷酸二氢钾 9.07g，加水使成 1000ml，用 1mol/L 氢氯化钠溶液调节 pH 值至 5.6，滤过，在 115℃灭菌 30min。

磷酸盐缓冲液（pH6.0）：取磷酸氢二钾 2g 与磷酸二氢钾 8g，加水使成 1000ml，滤过，在 115℃灭菌 30min。

磷酸盐缓冲液（pH7.0）：取磷酸氢二钾 9.39g 与磷酸二氢钾 3.5g，加水使成 1000ml，滤过，在 115℃灭菌 30min。

磷酸盐缓冲液（pH7.8）：取磷酸氢二钾 5.59g 与磷酸二氢钾 0.41g，加水使成 1000ml，滤过，在 115℃灭菌 30min。

磷酸盐缓冲液（pH10.5）：取磷酸氢二钾 35g，加 10mol/L 氢氧化钠溶液 2ml，加水使成 1000ml，滤过，在 115℃灭菌 30min。

注：肉浸液也可用牛肉浸出粉 3g，加水 1000ml，配成溶液代替。

必备知识二 常用药品生物活性测定

《中国药典》收载的需要生物活性测定的药品及检定方法见表 0-4。生物活性的测定是以药物的药理作用为基础的，每种药品药理作用不同，所用的生物活性测定方法也不同。例如，胰岛素的药理作用是降低血糖，肝素类药物药理作用为抗凝血，缩宫素的药理作用是促进子宫收缩，相应的生物活性测定方法如下。此外，在 β-内酰胺类抗生素无菌检查或微生物限度检查时用到的青霉素酶的活性测定也阐述如下。

一、胰岛素生物活性测定

随着经济高速发展和工业化进程的加速，生活方式的改变和老龄化进程的加速，我国糖尿病患病率呈快速上升的趋势，成为继心脑血管疾病、肿瘤之后另一个严重危害人民健康的慢性非传染性疾病。胰岛素在糖尿病治疗中有着重要地位。

胰岛素药品由含有可高效表达人胰岛素基因的工程化细胞，经发酵、分离、高度纯化、结晶和干燥制成。人胰岛素为 51 个氨基酸残基组成的蛋白质。

《中国药典》三部收载有人胰岛素、人胰岛素注射液、精蛋白胰岛素注射液、精蛋白人胰岛素混合注射液（30R）、精蛋白人胰岛素混合注射液（50R）、甘精胰岛素、甘精胰岛素注射液、赖脯胰岛素、赖脯胰岛素注射液 9 种胰岛素原料药及制剂。

胰岛素质量标准【含量测定】项下均采用高效液相色谱法。其【检查】项下规定至少每年测定一次生物学活性。

胰岛素生物活性测定系比较胰岛素标准品（S）与供试品（T）引起小鼠血糖下降的作用，以测定供试品的效价。例如：

人胰岛素生物学活性测定：取本品适量，照胰岛素生物测定法（通则 1211），每组的实验动物数可减半，实验采用随机设计，照生物检定统计法（通则 1431）中量反应平行线测定随机设计法计算效价，每 1mg 人胰岛素的效价不得少于 15 单位。

赖脯胰岛素生物学活性测定：取本品适量，依法检查（通则 1211），取血时间 30min，每组的实验动物数可减半，实验采用随机设计，照生物检定统计法（通则 1431）中量反应平行线测定随机设计法计算效价，每 1mg 赖脯胰岛素的效价不得少于 15 单位。具体测定步骤如下。

1. 标准品溶液和稀释液的制备

精密称取胰岛素标准品适量，按标示效价，加入每 100ml 中含有苯酚 0.2g 并用盐酸调节 pH 值为 2.5 的 0.9％氯化钠溶液，使溶解成每 1ml 中含 20 单位的溶液，2～8℃贮存，以不超过 5 天为宜。

试验当日，精密量取标准品溶液适量，按高低剂量组（d_{S2}、d_{S1}）加 0.9％氯化钠溶液（pH2.5）制成两种浓度的稀释液，高低剂量的比值（r）不得大于 1 : 0.5。高浓度稀释液一般可制成每 1ml 中含 0.06～0.12 单位，调节剂量使低剂量能引起血糖明显下降，高剂量不致血糖过度降低，高低剂量间引起的血糖下降有明显差别。

2. 供试品溶液与稀释液的制备

按供试品的标示量或估计效价（A_T），照标准品溶液与其稀释液的制备法制成高、低两种浓度的稀释液，其比值（r）应与标准品相等，供试品与标准品高低剂量所致的反应平均值应相近。

3. 测定步骤

取健康合格、同一来源、同一性别、出生日期相近的成年小鼠，体重相差不得超过 3g，按体重随机等分成 4 组，每组不少于 10 只，逐只编号，各组小鼠分别自皮下注入一种浓度的标准品或供试品稀释液，每只鼠 0.2～0.3ml，但各鼠的注射体积（ml）应相等。注射后 40min，按给药顺序分别自眼静脉丛采血，用适宜的方法，如葡萄糖氧化酶-过氧化酶法测定血糖值。第一次给药后间隔至少 3h，按双交叉设计，对每组的各鼠进行第二次给药，并测定给药 40min 后的血糖值。照生物检定统计法（通则 1431）中量反应平行线测定双交叉设计法计算效价及实验误差。本法的可信限率（FL％）不得大于 25％。

二、肝素生物测定法

肝素生物测定法系用于肝素类产品（肝素钙、肝素钙注射液、肝素钠、肝素钠乳膏、肝素钠注射液）的效价测定。肝素类产品属于抗凝血药。

肝素钙系自猪肠黏膜中提取的硫酸氨基葡聚糖的钙盐，是由不同分子量的糖链组成的混合物，由 α-D-氨基葡萄糖（N-硫酸化、O-硫酸化或 N-乙酰化）和 O-硫酸化糖醛酸（α-L-艾杜糖醛酸或 β-D 葡萄糖醛酸）交替连接形成聚合物，具有延长血凝时间的作用。按干燥品计算，本品每 1mg 抗Ⅱa 因子的效价不得少于 180IU。抗Ⅹa 因子效价与抗Ⅱa 因子的效价比应为 0.9～1.1。

肝素生物测定方法分为抗Ⅱa 因子/抗Ⅹa 因子效价测定法和凝血时间测定法，凝血时间测定法又分为兔全血法、血浆复钙法、APTT 法。

1. 抗Ⅱa因子/抗Ⅹa因子效价测定法

本法系通过微量显色法比较肝素标准品与供试品抗Ⅱa 因子和抗Ⅹa 因子的活性，以测定供试品的效价。

（1）抗Ⅱa因子测定法

① 试剂。三羟甲基氨基甲烷-聚乙二醇 6000 缓冲液（pH8.4）、抗凝血酶溶液、凝血酶溶液、发色底物溶液。

② 标准品溶液与稀释液的制备。试验当日，取肝素标准品，复溶后制成标准品溶液。取标准品溶液适量，加三羟甲基氨基甲烷-聚乙二醇 6000 缓冲液（pH8.4）分别稀释制成 4 个不同浓度的溶液。该浓度应在 log 剂量-反应的线性范围内，一般为每 1ml 中含 0.0085～0.035IU，相邻两浓度之比值（r）应相同。

③ 供试品溶液与稀释液的制备。除另有规定外，按供试品的标示量或估计效价（A_T），用三羟甲基氨基甲烷-聚乙二醇 6000 缓冲液（pH8.4），照标准品溶液与稀释液的制备法制成 4 个不同浓度的溶液，相邻两浓度之比值（r）应与标准品相等，供试品与标准品各剂量组的反应值应相近。

④ 测定步骤。取不同浓度的标准品（S）系列溶液或供试品（T）系列溶液及上述缓冲液（B），按 B_1、S_1、S_2、S_3、S_4、T_1、T_2、T_3、T_4、T_1、T_2、T_3、T_4、S_1、S_2、S_3、S_4、B_2 的顺序依次向各小管中分别精密加入 20～100μL 相同体积（V）的上述溶液；每管精密加入相同体积（V）的抗凝血酶溶液，混匀，37℃平衡 2min；再精密加入凝血酶溶液适量（$2V$），混匀，37℃平衡 2min；再精密加入发色底物溶液适量（$2V$），混匀，37℃准确保温 2min 后，再精密加入 50%醋酸溶液适量（$2V$）终止反应后，迅速冷却至室温。用适宜设备在 405nm 的波长处测定各管吸光度。B_1、B_2 两管的吸光度不得有显著性差异。以吸光度为纵坐标，标准品系列溶液（或供试品系列溶液）浓度的对数值为横坐标分别作线性回归，按生物检定统计法（通则 1431）中的量反应平行线原理（4.4）法实验设计，计算效价及实验误差。本法的可信限率（$FL\%$）不得大于 10%。

（2）抗Ⅹa因子测定法

① 试剂。三羟甲基氨基甲烷-聚乙二醇 6000 缓冲液（pH8.4）、抗凝血酶溶液、Ⅹa 因子溶液、发色底物溶液。

② 标准品溶液与稀释液的制备。试验当日，取肝素标准品，复溶后制成标准品溶液。取标准品溶液适量，加三羟甲基氨基甲烷-聚乙二醇 6000 缓冲液（pH8.4）分别稀释制成 4 个不同浓度的溶液。该浓度应在 log 剂量-反应的线性范围内，一般为每 1ml 中含 0.035～0.15IU，相邻两浓度之比值（r）应相同。

③ 供试品溶液与稀释液的制备。除另有规定外，按供试品的标示量或估计效价（A_T），照标准品溶液与稀释液的制备法制成 4 个不同浓度的溶液，相邻两浓度之比值（r）应与标准品相等，供试品与标准品各剂量组的反应值应相近。

④ 测定步骤。取不同浓度的标准品（S）系列溶液或供试品（T）系列溶液及上述缓冲液（B），按 B_1、S_1、S_2、S_3、S_4、T_1、T_2、T_3、T_4、T_1、T_2、T_3、T_4、S_1、S_2、S_3、S_4、B_2 的顺序依次向各小管中分别精密加入 20～100μL 相同体积（V）的上述溶液；每管精密加入相同体积（V）的抗凝血酶溶液，混匀，37℃平衡 2min；再精密加入Ⅹa 因子溶液适量（$2V$），混匀，37℃平衡 2min；再精密加入发色底物溶液适量（$2V$），混匀，37℃准确保温 2min 后，再各精密加入 50%醋酸溶液适量（$2V$）终止反应后，迅速冷却至室温。用适宜设备在 405nm 的波长处测定各管吸光度。B_1、B_2 两管的吸光度不得有显著性差异。以吸光度为纵坐标，标准品系列溶液（或供试品系列溶液）浓度的对数值为横坐标分别作线性回归，按生物检定统计法（通则 1431）中的量反应平行线原理（4.4）法实验设计，计算效价

及实验误差。本法的可信限率（$FL\%$）不得大于10％。

2. 凝血时间测定法

本法系比较肝素标准品（S）与供试品（T）延长新鲜兔血或兔、猪血浆凝结时间的作用，以测定供试品的效价。

① 标准品溶液和稀释液的制备。精密称取肝素标准品适量，按标示效价加灭菌注射用水溶解使成每1ml中含100单位的溶液，分装于适宜的容器内，2～8℃贮存，经验证保持活性符合要求的条件下，可在3个月内使用。

试验当日，精密量取标准品溶液，按高、中、低剂量组（d_{S3}、d_{S2}、d_{S1}）用氯化钠注射液配制成3种浓度的稀释液，相邻两浓度的比值（r）应相等；调节剂量使低剂量组各管的平均凝结时间较不加肝素对照管明显延长，一般以大于1.5倍空白血浆的凝结时间为宜。高剂量组各管的平均凝结时间，用兔全血法者，以不超过60min为宜，其稀释液一般可制成每1ml中含肝素2～5单位，r为1：0.7左右；用血浆复钙法者，以不超过30min为宜，其稀释液一般可制成每1ml中含肝素0.5～1.5单位，r为1：0.85左右；用活化部分凝血活酶时间测定法（APTT法）者，一般以不超过90s为宜，其稀释液浓度一般可制成每1ml含肝素0.4～1.7单位，r为1：0.85左右，可根据实验情况调整。

② 供试品溶液与稀释液的制备。按供试品的标示量或估计效价（A_T），照标准品溶液与稀释液的制备法制成高、中、低（d_{T3}、d_{T2}、d_{T1}）3种浓度的稀释液。相邻两浓度之比值（r）应与标准品相等，供试品与标准品各剂量组的凝结时间应相近。

③ 血浆的制备。迅速收集兔或猪血置预先放有109mmol/L枸橼酸钠溶液的容器中，枸橼酸钠溶液与血液容积比为1：9，边收集边轻轻振摇，混匀，室温下1500×g离心不少于15min（g为重力常数）。立即吸出血浆，并分成若干份分装于适宜容器内，低温冻结贮存。临用时置37℃±0.5℃水浴中融化，用两层纱布或快速滤纸过滤，使用过程中在2～8℃放置。血浆复钙法可使用兔或猪血浆；APTT法使用兔血浆。

④ 测定步骤。兔全血法：取管径均匀（0.8cm×3.8cm或1.0cm×7.5cm）、清洁干燥的小试管若干支，每管加入一种浓度的标准品或供试品稀释液0.1ml，每种浓度不得少于3管，各浓度的试管支数相等。取刚抽出的兔血适量，分别注入小试管内，每管0.9ml，立即混匀，避免产生气泡，并开始计算时间。将小试管置37℃±0.5℃恒温水浴中，从动物采血时起至小试管放入恒温水浴的时间不得超过3min，注意观察并记录各管的凝结时间。本法的可信限率（$FL\%$）不得大于10％。

血浆复钙法：取上述规格的小试管若干支，分别加入血浆一定量，置37℃±0.5℃恒温水浴中5～10min后，依次每管加入一种浓度的标准品或供试品稀释液及1％氯化钙溶液，每种浓度不得少于3管，各浓度的试管支数相等，血浆、肝素稀释液和氯化钙溶液的加入量分别为0.5ml、0.4ml和0.1ml，或0.8ml、0.1ml和0.1ml，加入1％氯化钙溶液后，立即混匀，避免产生气泡，并开始计算时间，注意观察并记录各管凝结时间。本法的可信限率（$FL\%$）不得大于5％。

APTT法：取凝血分析仪样品杯若干，每管依次加入血浆50μL、一种浓度的标准品或供试品稀释液50μL、APTT试剂50μL，混匀，应避免产生气泡。37℃±0.5℃预温180s后，每管再加入$CaCl_2$试剂50μL，然后立即用凝血分析仪测定凝结时间，即活化部分凝血活酶时间（APTT）。标准品或供试品稀释液每个浓度的测定次数不得少于3次，各浓度的测定次数应相同。测定时，血浆、标准品或供试品稀释液、APTT试剂、$CaCl_2$试剂的加入比例和预温时间可根据仪器或试剂的说明书适当调整。测定顺序以保证标准品和供试品测定的平行性为原则，应尽量保证相同浓度的标准品和供试品稀释液的测定时间接近。

将上述方法测得的凝结时间换算成对数，照生物检定统计法（通则1431）中的量反应平行线测定法计算效价及实验误差。本法的可信限率（$FL\%$）不得大于10%。

三、缩宫素生物测定法

缩宫素生物测定法系比较合成缩宫素标准品（S）与供试品（T）引起离体大鼠子宫收缩的作用，以测定供试品的效价。

缩宫素的类别为子宫收缩药。缩宫素注射液系自猪或牛的脑垂体后叶中提取或化学合成的缩宫素的灭菌水溶液。其效价应为标示量的91%～116%，规格有0.5ml：2.5单位、1ml：5单位和1ml：10单位。注射用缩宫素系化学合成的缩宫素的灭菌冻干品，其效价应为标示量的91%～116%，规格有5单位和10单位。两种制剂的质量标准【效价测定】项下均采用离体大鼠子宫收缩法测定生物活性。具体步骤如下。

1. 标准品溶液与稀释液的制备

取合成缩宫素标准品适量，用新鲜配制的0.2%三氯叔丁醇溶液（用1mol/L HCl调节至pH3.5）配制成1IU/ml的溶液，溶液分装于适宜的容器内，2～8℃贮存，经验证保持活性符合要求的条件下，可在3个月内使用。

试验当日，取合成缩宫素标准品溶液，按高、低剂量组（d_{S2}、d_{S1}）加0.9%氯化钠溶液制成两种浓度的稀释液，一般高浓度稀释液可制成每1ml中含0.01～0.02单位，高低剂量的比值（r）一般不得大于1：0.7。调节剂量使低剂量能引起子宫收缩，记录仪指针一般在20～50mm；高剂量应不致使子宫收缩达到极限，记录仪指针一般为50～85mm，且高低剂量所致子宫的收缩应有明显差别。

2. 供试品溶液与稀释液的制备

按供试品的标示量或估计效价（A_T），照标准品溶液与其稀释液的制备法制成供试品高低两种浓度的稀释液，其比值（r）应与标准品相等，供试品和标准品高低剂量所致的反应均值应相近。

3. 子宫肌蓄养液的制备

试验当日，取氯化钠9g、氯化钾0.42g、氯化钙（按无水物计算）0.06g与葡萄糖0.5g，加水700ml使溶解，另取碳酸氢钠0.5g，加水约200ml溶解后，缓缓倾注于前一溶液中，随加随搅拌，最后加水适量使成1000ml。

4. 供试用动物

取健康合格的成年雌性大鼠，断乳后即与雄鼠隔离，出生后不超过3个月，体重160～240g。试验当日，选择阴道涂片为动情前期的动物，也可用雌激素处理使子宫涂片为动情前期或动情期的动物。

5. 测定法

取选定的大鼠迅速处死，剖腹取出子宫，仔细分离附在子宫肌上的结缔组织，注意避免因牵拉使子宫肌受损。在子宫分叉处剪下左右2条，取一条将其下端固定于离体器官恒温水浴装置的浴杯底部，上端用线与记录装置相连，以描记子宫收缩；浴杯中加入一定量的子宫肌蓄养液，子宫肌应充分浸没，连续通入适量空气。蓄养液应调节至 $32\sim35℃$ 并保持恒温（$\pm0.5℃$），子宫放入浴杯后，静置约 15min，按次序准确注入等体积的标准品或供试品两种浓度的稀释液（$0.3\sim0.8$ml），待子宫肌收缩至最高点开始松弛时（约 $60\sim90$s），放去蓄养液并用蓄养液洗涤一次，再加入等量蓄养液，静置；相邻两次给药的间隔时间应相等（约 $3\sim5$min），每次给药应在前一次反应恢复稳定以后进行。标准品稀释液和供试品稀释液各取高低两个剂量（d_{S2}、d_{S1}、d_{T2}、d_{T1}）为一组，按随机区组设计的次序轮流注入每组 4 个剂量，重复 $4\sim6$ 组。测量各剂量所致子宫收缩的高度，照生物检定统计法（通则 1431）中的量反应平行线测定（2.2）法计算效价及实验误差。本法的可信限率（$FL\%$）不得大于 25%。

四、青霉素酶及其活力测定法

青霉素酶又称 β-内酰胺酶，在各种微生物中分布广泛，在细菌中更为广泛。该酶可有效水解 β-内酰胺类抗生素的 β-内酰胺环，从而使其失去抗微生物活性等。

青霉素酶法作为 β-内酰胺类抗生素灭活的方法之一，对头孢菌素类与青霉素类药品的无菌检查具有重要意义。青霉素酶的活力测定步骤如下。

1. 准备培养基和缓冲液

培养基：胨 15g，0.1%硫酸亚铁（$FeSO_4 \cdot 7H_2O$）溶液 0.5ml，氯化钠 4g，枸橼酸钠 5.88g，20%硫酸镁（$MgSO_4 \cdot 7H_2O$）溶液 1ml，磷酸氢二钾 4g，甘油 50g，肉浸液 1000ml。混合上述成分，调节 pH 值使灭菌后为 $7.0\sim7.2$，分装于 500ml 锥形瓶内，每瓶 80ml，在 115℃灭菌 30min。

磷酸盐缓冲液（pH7.0）：取磷酸氢二钾 7.36g 与磷酸二氢钾 3.14g，加水使成 1000ml。

醋酸钠缓冲液（pH4.5）：取冰醋酸 13.86ml，加水使成 250ml；另取结晶醋酸钠 27.30g，加水使成 200ml，两液混合均匀。

碘滴定液（0.005mol/L）：精密量取碘滴定液（0.05mol/L）10ml，置 100ml 量瓶中，用醋酸钠缓冲液（pH4.5）稀释至刻度。

2. 青霉素酶溶液的制备

取蜡样芽孢杆菌〔CMCC（B）63 301〕的斜面培养物，接种至上述一瓶培养基内，在 25℃摇床培养 18h 后，取此培养物接种至其余各瓶培养基内，每瓶接种 10ml，同时每瓶加入无菌青霉素 4500 单位，在 25℃摇床培养 24h，再加无菌青霉素 2 万单位，继续培养 24h，再加无菌青霉素 2 万单位，继续培养 24h，离心沉淀菌体，调节 pH 值至约 8.5，用滤柱滤过除菌，滤液用无菌操作调 pH 值至近中性后，分装于适宜容器内，在 10℃以下贮存，备用。

3. 溶液的制备

青霉素溶液的制备：称取青霉素钠（钾）适量，用磷酸盐缓冲液（pH7.0）溶解成每 1ml 含青霉素 1 万单位的溶液。

青霉素酶稀释液的制备：取青霉素酶溶液，按估计单位用磷酸盐缓冲液（pH7.0）稀释成每 1ml 中约含青霉素酶 $8000\sim12000$ 单位的溶液，在 37℃预热。

4. 测定法

精密量取青霉素溶液 50ml，置 100ml 量瓶中，预热至 37℃后，精密加入已预热的青霉素酶稀释液 25ml，迅速混匀，在 37℃准确放置 1h，精密量取 3ml，立即加至已精密量取的碘滴定液（0.005mol/L）25ml 中，在室温暗处放置 15min，用硫代硫酸钠滴定液（0.01mol/L）滴定，至近终点时，加淀粉指示液，继续滴定至蓝色消失。

空白试验：取已预热的青霉素溶液 2ml，在 37℃放置 1h，精密加入上述碘滴定液（0.005mol/L）25ml，然后精密加青霉素酶稀释液 1ml，在室温暗处放置 15min，用硫代硫酸钠滴定液（0.01mol/L）滴定。

$$E = (B-A) \times M \times F \times D \times 100$$

式中，E 为青霉素酶活力，单位/(ml·h)；B 为空白滴定所消耗的上述硫代硫酸钠滴定液的容量，ml；A 为供试品滴定所消耗的上述硫代硫酸钠滴定液的容量，ml；M 为硫代硫酸钠滴定液的浓度，mol/L；F 为在相同条件下，每 1ml 的上述碘滴定液（0.005mol/L）相当于青霉素的效价，单位；D 为青霉素酶溶液的稀释倍数。

必备知识三 抑菌效力检查法

一、概述

抑菌效力检查法系用于测定无菌及非无菌制剂的抑菌活性，用于指导药品研发阶段制剂中抑菌剂种类和浓度的确定。

1. 抑菌剂

抑菌剂是指抑制微生物生长的化学物质。如果药物本身不具有充分的抗菌效力，那么应根据制剂特性（如水分活度，酸碱度或 pH 值等）添加适宜的抑菌剂，以防止制剂在正常贮藏或使用过程中由于微生物污染和繁殖，药物变质而对使用者造成危害，尤其是多剂量包装的制剂，如眼用制剂。

抑菌剂本身可能无法杀死细菌，而是通过干扰微生物有机体的生长、繁殖和新陈代谢来发挥抑菌作用，有时也称防腐。常用抑菌剂：①酯类，如对羟基苯甲酸甲酯、对羟基苯甲酸乙酯、对羟基苯甲酸丙酯、对羟基苯甲酸丁酯等；②有机汞类，如硫柳汞、硝酸苯汞、醋酸苯汞等；③季铵盐类，如苯扎氯铵、苯扎溴铵等阳离子表面活性剂；④醇类，如三氯叔丁醇、苯甲醇、乙醇等；⑤酸及其盐类，如山梨酸、硼酸等。

抑菌剂具有以下特征：应作用迅速，使用浓度范围内安全无毒，无刺激性，不影响制剂的稳定性、临床效果及药理毒理性质；自身理化性质稳定，可长期保持抑菌能力，与制剂中的其他组分及包装材料具有良好的相容性。

2. 抑菌效力检查

抑菌剂兼具抑菌和毒性两个作用，所以在制剂和处方中的量尤为关键。制剂中抑菌剂的添加原则为"最低有效"，在保证足够抑菌能力的前提下越少越好。抑菌剂的种类和添加量是维持"毒性和活性"平衡的关键。控制量非常关键。抑菌效力检查可确定制剂中抑菌剂的种类和用量。

目前已上市的部分产品中存在抑菌剂滥用现象。对眼用制剂，特别是需要长期使用的滴眼剂，抑菌剂添加量不合理导致眼表损害的报道逐年增多，使得抑菌剂滥用问题引起人们日益关注。文献报道称，滴眼剂中常添加的抑菌剂按对眼睛的刺激大小依次为：硼酸、羟苯乙酯、三氯叔丁醇、氯己定、苯扎溴铵、苯扎氯铵、硫柳汞等。

抑菌剂的抑菌效力在贮存过程中有可能因药物的成分或包装容器等因素影响而变化，因此，应验证成品制剂的抑菌效力在有效期内不因贮藏条件而降低。试验方法和抑菌剂抑菌效力判断标准用于包装未开启的成品制剂。

通则 1121 抑菌效力检查法的主要内容包括培养基的制备和适用性检查，以及抑菌效力测定中菌种和菌液的制备、供试品的接种、存活菌数的测定和结果判断。需要进行抑菌效力检查的产品包括 3 大类，即注射剂、眼用制剂和用于子宫和乳腺的制剂；耳用制剂、鼻用制剂、皮肤给药制剂和吸入制剂；口服制剂、口腔黏膜制剂和直肠给药制剂。测试菌株包括金黄色葡萄球菌、铜绿假单胞菌、大肠埃希菌、白色念珠菌和黑曲霉 5 种。结果判断依据的考察时间点分别为 6h、24h、2d、7d、14d、28d。抑菌效力标准分为 A、B 两级。

二、培养基

1. 培养基的制备

胰酪大豆胨液体培养基、胰酪大豆胨琼脂培养基、沙氏葡萄糖液体培养基、沙氏葡萄糖琼脂培养基照无菌检查法（通则 1101）制备。

2. 培养基的适用性检查

抑菌效力测定用培养基包括商品化的预制培养基、由脱水培养基或按处方配制的培养基，均应进行培养基的适用性检查。

(1) 菌种 试验所用的菌株传代次数不得超过 5 代（从菌种保藏中心获得的干燥菌种为第 0 代），并采用适宜的菌种保藏技术进行保存，以保证试验菌株的生物学特性。培养基适用性检查的菌种及新鲜培养物的制备见表 2-4。

表 2-4　抑菌效力测定用的试验菌及新鲜培养物制备

试验菌株	试验培养基	培养温度	培养时间
金黄色葡萄球菌〔CCMCC(B)26 003〕	TSA 培养基或 TSB 培养基	30～35℃	18～24h
铜绿假单胞菌〔CMCC(B)10 104〕			
大肠埃希菌[1]〔CMCC(B)44 102〕			
白色念珠菌〔CCMCC(F)98 001〕	SDA 培养基或 SDB 培养基	20～25℃	48h
黑曲霉〔CCMCC(F)98 003〕			5～7 天或直到获得丰富孢子

① 大肠埃希菌仅用于口服制剂的抑菌效力测定。

(2) 菌液制备 取金黄色葡萄球菌、铜绿假单胞菌、大肠埃希菌、白色念珠菌的新鲜培养物，用 pH7.0 无菌氯化钠-蛋白胨缓冲液或 0.9％无菌氯化钠溶液制成适宜浓度的菌悬液。

取黑曲霉的新鲜培养物加入适量含 0.05％（体积分数）聚山梨酯 80 的 pH7.0 无菌氯化钠-蛋白胨缓冲液或含 0.05％聚山梨酯 80 的 0.9％无菌氯化钠溶液，将孢子洗脱。然后，采用适宜方法吸出孢子悬液至无菌试管内，用含 0.05％聚山梨酯 80 的 pH7.0 无菌氯化钠-蛋白胨缓冲液或含 0.05％聚山梨酯 80 的 0.9％无菌氯化钠溶液制成适宜浓度的孢子悬液。

菌液制备后若在室温下放置，应在 2h 内使用；若保存在 2～8℃，可在 24h 内使用。黑曲霉的孢子悬液可保存在 2～8℃，在验证过的贮存期内使用。

(3) 适用性检查 分别接种不大于 100cfu 的金黄色葡萄球菌、铜绿假单胞菌、大肠埃希菌的菌液至胰酪大豆胨琼脂培养基，每株试验菌平行制备 2 个平板，混匀，凝固，置 30～35℃培养不超过 3 天，计数。

分别接种不大于 100cfu 的白色念珠菌、黑曲霉的菌液至沙氏葡萄糖琼脂培养基，每株试验菌平行制备 2 个平板，混匀，凝固，置 20～25℃培养不超过 5 天，计数；同时，用对应的对照培养基替代被检培养基进行上述试验。

(4) 结果判定 被检培养基上菌落平均数与对照培养基上菌落平均数的比值应在 0.5～2 范围内，且菌落形态大小与对照培养基上的菌落一致，判该培养基的适用性检查符合规定。

三、抑菌效力测定

抑菌效力检查的方法为：高浓度试验菌接种于供试品原包装容器（装量足够，便于混合取样）中，20～25℃避光贮存后，定期取样测定存活菌数，计算菌数下降 lg 值。根据减少的 lg 值判断。

1. 菌种和菌液制备

抑菌效力测定用菌种见表 2-4，若需要，制剂中常见的污染微生物也可作为试验菌株，例如，含高浓度糖的口服制剂还应选用鲁氏酵母为试验菌株。

试验菌新鲜培养物制备，铜绿假单胞菌、金黄色葡萄球菌、大肠埃希菌、白色念珠菌若为琼脂培养物，加入适量的 0.9％无菌氯化钠溶液将琼脂表面的培养物洗脱，并将菌悬液移至无菌试管内，用 0.9％无菌氯化钠溶液稀释并制成每 1ml 含菌数约为 10^8 cfu 的菌悬液；若为液体培养物，离心收集菌体，用 0.9％无菌氯化钠溶液稀释并制成每 1ml 含菌数约为 10^8 cfu 的菌悬液。

取黑曲霉的新鲜培养物加入适量含 0.05％聚山梨酯 80 的 0.9％无菌氯化钠溶液，将孢子洗脱，然后用适宜方法吸出孢子悬液至无菌试管内，加入适量的含 0.05％聚山梨酯 80 的 0.9％无菌氯化钠溶液制成每 1ml 含孢子数 10^8 cfu 的孢子悬液。测定 1ml 菌悬液中所含的菌数。必要时，试验菌的接种量和接种浓度可通过浊度法评估，再通过平板计数法确认。

菌液制备后若在室温下放置，应在 2h 内使用；若保存在 2～8℃，可在 24h 内使用。黑曲霉的孢子悬液可保存在 2～8℃，在 7 天内使用。

2. 供试品接种

抑菌效力可能受试验用容器特征的影响，如容器的材质、形状、体积及封口方式等。因此，只要供试品每个包装容器的装量足够试验用，同时容器便于按无菌操作技术接入试验菌液、混合及取样等，一般应将试验菌直接接种于供试品原包装容器中进行试验。若因供试品的性状或每个容器装量等因素需将供试品转移至无菌容器时，该容器的材质不得影响供试品的特性（如吸附作用），特别应注意不得影响供试品的 pH 值，pH 值对抑菌剂的活性影响很大。

取包装完整的供试品至少 4 份，直接接种试验菌，或取适量供试品分别转移至 4 个适宜的无菌容器中，若试验菌株数超过 4 株，应增加相应的供试品份数，每一容器接种一种试验菌，1g 或 1ml 供试品中接菌量为 $10^5 \sim 10^6$ cfu，接种菌液的体积不得超过供试品体积的 1%，充分混合，使供试品中的试验菌均匀分布，然后置 20～25℃ 避光贮存。

3. 存活菌数测定

根据产品类型，按表 2-5、表 2-6、表 2-7 规定的间隔时间，分别从上述每个容器中取供试品 1ml（g），测定每份供试品中所含的菌数，测定细菌用胰酪大豆胨琼脂培养基，测定真菌用沙氏葡萄糖琼脂培养基。存活菌数测定方法及方法适用性试验照 "非无菌产品微生物限度检查：微生物计数法（通则 1105）" 进行，方法适用性试验用菌株见表 1-16，菌液制备同培养基适用性检查，方法适用性试验试验菌的回收率不得低于 50%。

根据存活菌数测定结果，计算 1ml（g）供试品各试验菌所加的菌数及各间隔时间的菌数，并换算成 lg 值。

表 2-5　注射剂、眼用制剂和用于子宫和乳腺的制剂抑菌效力判断标准

抑菌效力		减少的 lg 值				
		6h	24h	7 天	14 天	28 天
细菌	A	2	3	—	—	NR
	B	—	1	3	—	NI
真菌	A			2		NI
	B				1	NI

注：NR 为试验菌未恢复生长；NI 为未增加，是指对前一个测定时间，试验菌增加的数量不超过 0.5lg。

表 2-6　耳用制剂、鼻用制剂、皮肤给药制剂和吸入制剂抑菌效力判断标准

抑菌效力		减少的 lg 值			
		2 天	7 天	14 天	28 天
细菌	A	2	3	—	NI
	B	—	—	3	NI
真菌	A	—	—	2	NI
	B	—	—	1	NI

表 2-7　口服制剂、口腔黏膜制剂和直肠给药制剂的抑菌效力判断标准

抑菌效力	减少的 lg 值	
	14 天	28 天
细菌	3	NI
真菌	1	NI

4. 结果判断

供试品抑菌效力评价标准见表 2-5、表 2-6、表 2-7，表中的 "减少的 lg 值" 是指各间隔时间测定的菌数 lg 值与 1ml（g）供试品中接种的菌数 lg 值的相差值。

表中 "A" 是指应达到的抑菌效力标准，特殊情况下，如抑菌剂可能增加不良反应的风险，则至少应达到 "B" 的抑菌效力标准。

必备知识四　生物检定统计

　　由于生物检定是以生物体为试验对象，从定量的角度研究剂量与反应间的关系，又由于生物差异性的普遍存在，因此，在生物检定中，实验设计、操作程序、结果计算、结论推导等都贯穿着数理统计的一般原理及其应用，如差异规律及其分布、概率、显著性水平、线性关系和方差分析等。此外，由于在很多情况下采用了对比设计，因此还包括了对比试验中所特有的一些试验设计和计算方法，如平行线原理、误差的一些特殊估计方法等。

　　生物检定统计法介绍应用生物检定时必须遵循的基本原则、一般要求、实验设计及统计方法。有关品种生物检定的具体实验条件和要求，必须按照该品种生物检定法项下的规定。

　　只有正确地运用统计的原理进行实验设计、数据处理和统计分析，才能用最少的动物、最经济的时间和方法，得到相对可靠的结果。

一、总则

　　生物统计学用数理统计的原理和方法来分析和解释生物界各种现象和试验调查资料。生物有机体具有特殊的变异性、随机性和复杂性的特点。

　　生物统计学的基本内容包括试验设计和统计分析两方面。试验设计是应用统计学的原理与方法制定试验方案、选择试验材料并进行合理分组，使我们可以用较少的人力、物力和时间获得较多而可靠的数据资料。统计分析是应用数理统计的原理与方法对数据资料进行分析与推断。主要包括统计描述和统计推断，涉及数据资料的搜集和整理、特征数的计算、假设检验、方差分析、回归和相关分析、协方差分析等。

　　生物统计学基本作用有：①提供整理和描述数据资料的科学方法，确定某些性状和特性的数量特征；②判断试验结果的可靠性；③提供由样本推断总体的方法；④提供试验设计的一些重要原则。

1. 标准品和供试品

　　凡《中国药典》规定用生物检定的品种都有其生物检定标准品（S）。S都有标示效价，以效价单位（U）表示，其含义和相应国际标准品的效价单位一致。

　　供试品（T）或（U）是供检定其效价的样品，它的活性组分应与标准品基本相同。A_T 或 A_U 是 T 或 U 的标示量或估计效价。

　　生物检定是将 T 和其 S 在相同的实验条件下同时对生物体或其离体器官组织等的作用进行比较，通过对比，计算出它们的等反应剂量比值（R），以测得 T 的效价 P_T。

　　R 是 S 和 T 等反应剂量（d_S、d_T）的比值，即 $R = d_S/d_T$。

　　M 是 S 和 T 的对数等反应剂量（x_S、x_T）之差，即 $M = \lg d_S - \lg d_T = x_S - x_T$。$R = \text{anti} \lg M$。

　　P_T 是通过检定测得 T 的效价含量，称 T 的测得效价，是将效价比值（R）用 T 的标示量或估计效价 A_T 校正之后而得，即 $P_T = A_T \times R$ 或 $P_T = A_T \times \text{anti} \lg M$。

　　检定时，S 按标示效价计算剂量，T 按标示量或估计效价（A_T）计算剂量，注意调节 T 的剂量或调整其标示量或估计效价，使 S 和 T 的相应剂量组所致的反应程度相近。

2. 生物变异的控制

生物检定具有一定的实验误差，其主要来源是生物变异性。因此生物检定必须注意控制生物变异，或减少生物变异本身，或用适宜的实验设计来减小生物变异对实验结果的影响，以减小实验误差。

控制生物变异必须注意以下几点：①生物来源、饲养或培养条件必须均一。②对影响实验误差的条件和因子，在实验设计时应尽可能作为因级限制，将选取的因级随机分配至各组。例如，体重、性别、窝别、双碟和给药次序等都是因子，不同体重是体重因子的级，雌性、雄性是性别因子的级，不同窝的动物是窝别因子的级，不同双碟是碟间因子的级，给药先后是次序因子的级等。按程度划分的级（如动物体重），在选级时，应选动物较多的邻近几级，不要间隔越级。③按实验设计类型的要求将限制的因级分组时，也必须严格遵守随机的原则。

3. 误差项

误差项指从实验结果的总变异中分去不同剂量及不同因级对变异的影响后，剩余的变异成分，用方差（S^2）表示。对于因实验设计类型的限制无法分离的变异成分，或估计某种因级对变异的影响小，可不予分离者，都并入 S^2。但剂间变异必须分离。

误差项的大小影响标准误 S_M 和置信限（FL）。不同的检定方法和实验设计类型，分别按有关的公式计算 S^2。

标准误是用来衡量重复同样实验所得各次结果之间的离散情况或参差程度的。即以同法作各次实验结果间的标准差。标准误是衡量一群性质相同的平均值变动范围大小的指标，所以该数值愈小，说明实验精密度愈高。

$$S_M = \sqrt{\frac{\sum(各次结果 - 各次结果的均值)^2}{重复实验次数 - 1}}$$

方差（S^2）是指在生物统计中将每个变量与样本均数相减，求出离均差，再平方后逐个相加的平均数。

$$S^2 = \frac{\sum(x_i - \overline{x})^2}{n}$$

方差可用来说明样本中的数据偏离样本均数的大小即分散程度，方差越大，样本波动越大，利用方差可进行方差分析和可靠性测验，方差的大小可影响标准误与可信限。

4. 自由度

自由度是指当以样本的统计量来估计总体的参数时，样本中独立或能自由变化的数据的个数，称为该统计量的自由度。一般来说，自由度等于独立变量减掉其衍生量数。举例来说，变异数的定义是样本减平均值（一个由样本决定的衍生量），因此对 N 个随机样本而言，其自由度为 $N-1$。若有 N 个数值受到 r 个必要条件的限制，则其自由度为 $N-r$。

5. 可靠性测验

可靠性测验在生物统计中称为差异显著性检验。是通过统计分析方法来检验实验或检定处理间产生的差异，如标准品与供试品间、不同因素组之间、不同药物组之间所表现出的差异。

可靠性测验要求在实验所用的剂量范围内，剂量或对数剂量的反应（或反应的函数）符合特定模型要求，且标准品与供试品的线性满足计算原理的要求，即满足系统适用性和样品适用性要求，方可按有关公式计算供试品的效价和可信限。如平行（直）线模型要求其在所用剂量范围内，对数剂量与反应（或反应的函数）呈直线关系，供试品和标准品的直线满足平行性要求；四参数模型要求其在所用剂量范围内，对数剂量与反应（或反应的函数）呈S形曲线关系，供试品和标准品的S形曲线平行；质反应资料要求其在所用剂量范围内，对数剂量与反应（或反应的函数）呈广义线性关系，供试品和标准品呈线性平行。

常用的可靠性测验方法有以下三种：①t测验用于计量资料中两均数间的比较，只分析两个样品的差异，例如，比较卡尺法和仪器法测量抑菌圈所得效价有无显著性差异；②F测验（方差分析）是对两个以上的变异原因进行分析测定，例如，抗生素效价测定中，不论（2.2）法还是（3.3）法，比较的均数都超过两个；③χ^2（卡方）测验用于计数资料的比较，计数资料的相关分析，如两个或多个构成比的比较和实际频数分布与理论分布的拟合度检验及实验结果的合并计算等。

统计分析计算后的值与相应的t值表、F值表或χ^2值表内的值进行比较，从而得出差异是否显著。差异显著或不显著的标准通常采用$P<0.05$或0.01或$P>0.05$或0.01作为下结论的界限。即$P<0.05$差别有显著意义；$P<0.01$差别有非常显著意义；$P>0.05$差别无显著意义。

可靠性测验是用以观察S与T结果是否有显著差别，如差别显著，表明是对T效价估计不准而引起的。若供试品间差别非常显著，应参考所得结果重新估计T的效价或重新调整剂量重试，估计效价越接近实际效价越好。

6. 可信限及可信限率

可信限（FL）标志检定结果的精密度。M的可信限是M的标准误S_M和t值的乘积（$t \times S_M$），用95％的概率水平。$M + t \times S_M$是可信限的上限；$M - t \times S_M$是可信限的下限。用其反对数计算得R和P_T的可信限低限及高限，是在95％的概率水平下从样品的检定结果估计其真实结果的所在范围。

R或P_T的可信限率（FL％）是用R或P_T的可信限计算而得。效价的可信限率为可信限的高限与低限之差除以2倍平均数（或效价）后的百分率。

$$FL\% = \frac{可信限高限 - 可信限低限}{2 \times 效价均值} \times 100\%$$

计算可信限的t值根据S^2的自由度（f）查t值表而得。t值与f的关系见表2-8。

表2-8　t值表（$P = 0.95$）

f	t	f	t
3	3.18	14	2.15
4	2.78	16	2.12
5	2.57	18	2.10
6	2.45	20	2.09
7	2.37	25	2.06
8	2.31	30	2.04
9	2.26	40	2.02
10	2.23	60	2.00
11	2.20	120	1.98
12	2.18	∞	1.96

各品种的检定方法项下都有可信限率的规定，如果检定结果不符合规定，可缩小动物体重或年龄范围，或调整对供试品的估计效价或调节剂量，重复实验以减小可信限率。

对同批供试品重复试验所得 n 次实验结果（包括 $FL\%$ 超过规定的结果），可按实验结果的合并计算法算得 P_T 的均值，并将 $FL\%$ 作为检定结果。

二、直接测定法

给药后，观察某一反应的某一程度出现与否，如是否死亡、是否惊厥等，是质的变化，称质反应。质反应的生物统计主要有直接测定法，即直接测得药物对各个动物最小效量或最小致死量的检定方法。

x_S 和 x_T 为 S 和 T 组各只动物的对数最小致死量，它们的均值为 $\overline{x}_S$ 和 $\overline{x}_T$，是 S 和 T 的等反应剂量，n_S 和 n_T 为 S 和 T 组的动物个数。

1. 效价计算

按下式计算 M、R、P_T。

$$M = \lg R = \lg d_S - \lg d_T = x_S - x_T$$
$$R = \text{anti} \lg(x_S - x_T) = \text{anti} \lg M$$
$$P_T = A_T \times R$$

2. 误差项及可信限计算

按下式计算 S^2、S_M 及 R 或 P_T 的 FL 和 $FL\%$。

$$S^2 = \frac{\sum x_S^2 - \dfrac{\left(\sum x_S\right)^2}{n_S} + \sum x_T^2 - \dfrac{\left(\sum x_T\right)^2}{n_T}}{n_S + n_T - 2}$$

$f = n_S + n_T - 2$，用此自由度查表 2-8 得 t 值。

$$S_M = \sqrt{S^2 \times \frac{n_S + n_T}{n_S \times n_T}}$$

$$R \text{ 的 } FL = \text{anti} \lg(M \pm t \times S_M)$$

anti $\lg(M + t \times S_M)$ 是 R 的高限；anti $\lg(M - t \times S_M)$ 是 R 的低限。

$$P_T \text{ 的 } FL = A_T \times \text{anti} \lg(M \pm t \times S_M)$$

$A_T \times$ anti $\lg(M + t \times S_M)$ 是 P_T 的高限；$A_T \times$ anti $\lg(M - t \times S_M)$ 是 P_T 的低限。

$$R \text{ 或 } P_T \text{ 的 } FL\% = \frac{R(\text{或 } P_T)\text{高限} - (R \text{ 或 } P_T)\text{低限}}{2R(\text{或 } 2P_T)} \times 100\%$$

当两批以上供试品（T、U……）和标准品同时比较时，按下式计算 S、T、U 的合并方差 S^2。

$$S^2 = \frac{\sum x_S^2 - \dfrac{\left(\sum x_S\right)^2}{n_S} + \sum x_T^2 - \dfrac{\left(\sum x_T\right)^2}{n_T} + \sum x_U^2 - \dfrac{\left(\sum x_U\right)^2}{n_U} + \cdots}{n_S - 1 + n_T - 1 + n_U - 1 + \cdots}$$

$$f = n_S - 1 + n_T - 1 + n_U - 1 + \cdots$$

效价 P_T、P_U 是 T、U 组分别与 S 组比较，按效价计算公式计算而得。

【实例】

洋地黄为玄参科植物紫花洋地黄的干燥叶或粉末，主要作用为增强心肌收缩力，减慢心率，改善衰竭心脏的功能，临床上用于治疗各种原因引起的慢性心功能不全（充血性心力衰竭）。其有效成分为洋地黄毒苷、羟基洋地黄毒苷等，可溶于稀醇中，不溶或难溶于水。

洋地黄含有多种强心苷，且随产地、采集季节等不同使各种有效成分含量的比例不同，致使效价相差悬殊，故不宜用化学方法测定含量。洋地黄排泄慢，易蓄积中毒，可引起恶心，呕吐，心律失常，甚至死亡。作为原料使用的洋地黄干叶，每 1g 效价不得低于 10U，常用的片剂每片 0.1g，即 1U。

适量强心苷可增强心肌收缩力，过量则导致被测动物心室颤动而死亡，效价与毒性基本上呈平行关系，据此，设计生物检定法测定洋地黄的效价。根据洋地黄对鸽的心脏毒性，《中国药典》规定洋地黄的生物检定法为鸽最小致死量（MLD）法，即比较洋地黄标准品（S）与供试品（T）对鸽的最小致死量（U/kg），以测定供试品的效价。

已知 S 为洋地黄的标准品，按标示效价提前配成 1.0U/ml 的酊剂，临试验前稀释 25 倍；T 为洋地黄叶粉测试物，估计效价 $A_T=10U/g$，配成 1.0U/ml 的酊剂，临试前再稀释 25 倍。标准品组的动物数 $n_S=6$，供试品组的动物数 $n_T=6$。测定结果见表 2-9。

按效价计算公式：

$$M=1.028-1.064=-0.036$$
$$R=\text{anti lg}(-0.036)=0.9204$$
$$P_T=10\times0.9204=9.20\ (U/g)$$

按误差项及可信限公式计算 S^2、S_M 及 R 或 P_T 的 FL 和 $FL\%$。

表 2-9　洋地黄效价测定结果

S		T	
$MLD_S(d_S)$	x_S	$MLD_T(d_T)$	x_T
U/kg 体重	$\lg(d_S\times10)$	U/kg 体重	$\lg(d_T\times10)$
1.15	1.061	1.11	1.045
1.01	1.004	1.23	1.09
1.10	1.041	1.06	1.025
1.14	1.057	1.31	1.117
1.06	1.025	0.94	0.973
0.95	0.978	1.36	1.134
$\sum x_S$	6.166	$\sum x_T$	6.384
$\overline{x}_S$	1.028	$\overline{x}_T$	1.064

$$S^2=\left(1.061^2+1.004^2+\cdots+0.978^2-\frac{6.166^2}{6}+1.045^2+1.090^2+\cdots+1.134^2-\frac{6.384^2}{6}\right)$$
$$\div(6+6-2)$$
$$=0.002373$$

$f=6+6-2=10$，查表 2-8，$t=2.23$

$$S_M=\sqrt{0.002373\times\frac{6+6}{6\times6}}=0.02812$$

P_T 的 $FL=10\text{anti lg}(-0.36\pm2.23\times0.02812)=7.97\sim10.6\ (U/g)$

$$P_T \text{ 的 } FL\% = \frac{10.6 - 7.97}{2 \times 9.20} \times 100\% = 14.3\%$$

三、量反应的平行线测定法

药物对生物体所引起的反应随着药物剂量的增加产生的量变可以测量者，称为量反应，量反应检定用平行线测定法，要求在一定剂量范围内，S（标准品）和 T（供试品）的对数剂量 x 和反应或反应的特定函数 y 呈直线关系，当 S 和 T 的活性组分基本相同时，两直线平行。这种测定方法为量反应平行线测定法（图 2-2）。

《中国药典》生物检定品种的量反应检定主要用（2.2）法、（3.3）法或（2.2.2）法、（3.3.3）法，即 S、T 各用 2 个剂量组或 3 个剂量组，统称（k·k）法或（k·k·k）法。

如果 S 和 T 的剂量组数不相等，则称（k·k'）法；前面的 k 代表 S 的剂量组数，后面的 k 或 k' 代表 T 的剂量组数。一般都是按（k·k）法实验设计，当 S 或 T 的端剂量所致的反应未达阈值，或趋于极限，去除此端剂量后，对数剂量和反应的直线关系成立，这就形成了（k·k'）法。例如，（3.3）法设计就可能

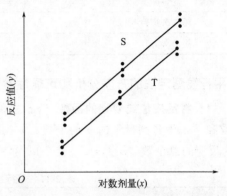

图 2-2　（3.3）剂量组的平行线模型

形成（2.3）法或（3.2）法等。因此，（k·k'）法中的 k 只可能比 k' 多一组或少一组剂量。（k·k'）法的计算结果可供重复试验时调节剂量或调整供试品估计效价时参考。

无论是（k·k）法、（k·k'）法或（k·k·k）法，都以 K 代表 S 和 T 的剂量组数之和，故 $K = k + k$ 或 $K = k + k'$ 或 $K = k + k + k$。按（k·k）法实验设计时，要求 S 和 T 相邻高低剂量组的比值（r）要相等，一般 r 用（1:0.8）~（1:0.5），$\lg r = I$，各剂量组的反应个数（m）应相等。

1. 平行线测定的实验设计类型

根据不同的检定方法可加以限制的因级数采用不同的实验设计类型。

（1）随机设计　剂量组内不加因级限制，有关因子的各级随机分配到各剂量组。本设计类型的实验结果只能分离不同剂量（剂间）所致变异，如人绒促性素的生物检定。

本设计较为简单，计算方便，较为常用。主要缺点是没有考虑去除其他因级（如实验条件、碟间等）对实验误差的影响，只能分离不同剂量（剂间）所致变异，因而不能将实验误差减至更小。

（2）随机区组设计　将实验动物或实验对象分成区组，一个区组可以是一窝动物、一只双碟或一次实验。在剂量组内的各行间加以区组间（如碟间、窝间、实验次序间）的因级限制。随机区组设计要求每一区组的容量（如每窝动物的受试动物数量、每一只双碟能容纳的小杯数）必须和剂量组数相同，这样可以使每一窝动物或每一只双碟都能接受到不同的剂量。因此随机区组设计除了从总变异中分离剂间变异外，还可以分离区组间变异，减少了实验误差。如抗生素杯碟法效价测定。

（3）交叉设计　同一动物可以分两次进行实验者适用交叉设计。交叉设计是将动物分

组，每组可以是一只动物，也可以是几只动物，但各组的动物数量应相等。标准品（S）和供试品（T）对比时，一组动物在第一次试验时接受 S 的一个剂量，第二次试验时则接受 T 的一个剂量，如此调换交叉进行，可以在同一动物身上进行不同供试品、不同剂量的比较，以去除动物间差异对实验误差的影响，提高实验精确度，节约实验动物。

（2.2）法 S 和 T 各两组剂量，用双交叉设计，将动物分成四组；对各组中的每一只动物都标上识别号。每一只动物都按给药次序表进行两次实验，如表 2-10。

表 2-10 双交叉设计两次实验的给药次序表

项目	第一组	第二组	第三组	第四组
第一次实验	d_{S1}	d_{S2}	d_{T1}	d_{T2}
第二次实验	d_{T2}	d_{T1}	d_{S2}	d_{S1}

2. 平行线测定法的方差分析和可靠性检验

（1）将反应值或规定的函数（y）按剂量分组列成方阵表 方阵中，K 为 S 和 T 的剂量组数和，m 为各剂量组内 y 的个数，如为随机区组设计，m 为行间或组内所加的因级限制；n 为反应的总个数，$n = mK$。表 2-11 为平行线模型中的剂量分组方阵。

表 2-11 平行线模型中的剂量分组方阵

分组		(1)	(2)	(3)	⋯	(k)	总和 $\sum y_m$
	S 和 T 的剂量组						
行间（组内）	1	$y_{1(1)}$	$y_{1(2)}$	$y_{1(3)}$	⋯	$y_{1(k)}$	$\sum y_1$
	2	$y_{2(1)}$	$y_{2(2)}$	$y_{2(3)}$	⋯	$y_{2(k)}$	$\sum y_2$
	3	$y_{3(1)}$	$y_{3(2)}$	$y_{3(3)}$	⋯	$y_{3(k)}$	$\sum y_3$
	⋮	⋮	⋮	⋮	⋮	⋮	⋮
	m	$y_{m(1)}$	$y_{m(2)}$	$y_{m(3)}$	⋯	$y_{m(k)}$	$\sum y_m$
总和 $\sum y_{(k)}$		$\sum y_{(1)}$	$\sum y_{(2)}$	$\sum y_{(3)}$		$\sum y_{(k)}$	$\sum y$

（2）特异反应剔除和缺项补足 异常值剔除在同一剂量组内的各个反应值中，如出现特大或特小的反应值时，应进行异常值检验，以确定其是否应被剔除。检验异常值的方法很多，建议使用狄克森（Dixon）检验法和格拉布斯（Grubbs）检验法。

Dixon 检验法：该法仅适用于同组中反应值较少时，对其中可疑的异常反应值进行检验。该法假定在 99％的置信水平下，一个有效的反应值被拒绝的概率仅有 1％（异常值出现在单侧）。

假定有同一组中 m 个观测反应值，按照由小到大的顺序进行排列，$y_1 \cdots y_m$。按表 2-12 中的公式对组内可疑的异常反应值计算 J 值。

表 2-12 狄克森检验法异常值的计算公式

样本量	当可疑异常值是最小值（y_1）	当可疑异常值是最大值（y_m）
3～7	$J_1 = (y_2 - y_1)/(y_m - y_1)$	$J_1 = (y_m - y_{m-1})/(y_m - y_1)$
8～10	$J_2 = (y_2 - y_1)/(y_{m-1} - y_1)$	$J_2 = (y_m - y_{m-1})/(y_m - y_2)$
11～13	$J_3 = (y_3 - y_1)/(y_{m-1} - y_1)$	$J_3 = (y_m - y_{m-2})/(y_m - y_2)$

如果 J_1、J_2 或 J_3 的计算值超出表 2-13 中给出的标准值，则判断为异常值，可考虑剔除。当同一组中的观察反应值数目大于 13 个时，可以选用 Grubbs 检验法。

对一个正态反应的样本，在 99% 置信水平下，差距不小于表 2-13 中 J_1、J_2 或 J_3 的值时，其异常值出现在任一侧的概率 $P=0.01$。

表 2-13 $P<0.01$ 时狄克森检验法异常值判断标准

m	3	4	5	6	7
J_1	0.988	0.889	0.780	0.698	0.637
m	8	9	10		
J_2	0.683	0.635	0.597		
m	11	12	13		
J_3	0.679	0.642	0.615		

Grubbs 检验法既可用于同组反应值中的异常值检验，也可用于具有方差同质时的模型（如直线性模型或非直线性模型）中的残差法检测异常值。

① 缺项补足。因反应值被剔除或因故反应值缺失造成缺项，致 m 不等时，根据实验设计类型做缺项补足，使各剂量组的 m 相等。

② 随机设计。对缺失数据的剂量组，以该组的反应均值补入，缺 1 个反应值补 1 个均值，缺 2 个反应值补 2 个均值。

③ 随机区组设计。按下式计算，补足缺失项。

$$缺项 \; y = \frac{KC + mR - G}{(K-1)(m-1)}$$

式中，C 为缺项所在剂量组内的反应值总和；R 为缺项所在行的反应值总和；G 为全部反应值总和，K 为 S 和 T 的剂量组之和。

如果缺 1 项以上，可以分别以 y_1、y_2、y_3 等代表各缺项，然后在计算其中之一时，把其他缺项 y 直接用符号 y_1、y_2 等当作未缺项代入上式，这样可得与缺项数相同的方程组，解方程组即得。

随机区组设计，当剂量组内安排的区组数较多时，也可将缺项所在的整个区组除去。

随机设计的实验结果中，如在个别剂量组多出 1~2 个反应值，可按严格的随机原则去除，使各剂量组的 m 相等。

不论哪种实验设计，每补足一个缺项，就需要把 S^2 的自由度减 1，缺项不得超过反应值总个数的 5%。

(3) 方差分析 剂量分组方阵表的实验结果，照《中国药典》生物检定统计法（通则 1431）中各式计算各项变异的差方和、自由度及误差项的方差（S^2）。

① 随机设计。按以下相应公式计算差方和$_{(总)}$、差方和$_{(剂间)}$、差方和$_{(误差)}$、S^2。

② 随机区组设计。按以下相应公式计算差方和$_{(总)}$、差方和$_{(剂间)}$、差方和$_{(区组间)}$、差方和$_{(误差)}$、S^2。

$$差方和_{(总)} = \sum y^2 - \frac{\left(\sum y\right)^2}{mK}$$

$$f_{(总)} = mK - 1$$

$$差方和_{(剂间)} = \frac{\sum[\sum y_{(k)}]^2}{m} - \frac{(\sum y)^2}{mK}$$

$$f_{(剂间)} = K - 1$$

$$差方和_{(区组间)} = \frac{\sum[\sum y_{(k)}]^2}{K} - \frac{(\sum y)^2}{mK}$$

$$f_{(区组间)} = m - 1$$

$$差方和_{(误差)} = 差方和_{(总)} - 差方和_{(剂间)} - 差方和_{(区组间)}$$

$$f_{(误差)} = f_{(总)} - f_{(剂间)} - f_{(区组间)} = (K-1)(m-1)$$

$$各变异项方差 = \frac{各变异项差方和}{各变异项自由度}$$

$$误差项方差(S^2) = \frac{差方和_{(误差)}}{f_{(误差)}}$$

或

$$S^2 = \frac{Km\sum y^2 - K\sum[\sum y(k)]^2 - m\sum(\sum y_m)^2 + (\sum y)^2}{Km(K-1)(m-1)}$$

$$f = (K-1)(m-1)$$

$$差方和_{(误差)} = 差方和_{(总)} - 差方和_{(剂间)}$$

$$f_{(误差)} = f_{(总)} - f_{(剂间)} = K(m-1)$$

$$S^2 = \frac{m\sum y^2 - \sum[\sum y(k)]^2}{Km(m-1)}$$

$$f = K(m-1)$$

(4) 可靠性测验 通过对剂间变异的分析，以测验 S 和 T 的对数剂量和反应的关系是否显著偏离平行直线。(2.2) 法和 (2.2.2) 法的剂间变异分析为试品间、回归、偏离平行三项，其他 $(k \cdot k)$ 法还需再分析二次曲线、反向二次曲线等。

① 可靠性测验的剂间变异的分析。$(k \cdot k)$ 法、$(k \cdot k')$ 法计算各变异项的 $m\sum C_i^2$ 及 $\sum[C_i \sum y_{(k)}]$，按下式计算各项变异的差方和。

$$各项项变异的差方和 = \frac{\{\sum[C_i \sum y_{(k)}]\}^2}{m\sum C_i^2}$$

$$f = 1$$

$(k \cdot k \cdot k)$ 法按下式计算试品间差方和。

(2.2.2) 法：

$$差方和_{(试品间)} = \frac{(S_2 + S_1)^2 + (T_2 + T_1)^2 + (U_2 + U_1)^2}{2m} - \frac{(\sum y)^2}{mK}$$

$$f = 2$$

(3.3.3) 法：

$$差方和_{(试品间)} = \frac{(S_1 + S_2 + S_3)^2 + (T_1 + T_2 + T_3)^2 + (U_1 + U_2 + U_3)^2}{3m} - \frac{(\sum y)^2}{mK}$$

$$f = 2$$

② 可靠性测验结果判断。可靠性测验结果，回归项应非常显著（$P < 0.01$）。(2.2) 法

和（2.2.2）法偏离平行项应不显著（$P>0.05$）。其他（$k \cdot k$）法偏离平行、（$k \cdot k \cdot k$）法偏离平行、二次曲线、反向二次曲线项应不显著（$P>0.05$）。

试品间一项不作为可靠性测验的判断标准，试品间变异非常显著者，重复试验时，应参考所得结果重新估计 T 的效价或重新调整剂量试验。

3. 效价（P_T）及平均可信限率（FL%）计算

各种（$k \cdot k$）法都按表 2-14 计算 V、W、D、A、B、g 等数值。代入下式计算 R、P_T、S_M 以及 R、P_T 的 FL 和 $FL\%$ 等（见表 2-14）。

表 2-14　（2.2）法、（3.3）法检定计算公式

方法 ($k_1 \cdot k_2$)	S	T	效价计算用数值			S_M 计算用数值		
			V	W	D	A	B	g
2.2	d_{S1}、d_{S2}	d_{T1}、d_{T2}	$1/2(T_1+T_2-S_1-S_2)$	$1/2(T_2-T_1+S_2-S_1)$	$\dfrac{d_{S2}}{d_{T2}}$	1	1	$\dfrac{t^2 S^2 m}{W^2}$
3.3	d_{S1}、d_{S2}、d_{S3}	d_{T1}、d_{T2}、d_{T3}	$1/3(T_1+T_2+T_3-S_1-S_2-S_3)$	$1/4(T_3-T_1+S_3-S_1)$	$\dfrac{d_{S3}}{d_{T3}}$	2/3	1/4	$\dfrac{t^2 S^2 m}{4W^2}$

注：2.2 表示二剂量法，3.3 表示三剂量法。

$$R = D \times \text{anti lg} \dfrac{IV}{W}$$

$$S_M = \dfrac{I}{W^2(1-g)} \sqrt{mS^2[(1-g)AW^2 + BV^2]}$$

$$R \text{ 的 } FL = \text{anti lg}\left(\dfrac{\lg R}{1-g} \pm tS_M\right)$$

$$P_T \text{ 的 } FL = A_T \times \text{anti lg}\left(\dfrac{\lg R}{1-g} \pm tS_M\right)$$

如在处理缩宫素（HCG）效价的生物检定结果时，将反应值（y）按《中国药典》附录生物检定统计法列表的格式整理，剂量以各组每次实际加入的单位数表示。按量反应平行线测定（2.2）法随机区组设计的公式处理结果。进行可靠性测验，实验结果成立者，再进行以下计算。计算 M、R、P_T、S_M、FL、$FL\%$。以上计算也可编制程序，用计算机计算。

实验结果中出现的特大、特小等特异反应值，按《中国药典》规定判断其是否可以剔除，个别剂量组缺失的数据，如符合药典附录的要求，按所规定的方法补足。

又如，缩宫素效价测定的生物统计法中缩宫素（2.2）法的可靠性测验，应为剂间、回归变异项非常显著，偏离平行不显著，否则实验不成立，对实验结果不成立者应做以下检查。①检查实验操作，包括溶液配制、加药时间、蓄养液的量、实验动物的要求等是否符合本规程。②如果剂间、回归不显著，说明剂量反应曲线的斜率太小，应重新调整剂量复试。③区组间差异显著，分离区组间变异可减小实验误差。

可靠性测验实验结果成立，但试品间变异显著时，可根据 S 和 T 各剂量组的反应情况，调整剂量以减小实验误差。①T 各剂量组反应值明显高于 S 剂量组时，可调低 T 的剂量，或提高 T 的估计效价。②T 各剂量组反应值明显低于 S 剂量组时，可调高 T 的剂量，或降低 T 的估计效价。

实验误差（FL％）的判断按药典规定，FL％超过者，可做以下处理：①检查动物来源、饲养管理、实验操作等是否符合本实验的要求。②重复实验。③增加实验组数。④按规定将几次实验结果合并计算，求得合并计算的效价及实验误差，应符合规定。

四、四参数回归计算法

四参数回归计算法系采用非线性模型进行量反应检定的一种统计分析方法。该法要求在一定剂量范围内，标准品（S）和供试品（T）的对数剂量 x 与反应值或反应值的特定函数 y 呈"S"或反"S"形关系，可拟合成四参数逻辑斯蒂（logistic）回归方程，拟合曲线对称于拐点，上下各有一渐近线。当 S 和 T 的活性组分基本相同时，两拟合曲线平行。S 形量反应四参数 logistic 曲线模型见图 2-3。

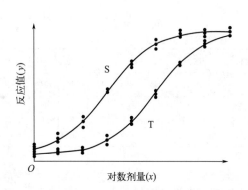

图 2-3　S 形量反应曲线的四参数 logistic 曲线模型

1. 实验设计

实验设计中要求 S 和 T 的剂量组数（n）应相等，每个剂量组反应值的个数（m）也应相等，且每个重复数应为独立重复。每组剂量间隔一般呈连续的等比稀释，也可采用非连续的独立稀释。实验过程中，应避免使用有严重位置效应的细胞孔，如会产生边缘效应的外周孔，S 和 T 加样位置应尽量遵循随机、均衡排列的原则，也可选用随机区组设计，以减少实验误差。

2. 异常值处理

获取并记录试验数据后，需采用一定的策略鉴别和处理异常值，应调查产生异常值的原因。对于技术性或物理性等明确原因导致的异常值可直接剔除，如细胞孔污染、加样错误等；而对没有查明原因的异常值原则上不应剔除，即使剔除也应采用合适的统计学方法。关于异常值剔除的统计学方法及其缺项补足，见《中国药典》通则 1431"三、量反应平行线测定法"中异常值剔除项。

3. 四参数 logistic 模型拟合

一般采用适宜的计算机软件中四参数 logistic 自由模型和约束模型，按照非线性最小二乘法的原则，进行 S 和 T 剂量反应曲线的自由拟合和约束拟合，分别获得 S 和 T 自由拟合及约束拟合曲线中 A、B、C、D 四个参数的估计值。约束模型为一平行曲线模型，其中 S 与 T 拟合方程的 A、B、D 三个参数的估计值分别相同，仅参数 C 的估计值不同。

4. 方差分析

按下式将约束模型总变异进行分解，采用适宜的计算机软件计算各项变异的差方和、自由度（f），按"各变异项方差 $=\dfrac{各变异项差方和}{各变异项自由度}$"计算各变异项方差。

$$差方和_{(总)} = 差方和_{(试品间)} + 差方和_{(回归)} + 差方和_{(残差 I)}$$

$$差方和_{(残差 I)} = 差方和_{(残差 II)} + 差方和_{(偏离平行)}$$

$$差方和_{(残差 II)} = 差方和_{(模型失拟)} + 差方和_{(误差)}$$

上述式中，差方和$_{(残差 I)}$为标准品和供试品约束模型的残差平方和；差方和$_{(残差 II)}$为标准品和供试品自由模型的残差平方和。

5. 可靠性测验

通过对剂间变异的分析，以测验 S 和 T 的对数剂量和反应的关系是否显著偏离平行曲线。剂间变异分析为试品间、回归、偏离平行和模型失拟四项。残差 II 的方差用以进行试品间、回归和偏离平行三项变异的 F 测验，误差项的方差用以进行模型失拟的 F 测验。由适宜的计算机软件计算获得各变异项的 P 值。当 $P<0.05$ 或 $P<0.01$，即认为在此检验水准下该项变异有显著意义。

判断可靠性测验结果，回归项应非常显著（$P<0.01$）；偏离平行和模型失拟均应不显著（$P \geqslant 0.05$）。个别情况下，当残差 II 或误差项的方差非常小时，偏离平行或模型失拟检验结果可能判为显著，建议此时以残差 II 或误差质控图中日常平均水平替代该次试验水平进行计算。

试品间一项不作为可靠性测验的判断标准。试品间变异非常显著者，重复试验时，应参考所得结果重新估计 T 的效价或重新调整剂量再进行试验。

满足上述条件，即可认为实验结果的可靠性成立。

6. 效价（P_T）及置信区间（CL）计算

对于可靠性成立的实验结果，方可按等反应剂量比的原则，采用约束模型中 S 和 T 拟合曲线 EC_{50} 的比值，计算供试品的相对效价（R）。

$$R = \frac{标准品\ EC_{50}}{供试品\ EC_{50}} \times 100\%$$

再按 $P_T = A_T R$ 计算供试品的实测效价。

采用经验证的适宜计算机软件计算 R 的置信区间，将 R 置信区间的上限和下限分别乘以 A_T 得 P_T 置信区间的上限和下限。对于多次实验结果的合并计算见通则 1431 "六、实验结果的合并计算"部分。

在进行本法运算时，选择的计算机软件应能获得与本法实例一致的计算结果。

对符合 S 形量反应模型的供试品进行效价计算时，如果没有合适的计算机软件或统计专家的帮助，无法使用四参数回归计算法的情况下，也可选择剂量反应曲线中呈近似直线关系的一段剂量范围，将反应值进行适宜转换，按"量反应平行线测定法"估计效价。

四参数回归计算法实例：人粒细胞集落刺激因子（GCSF）生物学活性测定——NFS-60 细胞/MTT 比色法。

五、实验结果的合并计算

为了使实验结果更加精确可靠，在实验室的常规检验中，同一批供试品重复 n 次测定，所得 n 个测定结果，可用合并计算的方法求其效价 P_T 的均值及其 FL，从而达到增加实验精密度，降低可信限的目的。此实验测定是在生物来源、实验条件相同的情况下，与标准品同时比较所得的检定结果（P_T），各次检测结果，经用标示量或估计效价（A_T）校正后，取其对数值（$\lg P_T$）参加合并计算。合并计算时要求各个实验结果是独立的、完整的。

计算时，令 $\lg P_T = M$，n 次实验结果的合并计算可通过下列三种方式进行。

（1）方式 1——几何均值法

假定 n 个独立测定结果的 M 值呈正态或近似正态分布，则可使用下式计算其均值、标准差和标准误。

$$均值 \ \overline{M} = \sum_{i=1}^{n} M_i / n$$

$$标准差 \ S = \sqrt{\frac{1}{n-1} \sum_{i=1}^{n} (M_i - \overline{M})^2}$$

$$标准误 \ S_{\overline{M}} = S / \sqrt{n}$$

$$均值在 100(1-\alpha)\% 的置信区间为 \ \overline{M} \pm t_{n-1, \alpha/2} S_{\overline{M}}$$

式中，M_i 是第 i 次结果的对数效价值；$t_{n-1, \alpha/2}$ 是具有自由度 $n-1$ 的 t 分布的上 $\alpha/2$ 的 t 值（或双侧 α 的 t 值）。

（2）方式 2——加权均值法

假定 n 个独立实验均给出了对数效价值和相应的 S_{M_i}，或置信上下限，以及自由度，n 次实验结果共 n 个 M 值，按下式进行 χ^2 测验。

$$\chi_M^2 = \sum_{i=1}^{n} w_i (M_i - M)^2 = \sum_{i=1}^{n} w_i M_i^2 - \frac{\left(\sum\limits_{i=1}^{n} w_i M_i\right)^2}{\sum\limits_{i=1}^{n} w_i}$$

$$f = n - 1$$

式中，w_i 为各次实验结果的权重，相当于各次实验 S_{M_i} 平方的倒数，即 $w_i = \dfrac{1}{S_{M_i}^2}$，$w = \sum\limits_{i=1}^{n} w_i$。

按上式的自由度（f）查 χ^2 值表（表 2-15），得 $\chi_{(f)0.05}^2$ 查表值；当 χ^2 计算值小于 $\chi_{(f)0.05}^2$ 查表值时，认为 n 个实验结果均一，可按以下相应公式计算 n 个 M_i 的加权均值 $\overline{M}$、$\overline{S}_M$ 及其 FL。

表 2-15　f 和 χ^2 值

f	χ^2	f	χ^2
1	3.84	9	16.9
2	5.99	10	18.3
3	7.82	11	19.7
4	9.49	12	21.0
5	11.1	13	22.4
6	12.6	14	23.7
7	14.1	15	25.0
8	15.5	16	26.3

f	χ^2	f	χ^2
17	27.6	24	36.4
18	28.9	25	37.6
19	30.1	26	38.9
20	31.4	27	40.1
21	32.7	28	41.3
22	33.9	29	42.6
23	35.2	30	43.8

$$\overline{M} = \frac{\sum\limits_{i=1}^{n} w_i M_i}{\sum\limits_{i=1}^{n} w_i}$$

$$S_{\overline{M}} = \sqrt{\frac{1}{\sum\limits_{i=1}^{n} w_i}}$$

合并计算的自由度（f）是 n 个实验结果的 S^2 自由度之和。$f = \sum f_i$，按此 f 查 t 值表（表2-8）得 t 值。

$$\overline{M} \text{ 的 } FL = \overline{M} \pm t \times S_{\overline{M}}$$

$\overline{P}_T$ 及其可信限按下式计算：

$$\overline{P}_T = \text{anti lg}\overline{M}$$
$$\overline{P}_T \text{ 的 } FL = \text{anti lg}(\overline{M} \pm t \times S_{\overline{M}})$$

(3) 方式3——校正加权均值法

当 χ^2 计算值大于 $\chi^2_{(f)0.05}$ 查表值时，认为 n 个实验结果不均一，可用下列方法进行合并计算。

① 如为个别实验结果影响 n 次实验结果的均一性，可以剔除个别结果，将其余均一的结果按相应公式进行合并计算，请注意，剔除个别结果应符合"异常值剔除"的要求。

② 如果 n 次实验结果的不均一性并非个别实验结果的影响，则按以下两式计算校正权重 w'，计算近似的 S_M^2 和各次实验的 w'。用 w' 和 $\sum w'$ 代替 $\overline{M} = \dfrac{\sum\limits_{i=1}^{n} w_i M_i}{\sum\limits_{i=1}^{n} w_i}$ 和 $S_{\overline{M}} = \sqrt{\dfrac{1}{\sum\limits_{i=1}^{n} w_i}}$ 式中 w_i 和 $\sum w_i$ 计算，再按前面计算的 FL 及其 $\overline{P}_T$ 的 FL。

$$\text{各结果的校正权重 } w' = \frac{1}{S_{M_i}^2 + S_{\overline{M}}^2}$$

式中，$S_{M_i}^2$ 为实验内变异，即 w 的倒数；$S_{\overline{M}}^2$ 为实验间变异，其计算公式为：

$$S_{\overline{M}}^2 = \frac{\sum (M_i - \overline{M})^2}{n'-1} - \frac{\sum S_{M_i}^2}{n'}$$

此时，计算 $\overline{M}$ 的置信限时，t 值通常取 2 即可。

工作任务一　红霉素肠溶片的含量测定

任务导入

　　红霉素肠溶片属于大环内酯类抗生素。对葡萄球菌属（耐甲氧西林菌株除外）、各组链球菌和革兰阳性杆菌均具抗菌活性。奈瑟菌属、流感嗜血杆菌、百日咳鲍特菌等也对本品敏感。本品对除脆弱拟杆菌和梭杆菌属以外的各种厌氧菌亦具抗菌作用。对军团菌属、胎儿弯曲菌、某些螺旋体、肺炎支原体、立克次体属和衣原体属也有抑制作用。

　　红霉素肠溶片的适应证包括：①可作为青霉素过敏患者治疗下列感染的替代用药。如溶血性链球菌、肺炎链球菌等所致的急性扁桃体炎、急性咽炎、鼻窦炎；溶血性链球菌所致猩红热、蜂窝织炎；白喉及白喉带菌者；气性坏疽、炭疽、破伤风；放线菌病；梅毒；李斯特菌病等。②军团菌病。③肺炎支原体肺炎。④肺炎衣原体肺炎。⑤衣原体属、支原体属所致泌尿生殖系统感染。⑥沙眼衣原体结膜炎。⑦淋病奈瑟菌感染。⑧厌氧菌所致口腔感染。⑨空肠弯曲菌肠炎。⑩百日咳。

思政小课堂

药品安全警钟长鸣——红霉素使用过量事件

　　【事件】患者女，27 岁，因诊断为支原体肺炎，口服红霉素肠溶片（新疆某药业有限公司生产）7 片（0.125g/片），3 次/d。3 天后患者突然出现口吐白沫、呼吸急促、全身痉挛等症状，被其家属紧急送往医院就诊。事件调查分析判断起因为过量口服红霉素肠溶片引起的癫痫发作，患者应用剂量较大，在体内蓄积，透过血脑屏障引起。

　　【启示】临床医生在给患者用药过程中，剂量不宜太大，疗程不宜过长，以免类似现象的发生。药品安全需强化合理用药规范，临床须严格把控剂量与疗程，建立动态监测机制，提升医患安全用药意识，避免蓄积中毒风险。

任务知识

1. 相关的质量标准和制剂通则

　　红霉素肠溶片质量标准【含量测定】项下规定，取本品 4 片，研细，用乙醇适量（红霉素约 0.25g 用乙醇 25ml），分次研磨使红霉素溶解，并用灭菌水定量稀释制成每 1ml 中约含 1000 单位的溶液，摇匀，静置，精密量取上清液适量，照红霉素项下的方法测定，即得。

　　红霉素肠溶片属于片剂，应符合制剂通则 0101 片剂的相关规定。片剂系指原料药物或与适宜的辅料制成的圆形或异形的片状固体制剂。片剂以口服普通片为主，另有含片、舌下片、口腔贴片、咀嚼片、分散片、可溶片、泡腾片、阴道片、阴道泡腾片、缓释片、控释片、肠溶片与口崩片等。肠溶片系指用肠溶性包衣材料进行包衣的片剂。为防止原料药物在胃内分解失效、对胃产生刺激或控制原料药物在肠道内定位释放，可对片剂包肠溶衣；为治疗结肠部位疾病等，可对片剂包结肠定位肠溶衣。

红霉素【含量测定】项下照抗生素微生物检定法（通则1201）测定，可信限率不得大于7%。1000红霉素单位相当于1mg的$C_{37}H_{67}NO_{13}$。按无水物计算，每1mg红霉素原料药的效价不得少于920红霉素单位。

红霉素肠溶片【规格】有3种：0.125g（12.5万单位）、0.25g（25万单位）和50mg（5万单位）。

2. 相关的含量测定方法

红霉素属于多组分抗生素，如表2-16。其原料药质量标准【检查】项下红霉素组分测定，规定照高效液相色谱法测定，按外标法以标准品溶液中红霉素A的峰面积计算，供试品中红霉素A的含量按无水物计不得少于93.0%；按外标法以标准品溶液中红霉素A的峰面积计算，供试品中红霉素B和红霉素C的含量按无水物计均不得过3.0%。

表2-16　红霉素组分A、B、C的分子式和分子量

红霉素	分子式	分子量	R^1	R^2
A	$C_{37}H_{67}NO_{13}$	733.94	OH	CH_3
B	$C_{37}H_{67}NO_{12}$	717.94	H	CH_3
C	$C_{36}H_{65}NO_{13}$	719.90	OH	H

对于有效成分是多组分的药物，不能仅用理化或仪器分析方法测定含量，不能仅以终产品的单一组分衡量有效性，必须结合生物检定的方法，测定其效价或生物活性。红霉素的药理作用是抑制或杀灭微生物，所以通过测定红霉素对短小芽孢杆菌的抑制能力来评估效价。

红霉素肠溶片含量测定采用抗生素微生物检定法，试验设计表见表2-17。按二剂量法测定，本品含红霉素（$C_{37}H_{67}NO_{13}$）应为标示量的90.0%～110.0%。

表2-17　红霉素肠溶片抗生素的微生物检定法试验设计表

抗生素类别	试验菌	培养基		灭菌缓冲液pH值	抗生素浓度范围单位/ml	培养条件	
		编号	pH			温度/℃	时间/h
红霉素	短小芽孢杆菌〔CMCC(B)63 202〕	I	7.8～8.0	7.8	5.0～20.0	35～37	14～16

标准品溶液的制备标准品的使用和保存，应照标准品说明书的规定。临用时照表2-17的规定进行稀释。标准品的品种、分子式及理论计算值见表2-18。

表2-18　红霉素标准品品种与理论值

标准品品种	标准品分子式或品名	理论计算值/(U/mg)
红霉素	$C_{37}H_{67}NO_{13}$	1000

供试品溶液的制备精密称（或量）取供试品适量，用各品种项下规定的溶剂溶解后，再按估计效价或标示量照表 2-18 的规定稀释至与标准品相当的浓度。

任务准备

1. 用品及仪器的准备

培养皿、陶瓦盖、钢管（内径 6.0mm±0.1mm，高 7.8mm±0.1mm 或 8.0mm±0.1mm，高 10.0mm±0.1mm）、滴定管、移液管、刻度吸管、容量瓶等。

超净工作台、分析天平、恒温培养箱、抑菌圈直径测量仪或游标卡尺。

2. 培养基和缓冲液的准备

营养琼脂培养基：胨 10g、氯化钠 5g、牛肉浸出粉 3g、水 1000ml，混合上述成分，调节 pH 值使比最终的 pH 值略高 0.2～0.4。加入琼脂 15～20g，加热溶化后滤过。调节 pH 值使灭菌后为 7.0～7.2。分装，灭菌。

培养基Ⅰ：称取胨 5g，牛肉浸出粉 3g，磷酸氢二钾 3g，加入水 1000ml，混合上述成分，调节 pH 值使比最终的 pH 值略高 0.2～0.4，加入琼脂 15～20g，加热溶化后滤过，调节 pH 值使灭菌后为 7.8～8.0 或 6.5～6.6，在 115℃灭菌 30min。

磷酸盐缓冲液（pH7.8）：取磷酸氢二钾 5.59g 与磷酸二氢钾 0.41g，加水使成 1000ml，滤过，在 115℃灭菌 30min。

培养基和缓冲液
的配制与灭菌

3. 菌悬液的准备

短小芽孢杆菌悬液：取短小芽孢杆菌〔CMCC（B）63202〕的营养琼脂斜面培养物，接种于盛有营养琼脂培养基的培养瓶中，在 35～37℃培养 7 天，用革兰染色法涂片镜检，应有芽孢 85% 以上。用灭菌水将芽孢洗下，65℃加热 30min，备用。

短小芽孢杆菌
悬液的制备

4. 标准品溶液的准备

精密称取红霉素标准品 1.0g，用乙醇溶解（红霉素 10mg 加乙醇 1ml），用无菌水定容至 1000ml，浓度为 1000U/ml。

然后用灭菌水分 2～3 步稀释，最终使成 S2（高剂量）为 10U/ml、S1（低剂量）为 5U/ml 溶液。

5. 供试品溶液的准备

取本品 4 片，研细，用乙醇适量（红霉素约 0.25g 用乙醇 25ml），分次研磨使红霉素溶解，并用灭菌水定量稀释制成每 1ml 中约含 1000 单位的溶液，摇匀，静置。

精密量取浓度为 1000U/ml 的上清液 5ml，置于 50ml 容量瓶内，定容，得浓度为 100U/ml 的溶液。

精密量取浓度为 100U/ml 的上清液 5ml，置于 50ml 容量瓶内，定容，得浓度为 10U/ml 的溶液，作为供试品的高剂量组 T2。

精密量取浓度为 100U/ml 的上清液 5ml，置于 100ml 容量瓶内，定容，得浓度为 5U/ml 的溶液，作为供试品的低剂量组 T1。

供试品和标准
品的制备

1. 双碟的制备

底层培养基：取预先在100℃水浴中融化的培养基20ml，注入培养皿，待凝固。

菌层：取出储备菌液（浓芽孢液），与已融化的于65℃水浴保温的培养基，按1：20比例混匀。例如取菌悬液2ml，加入40ml培养，摇匀。取菌层培养基5ml，迅速均匀摊布在底层培养基上，置于水平台上，用陶瓦圆盖覆盖，放置20～30min，备用。

2. 滴加抗生素与培养

用钢管放置器放置：将钢管装于玻璃管中，放于钢管放置器上，将双碟打开，放入双碟台上，托起双碟台，使钢管平稳落在培养基上，注意使各个钢管下落的高度基本一致。

制备双碟

用镊子放置：若没有钢管放置器，也可以用干热灭菌的镊子手工放置钢管，注意位置均匀，高度一致。钢管放妥后，应使双碟静置5～10min，使钢管在琼脂内稍下沉稳定后，再开始滴加抗生素溶液。

每批供试品取4～10个双碟，滴加溶液。在滴加之前须用滴加液润洗2～3次。滴加标准品与供试品溶液，因实验设计方法不同而异。（2.2）法在双碟的4个钢管中分别呈对角滴加标准品（S）及供试品（T）的高（H）、低（L）两种浓度的溶液。滴加溶液的顺序为SH→TH→SL→TL。

滴加溶液至钢管口平满，注意滴加溶液间隔时间不可过长，因溶液的扩散时间不同影响测定结果。滴加完毕，用陶瓦盖覆盖双碟，平稳置于双碟托盘内，双碟叠放不可超过3个，避免受热不均，影响抑菌圈大小，以水平位置平稳移入培养箱中间位置，于35～37℃培养14～16h。

滴加抗生素与培养

3. 测量记录抑菌圈

取出双碟，打开陶瓦盖，将钢管放入盛有1：1000苯扎溴铵溶液或其他消毒液的容器内，换以玻璃盖。

检查抑菌圈是否圆整，若破圈或抑菌圈不圆整，应弃之。用游标卡尺测量出每一抑菌圈的直径。测量时，眼睛视线应与读数刻度垂直，游标卡尺的尖端与抑菌圈直径的切点垂直，然后测量并读数。数值保留至小数点后两位，记录于表中。也可用抑菌圈面积测量仪测量。

实验记录应包括抗生素的品种、剂型、规格、标示量、生产厂、批号、检验目的、检验依据、检验日期、温度、湿度，标准品与供试品的称量、稀释步骤与核对人，抑菌圈测量结果。当用游标卡尺测量抑菌圈时，应将测试数据以框图方式按双碟数记录清楚，当用抑菌圈测量仪测量时，要将电脑打印测试、计算、统计分析的打印纸贴附于记录上。

照生物检定统计法的量反应平行线测定法的（2.2）法进行效价计算和可靠性检验。

☆ 注意事项

（1）效价测定滴加钢管的操作室内、地面、水平操作台、钢管放置器、钢管、墙壁以及各项玻璃用具、工作服、工作人员双手等，都要避免被抗生素污染。

（2）培养基中原料的质量对抑菌圈边缘清晰度及实验结果的精确度影响较大，因此应对原材料进行预实验，挑选适当的品牌使用。

（3）标准品在称量前应从冰箱取出，使其与室温平衡；供试品应放于干燥器内至少30min 方可称取。标准品称量不可少于 20mg，取样后立即将称量瓶及被称物盖好，以免吸水。

标准品和供试品高、低浓度的剂量比一般为 2∶1。

（4）依据检验所需菌悬液的量，准备若干支。取工作用菌种斜面，接种营养琼脂斜面，按规定条件培养后，按规定洗下菌苔，制成菌悬液供检验用。要保持菌种的新鲜。

（5）一般要求高剂量显现的抑菌圈直径应在 18～22mm，某些品种可放宽到 18～24mm；高剂量与低剂量的抑菌圈直径之差最好不小于 2mm。

任务结果

填写《药品生物检定技术任务工单》中的"红霉素肠溶片的含量测定 记录单"。

任务考核

填写《药品生物检定技术任务工单》中的"红霉素肠溶片的含量测定 评价单"。

工作任务二　抗生素的效价计算

任务导入

在生物制药质量控制与研发过程中，抗生素效价计算是确保药品有效性与安全性的核心环节。其必要性体现在三大关键场景：生产质控中需验证原料药活性、追踪工序损耗并判定成品合格性；稳定性研究中通过量化效价衰减规律预测有效期；临床前研究则需精准测定抗菌谱及联合用药效应。这一过程本质是通过统计学方法将微生物学测定数据转化为可量化分析的指标，但需警惕两种极端误区。

一是统计万能论，不考虑即使正确运用数理统计，结论仍有一定出错概率；不顾具体情况，有时实验设计未考虑到偶然发生的重要因素，可能就导致错误结论。

二是统计无用论，认为通过大量的重复得到一大堆实验数据就可以代替统计推理，一方面耗费大量人力物力财力，另一方面由于季节、温度的影响，药品来源或批号变动、菌种保管传代的变异等，长时间地反复实验而使结果掺杂更多不易控制的因素，即使积累了大量数据，也难以得出可靠的结论。

任务知识

生物检定统计法将生物检定和统计学方法相结合，在研究新药和药物质量检定过程中发挥着关键性的作用。《中国药典》（1985 年版）二部附录增加了生物检定统计法。《中国药典》收录的生物检定统计法除洋地黄的直接检定法外，均为量反应平行线法，属于间接检定法。所收录的量反应平行线测定法主要包括完全随机、随机区组以及交叉设计 3 种实验设计。

《中国药典》生物检定统计的计算方法与其他国家的药典一样，都未规定需使用的计算工具，所以人们可以选用自己熟悉的方式进行计算。过去多进行手工计算，近年来随着计算机的普及，使用统计软件进行计算已经成为主流。任何软件在用于法定计算前，都首先应该进行软件确认，以便保证其科学准确和公认性。

1. 生物医学用统计软件

在生物医学研究领域，统计软件的选择直接影响数据分析效率与质量。目前主流的五款软件各具特色，现就其主要特性与应用场景进行系统阐述。

(1) Excel Excel 其数据分析扩展包支持 t 检验、方差分析、χ^2 检验等常规统计方法，配合丰富的图表功能，可快速完成数据可视化。但受限于单/双因素方差分析框架，无法处理复杂实验设计（如两因素随机区组），且缺少聚类分析、判别分析等多元统计模块，建议作为数据预处理工具与其他软件配合使用。

(2) SPSS SPSS 以其菜单驱动模式和类似 Excel 数据界面成为非统计专业研究者的首选。该软件支持从基础统计（方差分析、回归分析）到高级分析（因子分析、判别分析）的全流程操作，尤其擅长处理特殊实验效应检验。但是输出结果与 Office/WPS 文字软件难以直接兼容。

(3) Stata 作为轻量化统计软件代表，兼具菜单操作与编程扩展优势。其生存分析、面板数据分析模块性能超越 SAS，图形输出质量达到出版级标准。每周算法更新机制确保前沿方法及时集成，但文本数据接口的局限使其更适用于中小型数据集分析，建议作为纵向研究和生存分析的首选工具。

(4) SAS SAS 作为 FDA 认证的统计分析系统，在新药临床试验领域具有不可替代性。其完备的数据管理体系和编程架构可处理 PB（petabyte）级数据，覆盖生物医学的所有统计方法。但是命令行操作模式较难学习，授权使用费用高昂，建议由专业统计团队用于复杂模型构建和合规性分析。

(5) R 语言 R 语言是一门专门用于统计计算和作图的编程语言，是一个自由、免费、开源的软件。它提供各种统计计算的函数，使用者能灵活地进行数据分析，甚至创造出符合需要的统计计算方法。因此 R 语言有很多最新的模型和检验方法，但是非常难自学，对英语的要求很高。

R 语言与 SAS 的区别在于，R 语言是免费开放的，处理更灵活，同时对编程要求较高。R 语言适合个人做统计分析时使用。

没有最好的软件，只有最合适的软件。要根据实际需要选择软件，而不能认为某种软件是最强的，就把所有的数据处理都交给一种工具来完成。例如，若是要进行方差分析，最佳的选择是 SPSS，它能完成多种特殊效应的检验和多变量分析（多元方差分析，因子分析，判别分析等）；如果想通过混合模型来进行分析，可以选择 SAS。实际应用中，Excel 与 SPSS 配合使用，相得益彰；SAS 通过直接调动 R 代码可使分析过程更加顺利。

2. 生物检定用统计软件

关于生物检定统计方法，我国药典生物检定统计法从生物检定标准品、供试品、等反应剂量对比、生物变异的控制、误差项、可靠性检验、可信限和可信限率等方面都给出了相应的规定，并给出了直接测定法和量反应平行线测定两种方法，首次提出了可信限率的概念并得到国际认可。

在《中国药典》中引入新的检定统计的评价方式，即四参数回归计算方法，包括实验设计、异常值处理、四参数逻辑斯蒂（logistic）模型拟合、方差分析、可靠性测验以及效价估计及置信区间的计算等指导内容，并且对可靠性检验、可信限和可信限率进行相应内容上的增加和修改。例如，可靠性检验中要求剂量或对数剂量反应符合特定模型要求，且供试品与标准品的线性满足计算原理的要求，新加入的四参数模型中要求所用剂量范围内，对数剂量与反应（或反应函数）呈现 S 形曲线关系，供试品和标准品的 S 形曲线为平行关系。关于生物检定用统计软件，介绍以下几种。

(1)《中国药典》生物检定统计程序 BS2000 中国药品生物制品检定所开发的《中国药典》生物检定统计程序 BS2000 工作界面采用 Windows 程序操作界面，并兼顾药品质量检验工作中生物检定工作的特点进行设计，界面友好，易学易用。具有以下功能特点。

① 软件包括了《中国药典》附录生物检定统计计算的内容，并包括了一些不常用但工作中不可缺少的生物检定统计方法，例如，量反应平行线（4.4）测定法、（2.3）测定法、（3.2）测定法、（3.4）测定法、（4.3）测定法等，并包括了相应测定方法的随机或（和）随机区组方法，内容比较全面。

② 具有根据药典要求对数据进行异质性数据的检验、剔除及缺项数据的补足的功能。

③ 数据输入采用电子表格格式，轻松实现数据的上移（删除单元格）、下移（插入单元格）、数据的列间移动和删除以及单元格数据的复制和粘贴等功能。样品名称等可以中文输入。

④ 数据的存取采用 Windows 9X 对话框及提示，数据不易丢失。

⑤ 生物检定中经常用到各种数据转换，程序具有对数转换、自然对数转换、平方转换、三次方转换、平方根转换、一次线性转换及按体重转换等功能。

⑥ 计算结果的显示、打印设置（字体、纸张）、打印等均采用 Windows 标准对话框，易于使用。并可直接调入 Word，对计算结果重新排版，使计算结果更美观。

(2) MD 酶标仪的 SoftMax Pro MD 全波长酶标仪具有 SoftMax Pro 数据分析软件。SoftMax Pro 软件是一款功能强大的数据获取和分析软件，主要面向生物制药及相关企业，同时，针对企业版用户对数据审计和追踪功能要求，SoftMax Pro GxP 7.1 版本软件符合 FDA 21 CFR Part 11 的工作流程，确保获得数据的完整性。作为一款具有强大数据运算功能和完整记录功能的仪器操作及数据分析软件，SoftMax Pro 可以帮助制药企业快速、准确、安全、合规获得所需数据。

SoftMax Pro 7 软件内置 21 种曲线拟合模型，包括常用的 Linear、semi-log、log-log 和 4p-logistic 等拟合方式，便于拟合模型的筛选和使用。可以选择使用自由拟合和约束拟合模型以及高级的统计学公式进行计算分析，完成生物相对效价的测定。另外，在 SoftMax Pro 7 软件中包含有符合《中国药典》生物检定法要求的随机区组设计（3.3）法分析模板、随机设计（3.3）法分析模板、随机设计（3.3）法-对数转换分析模板、随机设计（4.4）法分析模板、随机设计（4.4）法-对数转换分析模板及四参数计算回归法分析模板。

(3) BMG 酶标仪的 MARS 软件 BMG 酶标仪包括 MARS 数据分析软件，提供 2020 年版《中国药典》生物检定统计法中四参数回归计算相关方案。内置预设平行性分析模板，支持对多种拟合方程进行平行性分析，包括斜率-比值拟合，平行线拟合，四参数方程和五参数方程。平行性分析模板，灵活易用，可对生物检定统计相关的约束性模型和非约束性模型统计分析，对数据进行等效比较法或参数比较法分析，提供一键分析方案。

BMG MARS 数据管理与分析软件不仅标配符合 FDA 21 CFR Part 11 要求，满足相关 GxP（GMP/GLP）实验室电子数据管理要求，结合 Basic Calculation 和 Advanced Calculation 多种内置分析模板，用户自定义公式模块，可为各类基础科研和新药研发等相关应用提供方便、专业的数据分析与管理解决方案。

（4）Biostat 生物检定统计软件 Biostat 是目前国内涵盖药品、生物制品等医用产品的生物检定统计分析方法相对全面的统计工具。适用于从事医用产品生物活性检定的非统计专业相关人员，能满足目前《中国药典》、《欧洲药典》和《美国药典》生物检定统计需要。

Biostat 软件有如下特点：①内置所有国内外药典通用的计算模型，除定量数据的平行性模型外，还增加了四参数 logistic 模型和斜率比模型，质反应数据（定性数据）的平行性计算和半数反应量计算，解决了目前半数反应量中多种类型数据的广泛计算问题。②增加多种实验设计类型和数据输入格式，包括完全随机、区组随机和双交叉设计等常用类型。③异常值检验功能更加丰富，包括狄克森检验和格拉布斯检验的自动选择功能，并将异常值的判定设置为 $P < 0.01$。④效价计算和可靠性分析智能化。在输出药典要求的方差分析表和效价及置信区间基础上，增加了可靠性判定结论和效价自由度的输出。⑤数据合并计算功能更加多样，涵盖目前各国药典规定生物检定中的均值法、权重法和校正权重法。

 任务准备

1. 数据准备

表 2-19 为某批红霉素肠溶片效价测定的实验数据。

已知：S 为红霉素标准品，标准品的稀释液 $d_{S1} = 5U/ml$；$d_{S2} = 10U/ml$。

　　　T 为红霉素供试品，供试品的稀释液 $d_{T1} = 5U/ml$；$d_{T2} = 10U/ml$。

　　　估计效价为 A_T 为 924.7U/mg。

表 2-19　某批红霉素肠溶片效价测定结果

双碟号	d_{S1} 5U/ml	d_{S2} 10U/ml	d_{T1} 约 5U/ml	d_{T2} 约 10U/ml	$\sum y_m$
1	18.90	21.00	18.95	21.00	79.85
2	19.25	21.10	19.25	21.25	80.85
3	18.60	21.05	18.85	20.60	79.10
4	18.90	20.55	18.70	21.00	79.15
5	18.95	20.95	18.80	21.10	79.80
6	18.55	21.30	18.95	20.90	79.70
7	18.60	20.85	19.05	20.60	79.10
8	18.85	20.85	19.10	21.30	79.55

双碟号	d_{S1} 5U/ml	d_{S2} 10U/ml	d_{T1} 约 5U/ml	d_{T2} 约 10U/ml	$\sum y_m$
9	19.15	21.35	19.35	20.75	81.15
10	18.60	20.70	18.75	20.85	78.90
$\sum y$	188.35	209.70	189.75	209.35	797.15
(K)	S1	S2	T1	T2	$\sum y$

2. 计算准备

计算机安装有办公软件 Excel 和生物检定统计软件 BS2000。

 任务实施

1. 按《中国药典》给定的公式计算

(1) 计算各项差方和

① 差方和（总）

$$差方和_{(总)} = \sum y^2 - \frac{\left(\sum y\right)^2}{mK}$$

$$f_{(总)} = mK - 1$$

$$差方和_{(总)} = 18.90^2 + 19.25^2 + \cdots + 20.85^2 - [(797.15)^2/10 \times 4]$$
$$= 15930.2725 - 15886.20306$$
$$= 44.06944$$

$$f_{(总)} = 10 \times 4 - 1 = 39$$

② 差方和（剂间）

$$差方和_{(剂间)} = \frac{\sum \left[\sum y_{(k)}\right]^2}{m} - \frac{\left(\sum y\right)^2}{mK}$$

$$f_{(剂间)} = K - 1$$

$$差方和_{(剂间)} = (188.35^2 + 209.70^2 + 189.75^2 + 209.35^2)/10 - [(797.15)^2/10 \times 4]$$
$$= 159282.2975/10 - 15886.20306$$
$$= 42.02669$$

$$f_{(剂间)} = 4 - 1 = 3$$

③ 差方和（碟间）

$$差方和_{(区组间)} = \frac{\sum \left[\sum y_{(k)}\right]^2}{K} - \frac{\left(\sum y\right)^2}{mK}$$

$$f_{(区组间)} = m - 1$$

$$差方和_{(碟间)} = (79.85^2 + 80.85^2 + \cdots + 81.15^2 + 78.90^2)/4 - [(797.15)^2/10 \times 4]$$
$$= 63549.9525/4 - 15886.20306$$
$$= 1.285065$$

$$f_{(碟间)}=10-1=9$$

④ 差方和（误差）

$$差方和_{(误差)}=差方和_{(总)}-差方和_{(剂间)}-差方和_{(碟间)}$$

$$f_{(误差)}=f_{(总)}-f_{(剂间)}-f_{(区组间)}=(K-1)(m-1)$$

$$差方和_{(误差)}=44.06944-42.02669-1.285065$$

$$=0.757685$$

$$f=39-3-9=27$$

或直接求 S^2

$$S^2=\frac{Km\sum y^2-K\sum\left[\sum y_{(k)}\right]^2-m\sum\left(\sum y_m\right)^2+\left(\sum y\right)^2}{Km(K-1)(m-1)}$$

$$f=(K-1)(m-1)$$

$$S^2=\frac{4\times10\times15930.2725-4(159282.2975)-10(63549.9525)+635448.1225}{4\times10(4-1)(10-1)}=0.02806$$

$$f=(4-1)(10-1)=27$$

因此，直接计算法所得 S^2 值与上法一致。

（2）可靠性检验

① 剂间变异分析。用方差分析法对剂间变异进一步分析，按表 2-20、表 2-21 计算，并得出结果。

表 2-20　（2.2）法正交多项系数计算结果

方法	差异来源	正交多项系数 C_i				分母 $m\sum C_i^2$	$\sum\left[C_i\sum y_{(k)}\right]$
		S1 188.35	S2 209.70	T1 189.75	T2 209.35		
2.2	试品间	−1	−1	1	1	4×10	1.05
	回归	−1	1	−1	1	4×10	40.95
	偏离平行	1	−1	−1	1	4×10	−1.75

表 2-21　（2.2）法可靠性检验计算结果

变异来源	f	差方和 $\left[\sum\left(C_i\sum y_{(k)}\right)\right]^2/m\sum C_i^2$	方差 （差方和/自由度）	F	P
试品间	1	0.02756	0.02756	0.98	>0.05
回归	1	41.92256	41.92256	1494	<0.01
偏离平行	1	0.0765625	0.0765625	2.73	>0.05
剂间	3	42.02669	14.00889	499.2	<0.01
碟间	9	1.285065	0.142785	5.089	<0.01
误差	27	0.757685	0.02806(S^2)		
总	39				

注：$F=$ 该项方差/误差项方差，F 表上 n_1、n_2，分别为分子、分母的自由度。例如，试品间 $F=0.02756/0.02806=0.98$。

② 查 F 表。查 F 表，n_1 为各项的自由度，n_2 为误差项的自由度。本例 n_2 为 27；

当 n_1 为 1 时 $F=4.21$（$P=0.05$）、7.68（$P=0.01$）；

当 n_1 为 3 时 $F=2.96$（$P=0.05$）、4.60（$P=0.01$）；

当 n_1 为 9 时 $F=2.25$（$P=0.05$）、3.14（$P=0.01$）。

③ 可靠性检验结果判断。可靠性检验结果，回归项应非常显著（$P<0.01$），表明反应随剂量增加而有规律地增大或减小，回归关系成立。本例回归项计算所得 F 值>7.68，故 $P<0.01$ 为非常显著。

偏离平行应不显著（$P>0.05$），说明标准品与样品为平行直线，否则公式不适用于效价及可信限的计算。本例偏离平行项计算所得 F 值<4.21，故 $P>0.05$ 为不显著。试验结果成立。

碟间计算所得 F 值>3.14，故 $P<0.01$，分除碟间差异，可以减小试验误差。

(3) 效价及可信限计算

① 效价计算

$$I=\lg 2/1=0.301$$

$$V=1/2\times(209.35+189.75-209.70-188.35)$$
$$=0.525$$

$$W=1/2\times(209.35-189.75+209.70-188.35)$$
$$=20.475$$

$$M=0.525/20.475\times0.301$$
$$=0.007717948$$

$$R=1\times\lg^{-1}(0.007717948)$$
$$=1.01793$$

A_T 为 924.7U/mg，$P_T=924.7\times1.01793=941.28$U/mg

② 可信限计算

$D=d_{S2}/d_{T2}$，二剂量法（2.2）法 $A=1$

$B=1$，自由度$=27$，查 t 值表，查 $t=2.052$（$P=0.05$）

$$g=S^2t^2m/W^2$$

$$g=0.02806\times2.052^2\times10/20.475^2=0.002818$$

$$S_M=\frac{I}{W^2(1-g)}\sqrt{mS^2\left[(1-g)AW^2+BV\right]^2}$$

$$=\frac{0.301}{20.475^2(1-0.002818)}\sqrt{10\times0.02806\times\left[(1-0.002818)\times1\times20.475^2+1\times0.525^2\right]}$$

$$=0.0078$$

$$R \text{ 的 } FL=\text{anti}\lg\left(\frac{\lg R}{1-g}\pm tS_M\right)$$

$$=\lg^{-1}\left[\frac{0.007717948}{1-0.002818}\pm2.052\times0.0078\right]$$

$$=0.9811\sim1.0562$$

P_T 的可信限$=A_T\times R$ 的可信限，即

$$P_T \text{ 的 } FL=A_T\times\text{anti}\lg\left(\frac{\lg R}{1-g}\pm tS_M\right)$$

$$=924.7\times0.9811\sim924.7\times1.0562$$

$$=907.2\sim976.7(\text{U/mg})$$

$$P_T \text{ 的可信限率} = \frac{P_T \text{ 的高限} - P_T \text{ 的低限}}{2 \times P_T} \times 100\%$$

$$= \frac{976.7 - 907.2}{2 \times 924.7} \times 100\%$$

$$= 3.76\%$$

2. 利用 Excel 计算

（1）建立统计表格 启动 Excel，创建一个空白的 Excel 工作簿。进入 Excel 窗口后，单击单元格，按表 2-22 所示依次在各单元格中输入所示文本和数据。

表 2-22　量反应平行线测定随机区组（2.2）法计算表

单元格	A	B	C	D	E	F	G	H
1					量反应平行线测定随机区组(2.2)法			
2								
3	标示量 A_T							
4	组比值 r							
5	分组数 k							
6	各组数 m							
7					测定结果表			
8		d_{S1}	d_{S2}	d_{T1}	d_{T2}	$\sum y_m$		
9	剂量							
10								
11								
12								
13								
14	y							
15								
16								
17								
18								
19								
20	$\sum y_{(k)}$							
21		S1	S2	T1	T2	$\sum y$		
22								
23					可靠性测验结果表			
24	变异来源	差方和	f	方差	F	P	结论	
25	试品间							
26	回归							
27	偏离平行							

单元格	A	B	C	D	E	F	G	H
28	剂间							
29	区组间							
30	误差							
31	总							
32								
33	$t_{(0.05)}$	V	W	D	g	R	P_T	S_M
34								
35								
36								
37	R 的 FL							
38	P_T 的 FL							
39	P_T 的 $FL\%$							

（2）输入已知项目数据

① 输入已知数据。随机区组设计（2.2）法，$K=4$，每组 4 个剂量为一区组，其给药次序为剂量组内所加的因级限制。各剂量组均为 10 个反应，$m=10$。

将光标键分别移动到单元格 B3、B4、B5、B6 输入 A_T 的值"10"，r 的值 2/1，K 的值"4"，输入 m 的值"10"。

② 输入各剂量组数据及测定结果值。将表 2-19 中的数据输入表 2-22 中，即在单元格 B9～E9 输入标准品组和供试品组所用的剂量，在单元格 B10～B19、C10～C19、D10～D19、E10～E19 输入测得的红霉素抑菌圈的数值。

（3）计算

① 测定结果表中 $\sum y_m$、S1、S2、T1、T2 及 $\sum y$ 的计算。将光标移动到单元格 F10，输入 $\sum y_m$ 的计算公式［=SUM（B10：E10）］，按 Enter 键后，将鼠标移到单元格 F10 的右下角处，当鼠标变成一个黑"+"时，按下鼠标左键不放，向下拖动到单元格 F19，放开鼠标左键即可将 F10 中的公式复制到单元格 F11～F19 中。

将光标键分别移动到单元格 B20、C20、D20、E20、F20，依次输入 S1 的计算公式［=SUM（B10：B19）］，S2 的计算公式［=SUM（C10：C19）］，T1 的计算公式［=SUM（D10：D19）］，T2 的计算公式［=SUM（E10：E19）］，$\sum y$ 的计算公式［=SUM（B20：E20）］。

② 差方和、自由度 f、方差、F、P 的计算和结论的判断

a. 差方和的计算。将光标键分别移动到单元格 B25、B26、B27、B28、B29、B30、B31，依次输入：

试品间的差方和计算公式［=（E20+D20-C20-B20）^2/（4*B6）］；

回归的差方和计算公式［=（E20-D20+C20-B20）^2/（4*B6）］；

偏离平行的差方和计算公式［=（E20-D20-C20+B20）^2/（4*B6）］；

剂间的差方和计算公式 [＝SUMSQ(B20:E20)/B6－F20$^\wedge$2/(B5＊B6)]；

区组间的差方和计算公式 [＝SUMSQ(F10:F19)/B5－F20$^\wedge$2/(B5＊B6)]；

误差的差方和计算公式 [＝B31－B28－B29]；

总的差方和计算公式 [＝SUMSQ(B10:E19)－F20$^\wedge$2/(B5＊B6)]。

注意：公式中的 $^\wedge$ 表示乘方，输入方法为在英文状态下，按"Shift＋6"，即 6 的上档键。＊表示乘号，输入方法为在英文状态下，按"Shift＋8"，即 8 的上档键。

b. 自由度的计算。将光标键分别移动到单元格 C25、C26、C27、C28、C29、C30、C31，依次输入：

试品间的自由度"1"，回归的自由度"1"，偏离平行的自由度"1"；

剂间的自由度计算公式 [＝B5－1]；

区组间的自由度计算公式 [＝B6－1]；

误差的自由度计算公式 [＝(B5－1)＊(B6－1)]；

总的自由度计算公式 [＝B5＊B6－1]。

c. 方差的计算。将光标键分别移动到单元格 D25、D26、D27、D28、D29、D30，依次输入：

试品间的方差计算公式 [＝B25/C25]；

回归的方差计算公式 [＝B26/C26]；

偏离平行的方差计算公式 [＝B27/C27]；

剂间的方差计算公式 [＝B28/C28]；

区组间的方差计算公式 [＝B29/C29]；

误差的方差（S^2）计算公式 [＝B30/C30]。

d. F 的计算。将光标键分别移动到单元格 E25、E26、E27、E28、E29，依次输入：

试品间的 F 计算公式 [＝D25/D30]；

回归的 F 计算公式 [＝D26/D30]；

偏离平行的 F 计算公式 [＝D27/D30]；

剂间的 F 计算公式 [＝D28/D30]；

区组间的 F 计算公式 [＝D29/D30]。

e. P 的计算。将光标键分别移动到单元格 F25、F26、F27、F28、F29，依次输入：

试品间的 P 计算公式 [＝FDIST (E25，C25，C30)]；

回归的 P 计算公式 [＝FDIST (E26，C26，C30)]；

偏离平行的 P 计算公式 [＝FDIST (E27，C27，C30)]；

剂间的 P 计算公式 [＝FDIST (E28，C28，C30)]；

区组间的 P 计算公式 [＝FDIST (E29，C29，C30)]。

备注：FDIST 为计算 F 值的函数。

f. 结论的判断。将光标键分别移动到单元格 G25、G26、G27、G28、G29，依次输入：

试品间 P 结论判断计算公式 [＝IF (F25＞0.05，"无显著差异"，IF (F25＞0.01，"显著差异"，"极显著差异"))]；

回归的 P 结论判断计算公式 [＝IF (F26＞0.05，"无显著差异"，IF (F26＞0.01，"显著差异"，"极显著差异"))]；

偏离平行的 P 结论判断计算公式 [＝IF (F27＞0.05，"无显著差异"，IF (F27＞0.01，

"显著差异"，"极显著差异"))]；

剂间的 P 结论判断计算公式 [＝IF（F28＞0.05，"无显著差异"，IF（F28＞0.01，"显著差异"，"极显著差异"))]；

区组间的 P 结论判断计算公式 [＝IF（F29＞0.05，"无显著差异"，IF（F29＞0.01，"显著差异"，"极显著差异"))]。

③ 计算供试品 T 中 t（0.05）、V、W、D、g、R、P_T、S_M 的值。将光标键分别移动到单元格 A34、B34、C34、D34、E34、F34、G34、H34，依次输入：

t 分布的逆函数公式 [＝TINV（0.05，C30）]；

V 的计算公式 [＝0.5＊(D20＋E20－B20－C20)]；

W 的计算公式 [＝0.5＊(E20－D20＋C20－B20)]；

D 的计算公式 [＝C9/E9]；

g 的计算公式 [＝(D30＊A34^2＊B6)/C34^2]；

R 的计算公式 [＝D34＊10^(LOG(B4)＊B34/C34)]；

P_T 的计算公式 [＝B3＊F34]；

S_M 的计算公式 [＝LOG(B4)＊SQRT(B6＊D30＊((1－E34)＊C34^2＋B34^2))/(C34^2＊(1－E34))]。

④ 可信限及可信限率的计算。将光标键分别移动到单元格 B37、B38、B39，依次输入：

R_T 的 FL 计算公式 [＝10^(LOG(F34)/(1－E30)－A34＊H34)&"～"&10^(LOG(F34)/(1－E34)＋A34＊H34)]；

P_T 的 FL 计算公式 [＝B3＊10^(LOG(F34)/(1－E34)－A34＊H34)&"～"&B3＊10^(LOG(F34)/(1－E34)＋A34＊H34)]；

P_T 的 $FL\%$ 计算公式 [＝(10^(LOG(F34)/(1－E34)＋A34＊H34)－10^(LOG(F34)/(1－E34)－A34＊H34))/(2＊F34)＊100&"％"]。

《中国药典》规定测定结果经计算所得的效价，如低于估计效价的 90％ 或高于估计效价的 110％ 时，应调整其估计效价，重新试验。除另有规定外，本法的可信限率不得大于 5％。红霉素肠溶片的实测效价 P_T 为 941.28U/g，R 的 FL 为 97.48％～106.31％。P_T 的置信限范围为 901.42～983.04U/g。P_T 的可信限率为 4.34％。均符合规定。

（4）保存与打印 通过加边框线和底纹、单元格的内容居中等方法，可使编制的统计模块更加美观和完善。本例的统计结果见表 2-23。若将粗黑方框内的数据删除，即可得到该测定法的统计模块，以后只要在粗黑方框内输入相应数据，即可统计出结果。

表 2-23 量反应平行线测定随机区组（2.2）法的统计结果

单元格	A	B	C	D	E	F	G	H
1								
2		量反应平行线测定随机区组(2.2)法						
3	标示量 A_T	924.7						
4	组比值 r	2						
5	分组数 k	4						
6	各组数 m	10						

单元格	A	B	C	D	E	F	G	H
7				测定结果表				
8		d_{S1}	d_{S2}	d_{T1}	d_{T2}	$\sum y_m$		
9	剂量	5	10	5	10			
10		18.9	21	18.95	21	79.85		
11		19.25	21.1	19.25	21.25	80.85		
12		18.6	21.5	18.85	20.6	79.1		
13		18.9	20.55	18.7	21	79.15		
14	y	18.95	20.95	18.8	21.1	79.8		
15		18.55	21.3	18.95	20.9	79.7		
16		18.6	20.85	19.05	20.6	79.1		
17		18.85	20.85	19.1	21.3	79.55		
18		19.15	21.35	19.35	20.75	81.15		
19		18.6	20.7	18.75	20.85	78.9		
20	$\sum y_{(k)}$	188.35	209.7	189.75	209.35	797.15		
21		S1	S2	T1	T2	$\sum y$		
22								
23				可靠性测验结果表				
24	变异来源	差方和	f	方差	F	P	结论	
25	试品间	0.0275625	1	0.0275625	0.711162874	>0.05	无显著差异	
26	回归	41.9225625	1	41.9225625	1081.678731	<0.01	非常显著差异	
27	偏离平行	0.0765625	1	0.0765625	1.975452428	>0.05	无显著差异	
28	剂间	42.0266875	3	14.00889583	361.4551156	<0.01	非常显著差异	
29	区组间	0.9963125	9	0.110701389	2.856298154	<0.01	非常显著差异	
30	误差	1.0464375	27	0.038756944				
31	总	44.0694375	39					
32								
33	$t_{(0.05)}$	V	W	D	g	R	P_T	S_M
34	2.052	0.525	20.475	1	0.0038921069	1.01793	941.27981	0.0091801
35								
36								
37	R 的 FL			0.974755226315658～1.06309487065006				
38	P_T 的 FL			901.41875436204～983.043826890112				
39	P_T 的 $FL\%$			4.33584760192954%				

如需要打印，可以先设置纸张大小，具体操作为：单击"文件"菜单中的"页面设置"命令，然后单击其中的"页面"选项卡。在"纸张大小"下拉编辑框中，单击所需的纸张大小选项。在"缩放"中选取"调整为1页宽、1页高"项。然后，单击"文件"菜单中的"打印"命令，然后单击其中的"确定"按钮，即可将工作表格打印在1张纸上。

3. 利用 BS2000 统计软件计算

（1）打开软件　打开计算机主机和显示屏电源，使其进入 Windows 操作界面。双击"BS2000.exe"，出现如下界面，进入 BS2000 统计软件工作站。如图 2-4 所示。

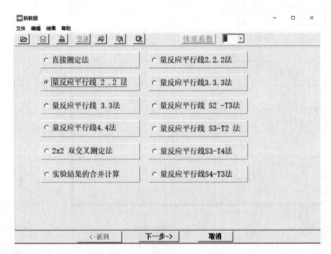

图 2-4　BS2000 统计软件工作站

（2）效价计算基本操作　按"量反应平行线测定法"，使用（2.2）法进行计算。选择"量反应平行线 2.2 法"，点击"下一步"。

输入检验号、批号、样品名称、日期、效价单位等信息。T 估计效价为样品的标示效价；T 大剂量为样品的最大剂量，即加入反应体系的样品剂量；S 大剂量为加入反应体系的标准品的最大剂量；剂间比为高低两者的剂量比值。接着将实验数据输入表格中，SL、SH分别为标准品的低高剂量，而 TL、TH 为样品的低高剂量。输入数据之后，进行复核。点击"下一步"。如图 2-5 所示。

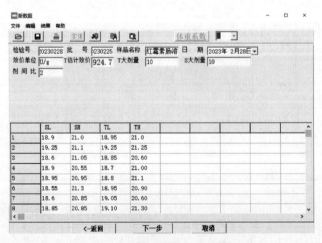

图 2-5　BS2000 统计软件数据输入

选择"不转换",点击"下一步",如图 2-6 所示。选择随机区组,点击"下一步",如图 2-7 所示。

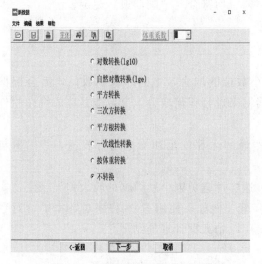

图 2-6 选择"不转换"示意图

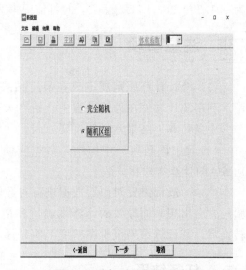

图 2-7 选择随机区组示意图

得到可靠性测验结果、效价及可信限计算结果,如图 2-8 所示。结果可以导入 Word 进行排版、保存或打印输出。

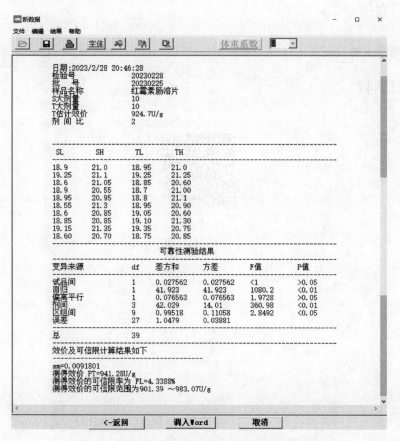

图 2-8 可靠性测验结果、效价及可信限计算结果

应用 BS2000 计算红霉素肠溶片微生物检定的结果与利用 Excel 计算的结果一致。红霉素肠溶片的实测效价 P_T 为 941.28U/g，R 的 FL 为 97.48%～106.31%。P_T 的置信限范围为 901.39～983.07U/g。P_T 的可信限率为 4.34%。均符合《中国药典》规定。

 注意事项

（1）统计计算原则规定只在最终结果进行小数位的取舍，中间环节小数位均需全部保留。利用统计软件在计算过程中，始终未对中间结果进行任何取舍，这可能是造成统计软件与《中国药典》结果差异的主要原因。

（2）《中国药典》中的结果数据应使用更严谨的运算规范和指标进行表达，并尽量与 WHO 的计算方式一致。

（3）一般都需要对原始数据进行对数转换，这样可避免因个别数据的较大差异（生物实验经常会出现）而导致的计算准确性和精密度降低。例如，使用 SAS 程序对数据进行对数转换后，其计算结果至少在精度上明显优于直接用原始数据计算的结果。

 任务结果

填写《药品生物检定技术任务工单》中的"抗生素的效价计算 记录单"。

 任务考核

填写《药品生物检定技术任务工单》中的"抗生素的效价计算 评价单"。

知识测验

在线答题

项目三
医药工业洁净室(区)管理

 知识目标

1. 掌握药品微生物实验室质量管理的要素；药品洁净实验室悬浮粒子数检测的方法；药品洁净实验室沉降菌和浮游菌的监测方法。
2. 熟悉灭菌方法；生物安全防护、废弃物处理和应急情况处理的知识。
3. 了解灭菌生物指示剂。

 技能目标

1. 能够通过合理采样监测医药工业洁净室（区）的悬浮粒子数。
2. 能够测试医药工业洁净室（区）的浮游菌。
3. 能够测试医药工业洁净室（区）的沉降菌。

 素质目标

1. 在完成工作任务的过程中，培养规范操作、安全意识，树立严谨态度，掌握防护技能，增强责任担当，确保实验安全。
2. 通过实验室的生物安全警钟长鸣的案例分析，培养"生命第一"的安全意识。

必备知识一　药品微生物实验室质量管理

药品微生物实验室质量管理指导原则用于指导药品微生物检验实验室的质量控制。对涉及生物安全的操作应符合相应国家、行业、地方的标准和规定。

药品微生物实验室质量管理包括十三个要素，可以概括为人、机、料、法、环五大方面。人是人员管理。机是仪器设备。料包括培养基、试剂、菌种和样品。法包括检验方法、检测结果有效性的保证、实验记录、结果判断和报告、文件5个要素。环是环境设施，以及污染废弃物的处理。

一、人员管理

药品微生物实验室质量管理指导原则的第一个要素人员管理，对于从业人员的岗位设置、教育背景、审核要求、能力要求、岗前培训、考核上岗和再培训等方面都作了指导说明。

1. 岗位设置

在微生物实验室，一般需要设置质量负责人、技术管理者、生物安全责任人。技术人员包括检验人员、菌种管理员、相关设备和材料管理员等。生物安全责任人下面应该有生物安全监督员等。这些岗位可以通过一人多岗来设置，例如，检验人员同时可以是菌种管理员、培养基管理员、仪器设备管理员等。通过岗位设置，可以明确岗位职责，便于规范管理。

2. 教育背景

从事药品微生物试验工作的人员应具备微生物学或相近专业的教育背景。微生物检验人员应具备微生物学的教育背景。因为是药品微生物检验，所以跟药品相关的专业都属于药品微生物试验的相近专业。这是通则9203对药品微生物实验室的检验人员资格提出的要求。

3. 审核要求

审核专家还会对药品微生物实验人员的符合性进行审核。①有颜色视觉障碍的人员不能执行某些涉及辨色的试验。例如：分离平板上菌落的颜色识别、培养基颜色的变化判定。②高压蒸汽灭菌器的操作人员需持有特种作业人员证书。因为高压蒸汽灭菌器是有压力的容器，在操作过程中需要有专业安全知识。③应熟悉生物检测安全操作知识和消毒灭菌知识。一般专家通过实验人员的培训内容和记录来审核该条要求。④关键检测人员应具有微生物或相关专业专科以上的学历，或者具有10年以上微生物检测工作经验。这是对关键检测岗位人员提出的具体要求。⑤授权签字人应具有相关专业本科以上学历，并具有3年以上相关技术工作经验，如果不具备上述条件，应具有相关专业专科以上学历和至少10年的微生物相关领域检测工作经验。所以，微生物实验室的人员除了微生物学专业、药品相关专业知识的教育背景以外，还需要符合这些条件，才能够在药品微生物实验室里从事检验或管理工作。

4. 能力要求

检验人员必须熟悉相关检测方法、程序、检测目的和结果评价。

微生物实验室的管理者，其专业技能和经验水平应与他们的职责范围相符，如管理技能、实验室安全、实验安排、预算、实验研究、实验结果的评估和数据偏差的调查、技术报告书写等。

特别是对异常结果的评估能力，对管理人员来说要求是比较高的。没有相应的专业技能和经验水平，实际上是很难胜任这个管理岗位的。

5. 岗前培训

实验人员上岗前应依据所在岗位和职责接受相应的培训，在确认可以承担某一试验前，不能独立从事该项微生物试验。

岗前培训有两个基本内容，一是无菌操作技术培训，二是生物安全技术培训。无菌技术是防止无菌物品及无菌区域被污染的操作方法和管理方法。培训内容包括胜任工作所必需的设备操作、微生物检验技术等方面的培训，如无菌操作，培养基制备，消毒，灭菌，注平板，菌落计数，菌种的转种、传代和保藏，洁净区域的微生物监测，微生物检查方法和鉴定基本技术等，经考核合格后方可上岗。

生物安全越来越受到整个行业的重视，由于微生物检验涉及一些活菌的操作，如标准菌株；微生物的变异有可能恢复其毒力；非灭菌制剂也许会有潜在的致病性微生物。实验人员应经过实验室生物安全方面的培训，熟悉生物安全操作知识和消毒灭菌知识，保证自身安全，防止微生物在实验室内部污染。

6. 再培训

实验室应确定实验人员持续培训的需求，制定继续教育计划，保证知识与技能不断地更新。实验室应确定人员具备承担相应实验室活动的能力，以及评估偏离影响程度的能力。例如，在一个实验操作很熟练以后，很多人不知不觉地简化操作程序。但简化操作不规范，得出结果不准确。可能通过内部质控来维持检验人员的能力。

同样，管理人员也需要对新的技术应用和结果的评估能力进行培训。特别是对一些新的检验技术，如果检验管理人员不了解，当出现一些异常结果的时候，对异常结果的评估就无从谈起，找不到正确的评估方向，甚至评估结果出现偏差，所以管理人员同样需要进行再培训的。

可通过参加内部质量控制、能力验证或实验室间比对等方式客观评估检验人员的能力，并授权从事相应的实验室活动，必要时对其进行再培训并重新评估。例如，要授权给某实验人员做质量监督员或者是复核人员，那该实验人员必须对实验室的所有检测项目、标准、操作过程都非常熟悉，才能够复核报告书，才能够当质量监督员。

二、设备管理

微生物实验室应配备与检验能力和工作量相适应的仪器设备，其类型、测量范围和准确度等级应满足检验所采用标准的要求。设备的安装和布局应便于操作，易于维护、清洁和校准，并保持清洁和良好的工作状态。用于试验的每台仪器、设备应该有唯一标识。

1. 仪器设备种类

常用的仪器包括保证实验环境的隔离系统或者净化系统，如超净台和生物安全柜。灭菌设备有高压蒸汽灭菌器和电热恒温干燥箱。培养保存微生物的仪器有培养箱、冰箱。用于菌种鉴定的仪器有全自动生化分析仪、全自动病原微生物快速检测系统，如 PCR 仪等。常用仪器还包括电动匀浆仪、电热恒温振荡器、薄膜过滤装置、显微镜等。

2. 仪器设备管理基本要求

仪器设备实行清单化管理和标识化管理。将实验室所有仪器设备列出清单，并编好内部唯一性编号及指定保管人，及时更新清单。每台设备上均贴有标识，包括内部编号、生产厂家、型号、状态等，若需定期校验，还需贴校验标识；建立每台仪器设备的标准操作规程和使用的登记记录本。

3. 定期校验仪器设备

不是所有的微生物检验仪器都需要校验。无需校验的设备有真空泵、振荡器、旋涡混匀器、光学显微镜、搅拌器、手动菌落计数器等，上述仪器确认运转正常并贴好状态标识即可。

需要定期校验的仪器设备有天平、温湿度计、压力仪表、灭菌锅、尘埃粒子计数器、浮游菌采样器、生物安全柜、层流超净工作台、水浴恒温箱、培养箱等，制订校验计划与校验周期。此项还可再分类，如法规强制检定类、内部校准类等。

4. 性能连续监控的设备

微生物培养是一个连续的过程，同时实验室应有相应的备用设备以保证试验菌株和微生物培养等实验过程的连续性。培养箱、冰箱、高压灭菌器、自动菌落计数器及微生物自动鉴别系统等影响实验准确性的关键设备应在其运行过程中对关键参数（如温度、压力）进行连续观测和记录，有条件的情况下尽量使用自动记录装置。

5. 重要的仪器设备

重要的仪器设备应由专人负责，保证其运行状态正常和受控。如果发生偏差，应评估对以前的检测结果造成的影响并采取必要的纠正措施。

6. 灭菌设备

灭菌设备的灭菌效果应满足使用要求。应使用多种传感器（如温度、压力等）监控灭菌过程。应定期使用生物指示剂检查灭菌设备的效果并记录，指示剂应放在不易灭菌的部位。非简单压力容器操作人员需持有特种作业人员证书。

 思政小课堂

药品实验室安全警钟长鸣——压力容器操作

【事件】压力容器操作须严守《特种设备作业人员考核规则》，按 R1～R3 分类规范管理：快开门式压力容器（R1）需防物料泄漏与压力失控；移动式压力容器充装（R2）须严控气体充装速率与瓶体状态；氧舱维护（R3）应定期清理系统，校准压力参数。

【启示】操作人员须持证上岗，落实岗前培训与日常巡检，杜绝超期服役、违规充装等隐患，以技术规范与制度刚性筑牢实验室安全屏障。

三、耗材管理

药品微生物实验室重要的耗材种类包括培养基、试剂、菌种和样品。

培养基的配制、灭菌、储存和质量控制试验应符合要求。试剂应有试剂接收、检查和贮藏的程序，以确保所用试剂质量符合相关检查要求。标准菌株和工作菌株的制备应符合要求。试验样品的采集、储存、运输、样品的确认和处理都应该有管理程序。此外，滤膜、生物指示剂和无菌检查的集菌培养器消耗量也较大。

重要耗材存储与使用应严格按产品说明书的要求进行储放，以防止失效或受到污染。建立领用登记制度，由管理员按先进先出的原则发放使用，详细记录品名、规格、批（编）号、来源、数量、购进日期、领用数量、领用日期、结余等信息。定期对某些消耗品进行抽样检查，以确认是否符合要求。

对过期或使用完毕的耗材，都应及时销毁，以防止其被误用或污染环境；做好销毁记录。

1. 培养基管理

培养基是微生物试验的基础，直接影响微生物试验结果。适宜的培养基制备方法、贮藏条件和质量控制试验是提供优质培养基的保证。购买应该选择合格的供应商。培养基验收时，应设立接收标准，进行符合性验收，包括收品名、批号、数量、生产单位、外观性状（瓶盖密封度、内容物有无结块霉变）、处方和使用说明、有效期、贮藏条件、生产商提供的质控报告等。

（1）培养基的配制 微生物实验室使用的培养基可按培养基处方配制，也可使用按处方生产的符合规定的脱水培养基配制，或直接采用商品化的预制培养基。各脱水培养基或各配方组分称量应达到相应的精确度。

按照说明进行配制，称量过程要迅速，称量结束后要及时盖上盖子，配制培养基尽量选择洁净的玻璃器皿，防止金属离子和微量元素污染；配制培养基最常用的溶剂是纯化水。应记录各称量物的重量和水的使用量。如需要添加其他组分，加入后应充分混匀。

对热敏感的培养基，如糖发酵培养基，其分装容器一般应预先进行灭菌，以保证培养基的无菌性。若需要加热助溶，应注意不要过度加热，以避免培养基颜色变深。灭菌程序要经过验证，一般采用湿热灭菌，配制好的培养基应该尽快灭菌，防止微生物繁殖。

配制时，培养基应完全溶解混匀，再行分装与灭菌。

（2）培养基的灭菌 培养基应采用经验证的灭菌程序灭菌。商品化的预制培养基必须附有所用灭菌方法的资料。

培养基灭菌一般采用湿热灭菌技术，特殊培养基可采用薄膜过滤除菌等技术。培养基若采用不适当的加热和灭菌条件，有可能引起颜色变化、透明度降低、琼脂凝固力或 pH 值的改变。因此，培养基应采用验证的灭菌程序灭菌，培养基灭菌方法和条件，可通过无菌性试验和适用性检查（或灵敏度检查）试验进行验证。

应确定每批培养基灭菌后的 pH 值（冷却至 25℃左右测定）。若培养基处方中未列出 pH 值的范围，除非经验证表明培养基的 pH 值允许的变化范围很宽，否则，pH 值的范围不能超过规定值±0.2。如需灭菌后进行调整，应使用灭菌或除菌的溶液。

（3）培养基的贮藏 自配的培养基应标记名称、批号、配制日期、制备人等信息，并在已验证的条件下贮藏。商品化的预制培养基应根据培养基使用说明书上的要求进行贮藏，所采用的贮藏和运输条件应使成品培养基最低限度地失去水分并提供机械保护。

培养基灭菌后不得贮藏在高压灭菌器中，琼脂培养基不得在 0℃或 0℃以下存放，因为冷冻可能破坏凝胶特性。培养基保存应防止水分流失，避光保存。

琼脂平板最好现配现用，如置冰箱保存，一般不超过1周，且应密闭包装，若延长保存期限，保存期需经验证确定。

(4) 培养基的质量控制试验 实验室应制定试验用培养基的质量控制程序，确保所用培养基质量符合相关检查的需要。所有配制好的培养基均应进行质量控制试验。实验室配制的培养基的常规监控项目是pH值、适用性检查或灵敏度检查试验，定期进行稳定性检查以确定有效期。

培养基在有效期内应依据适用性检查试验确定培养基质量是否符合要求。有效期的长短取决于在一定存放条件下（包括容器特性及密封性）的培养基组成成分的稳定性。

除药典通则另有规定外，在实验室中，若采用已验证的配制和灭菌程序制备培养基且过程受控，那么同一批脱水培养基的适用性检查试验可只进行1次。

固体培养基灭菌后的再融化只允许1次，以避免因过度受热造成培养基质量下降或微生物污染。培养基的再融化一般采用水浴或流通蒸汽加热，若采用其他融化方法，应对其进行评估，确认该融化方法不影响培养基质量。融化的培养基应置于45～50℃的环境中，不得超过8h。

用于环境监测的培养基须特别防护，以防止外来污染物的影响及避免出现假阳性结果。

(5) 培养基的文件 对培养基的验收、制备、灭菌、贮藏（包括灭菌后）、质量控制试验和使用情况等进行记录，记录内容包括培养基名称、制造商、批号、表观特性、配制日期和配制人员的标识、称量、配制及分装的体积、pH值、灭菌设备及程序等，按处方配制的培养基记录还应包括成分名称及用量。

使用过的培养基应按照国家污染废物处理相关规定进行。

2. 试剂管理

微生物实验室应有试剂接收、检查和贮藏的程序，以确保所用试剂质量符合相关检查要求。试验用关键试剂，在使用和贮藏过程中，应对每批试剂的适用性进行验证。实验室应对试剂进行管理控制，保存和记录相关资料。实验室配制的所有试剂、试液及溶液应贴好标签，标明名称、制备依据、适用性、浓度、贮藏条件、制备日期、有效期及制备人等信息。

3. 菌种管理

试验过程中，生物样本可能是最敏感的，因为它们的活性和特性依赖于合适的试验操作和贮藏条件。实验室菌种的处理和保藏程序应标准化，使其尽可能减少菌种污染和生长特性的改变。按统一操作程序制备的菌株是微生物试验结果一致性的重要保证。

(1) 菌种分类 药品微生物检验用的试验菌应为有明确来源的标准菌株，或使用与标准菌株所有相关特性等效的可以溯源的商业派生菌株。

标准菌株应来自认可的国内或国外菌种保藏机构，其复苏、复壮或培养物的制备应按供应商提供的说明或按已验证的方法进行。

从国内或国外菌种保藏机构获得的标准菌株经过复活并在适宜的培养基中生长后，即为标准储备菌株。标准储备菌株应进行纯度和特性确认。

标准储备菌株保存时，可将培养物等份悬浮于抗冷冻的培养基中，并分装于小瓶中，建议采用低温冷冻干燥、液氮贮存、超低温冷冻（低于−30℃）等方法保存。低于−70℃或低温冷冻干燥方法可以延长菌种保存时间。标准储备菌株可用于制备每月或每周1次转种的工作菌株。冷冻菌种一旦解冻转种制备工作菌株后，不得重新冷冻和再次使用。

工作菌株的传代次数应严格控制，不得超过 5 代（从菌种保藏机构获得的标准菌株为第 0 代），以防止过度传代增加菌种变异的风险。1 代是指将活的培养物接种到微生物生长的新鲜培养基中培养，任何形式的转种均被认为是传代 1 次。必要时，实验室应对工作菌株的特性和纯度进行确认。

工作菌株不可替代标准菌株，标准菌株的商业衍生物仅可用作工作菌株。标准菌株如果经过确认试验证明已经老化、退化、变异、污染等或该菌株已无使用需要时，应及时灭菌销毁。

（2）菌种管理　菌种必须定期转种传代，并做纯度、特性等实验室所需关键指标的确认，实验室应建立菌种管理（从标准菌株到工作菌株）的文件和记录，内容包括菌株的申购、进出、收集、贮藏、确认、转种、使用以及销毁等全过程。每支菌种都应注明其名称、标准号、接种日期、传代数，并记录菌种生长的培养基和培养条件、菌种保藏的位置和条件等信息。

四、样品管理

1. 样品采集

试验样品的采集应遵循随机抽样的原则，由经过培训的人员在受控条件下进行，并防止污染。如需无菌抽样，应采用无菌操作技术，并在具有无菌条件的特定区域中进行。抽样环境应监测并记录，同时还需记录采样时间。抽样的任何消毒过程（如抽样点的消毒）不能影响样品中微生物的检出。

所抽样品应有清晰标识，避免样品混淆和误用。标识应包括样品名称、批号、抽样日期、采样容器、抽样人等信息，使标识安全可见并可追溯。

2. 样品储存和运输

待检样品应在合适的条件下贮藏并保证其完整性，尽量减少污染的微生物发生变化。样品在运输过程中，应保持原有（规定）的储存条件或采取必要的措施（如冷藏或冷冻）。应明确规定和记录样品的贮藏和运输条件。

3. 样品的确认和处理

实验室应有被检样品的传递、接收、储存和识别管理程序。

实验室在收到样品后应根据有关规定尽快对样品进行检查，并记录被检样品所有相关信息，如接收日期、样品状况、采样信息、贮藏条件。

如果样品存在数量不足、包装破损、标签缺失、温度不适等，实验室应在决定是否检测或拒绝接受样品之前与相关人员沟通。样品的任何异常状况在检验报告中应有说明。

实验室应按照书面管理程序对样品进行保存和处置。已知被污染的样品应经过无害化处理。

五、检验方法的质量管理

药品微生物检验时，应根据检验目的选择适宜的方法进行样品检验。

1. 检测结果有效性的保证

检测结果有效性的保证措施包括内部质量控制和外部质量评估。

内部质量控制：应选取均匀性和稳定性符合要求的样品，实施人员比对、设备比对和方法比对。

外部质量评估：实验室还应参加与检测范围相关的能力验证或实验室之间的比对实验来评估检测能力水平，通过参加外部质量评估来评定检测结果的偏差。实验室应对评估结果进行分析，适时改进。

2. 实验记录

为保证数据完整性，实验记录应包含所有关键的实验细节，确保可重复该实验室活动。实验记录至少应包括以下内容：实验日期、检品名称、实验人员姓名、标准操作规程编号或方法、实验结果、偏差（存在时）、实验参数（如环境、设备、菌种、培养基和批号以及培养温度）、复核人签名等。

所有记录均应符合 GMP/GLP 的要求：①使用受控的表格/纸张，而不得将数据或结果记录于私人笔记本及其他散页的非受控纸张上。②确保原始数据记录的真实性，做到及时、准确。③原始记录上要有实验者的签名和日期。④数字后需要单位表示的，应明晰附有实验室内通用的计量单位（如 cfu/ml）。⑤日期与时间与所做的实验相一致，并不得更改；培养时间需指明培养的起始时间和结束时间。

3. 结果判断和检测报告

由于微生物试验的特殊性，在实验结果分析时，应进行充分和全面的评价，所有影响结果观察的微生物条件和因素均应考虑。异常结果出现时，应进行调查。微生物实验室检测报告应该符合检测方法的要求。实验室应准确、清晰、明确和客观地报告每一项或每一份检测的结果。检测报告的信息应该完整、可靠。

六、文件管理

文件应当充分表明试验是在实验室里按可控的程序进行的，一般包括以下方面：人员培训与资格确认；设备验收、检定/校准期间核查与维修；设备的关键参数和使用记录；培养基制备、储存与质量控制；检验规程的关键步骤；数据记录与结果计算的确认；质量责任人对试验报告的评估和数据偏离的调查。

七、设施和环境管理

微生物实验室应具有进行微生物检测所需的适宜、充分的设施条件，实验环境应保证不影响检验结果的准确性。微生物实验室应专用，并与生产、办公等其他区域分开。

1. 微生物实验室功能区域

主要功能区域包括办公室（区）、实验消耗品和器材储藏室、器皿清洗烘干室、培养基及试剂配制室、灭菌室（区）、菌种处理、样品接收/储放区、无菌取样室和污染物存放与处理区。微生物检验核心工作区域包括无菌检查的洁净室或隔离器室（区）、微生物限度检查的洁净室（区）、微生物鉴别试验的生物安全实验室（阳性菌室）、培养室和普通实验室（点计、镜检等）。

环境监测按药品洁净实验室微生物监测和控制指导原则（指导原则 9205）进行。微生物实验室应制定清洁、消毒和卫生的标准操作规程，规程中应涉及环境监测结果。

2. 污染废弃物处理

污染废弃物处理实验室应有妥善处理废弃样品、过期（或失效）培养基和有害废弃物的设施和制度，旨在减少检查环境和材料的污染。污染废弃物管理应符合国家和地方性法规的要求，并应交由当地环保部门资质认定的单位进行最终处置，由专人负责并书面记录和存档。

必备知识二　药品洁净实验室微生物监测

《中国药典》四部通则9205用于指导药品微生物检验用的洁净室等受控环境微生物污染情况的监测和控制。药品洁净实验室是指用于药品无菌或微生物检验用的洁净区域、隔离系统及其受控环境。

药品洁净实验室的洁净级别按空气悬浮粒子大小和数量的不同参考现行《药品生产质量管理规范》分为A、B、C、D 4个级别。

洁净厂房（室）空气悬浮粒子测定技术是以标准＞0.5μm粒子来定量的，环境微生物通常黏附在10～20μm粒子上。虽然洁净室内空气悬浮粒子量和含菌量没有一定的比例关系，但一般认为空气悬浮粒子量少的洁净室，微生物量也较少。因此，制药工业为减少微生物污染，各工序、各品种采用了不同的洁净度级别，洁净厂房（室）环境的微生物学评估是环境监控不可缺少的指标。

A级区是高风险操作区，如灌装区，放置胶塞桶、敞口安瓿瓶、敞口西林瓶的区域及无菌装配线或连接操作的区域。通常用层流操作台（罩）来维持该区的环境状态。层流系统在其工作区域必须均匀送风，风速为0.36～0.54m/s（指导值）。应有数据证明层流的状态并需要验证。在密闭的隔离操作区或手套箱内，可使用单向流或较低的风速。B级区指无菌配制和灌装等高风险操作A级区所处的背景区域。C级区和D级区指生产无菌药品过程中重要的程度较低的洁净操作区。

药品洁净实验室应进行日常监测和定期监测。日常监测一般包括压差、温度、相对湿度等。定期监测应在风险评估的基础上建立洁净环境监测计划。定期监测内容包括物理参数［过滤器完整性、气流组织、空气流速（平均风速）、换气次数、压差、温度、相对湿度］、非生物活性的空气悬浮粒子数和有生物活性的微生物监测。微生物监测包括环境浮游菌和沉降菌监测；关键的检测台面、人员操作服表面和五指手套等的微生物监测。

一、悬浮粒子监测

1. 悬浮粒子监测方法

悬浮粒子监测时，取样点的选择应具有代表性。推荐最少取样点数量（N_L）见表3-1。面积处于两数之间的，取两者之间的较大数值。例如，洁净室面积在8～10m^{2}时，最少取点应该是5个。各取样点的单次取样量公式：

$$V_s = \left(\frac{20}{C_{n,m}}\right) \times 1000$$

式中，V_s代表取样点单次取样最低量，用升表示；$C_{n,m}$代表相关等级规定的每立方米的粒子数量；20代表当粒子浓度处于该等级限值时，可被检测到的粒子数。各取样点的单次取样量应相同。每个取样点的取样量至少为2L，取样时间最少为1min。

表 3-1　推荐洁净室最少取样点数量

洁净室面积小于或等于/m²	最少取样点数量 N_L
2	1
4	2
6	3
8	4
10	5
24	6
28	7
32	8
36	9
52	10
56	11
64	12
68	13
72	14
76	15
104	16
116	18
148	19
156	20

2. 悬浮粒子监测标准

各洁净级别空气悬浮粒子标准见表 3-2。按洁净度级别,每立方米空气悬浮粒子最大允许数分为静态和动态两组数据。每组数据又分别规定了 $\geq 0.5\mu m$ 和 $\geq 5.0\mu m$ 的两种悬浮粒子的最大允许数。

表 3-2　药品生产洁净区(室)的空气悬浮粒子标准规定

洁净度级别	悬浮粒子最大允许数/m³			
	静态		动态	
	$\geq 0.5\mu m$	$\geq 5.0\mu m$	$\geq 0.5\mu m$	$\geq 5.0\mu m$
A 级	3520	20	3520	20
B 级	3520	29	352000	2900
C 级	352000	2900	3520000	29000
D 级	3520000	29000	不作规定	不作规定

A 级,静态和动态的两组标准相同。B 级,动态标准为静态标准的 100 倍。C 级,动态标准为静态标准的 10 倍。D 级的静态标准与 C 级的动态标准相同,动态标准则不作

规定。

静态是指所有生产设备均已安装就绪，但没有生产活动且无操作人员在场的状态。在进行静态监测时，需注意应在生产操作全部结束，操作人员撤离生产现场并经 15～20min 的自净后进行监测。

动态是指生产设备按预定的工艺模式运行并有规定数量的操作人员在现场操作的状态。动态测试可在常规操作、培养基模拟灌装过程中进行，证明达到动态的洁净度级别。

二、微生物监测

1. 微生物监测方法

药品洁净实验室沉降菌和浮游菌的监测照《医药工业洁净室（区）沉降菌（或浮游菌）的测试方法》现行国家标准进行。

沉降菌监测采样采用自然沉降法。浮游菌采样器可选择撞击式采样器或滤膜式采样器。撞击式采样器又分为狭缝式、离心式和针孔式三种。

环境浮游菌、沉降菌及表面微生物监测用培养基一般采用胰酪大豆胨琼脂培养基，培养温度为 30～35℃，时间为 3～5 天，必要时可加入适宜的中和剂。

当监测结果有疑似真菌或考虑季节因素影响时，可增加沙氏葡萄糖琼脂培养基，培养温度为 20～25℃，时间为 5～7 天。

表面微生物测定是对环境、设备和人员的表面微生物进行监测，方法包括接触碟法和擦拭法。①接触碟法是将充满规定的琼脂培养基的接触碟对规则表面或平面进行取样，然后置合适的温度下培养一定时间并计数。培养基要凸起，高于碟子的边缘；每碟取样面积约为 $25cm^2$，微生物计数结果以 cfu/碟报告。②擦拭法用于不规则表面的微生物监测，特别是设备的不规则表面。擦拭法的擦拭面积应采用合适尺寸的无菌模板或标尺确定，取样后，将拭子置合适的缓冲液或培养基中，充分振荡，培养，然后采用适宜的方法计数，每个拭子取样面积约为 $25cm^2$，微生物计数结果以 cfu/拭子报告。

接触碟法和擦拭法采用的培养基、培养温度和时间同浮游菌或沉降菌监测。表面微生物测定应在实验结束后进行。

2. 监测频次及项目

在药品洁净实验室监控中，监测频次及监测项目按表 3-3 推荐的进行。

表 3-3　药品洁净实验室监测频次和监测项目

项目	受控区域	采样频次	监测项目			
无菌隔离系统		每次实验	空气悬浮粒子[3]	浮游菌[3]	沉降菌[2]	表面微生物(含手套)
微生物洁净实验室	A级	每次实验	空气悬浮粒子[3]	浮游菌[1]	沉降菌[2]	表面微生物(含手套及操作服)
	B级	每周一次	空气悬浮粒子[4]	浮游菌[3]	沉降菌	表面微生物(含手套及操作服)
	C级	每季度一次	空气悬浮粒子[4]	浮游菌[4]	沉降菌	表面微生物
	D级	每半年一次	空气悬浮粒子	浮游菌	沉降菌	表面微生物

① 每月一次。
② 工作台面沉降菌的日常监测采样点数不少于 3 个，且每个采样点的皿数应不少于 1 个。
③ 每季度一次。
④ 每半年一次。

3. 微生物监测标准

各洁净级别环境微生物监测的动态标准见表 3-4。

表 3-4　各洁净级别环境微生物监测的动态标准

洁净度级别	浮游菌 /(cfu/m³)	沉降菌 (φ90mm)/(cfu/4h)	表面微生物	
			接触(φ55mm)/(cfu/碟)	五指手套/(cfu/手套)
A 级	<1	<1	<1	<1
B 级	10	5	5	5
C 级	100	50	25	—
D 级	200	100	50	—

三、警戒限和纠偏限

药品洁净实验室应根据历史数据，结合不同洁净区域的标准，采用适宜的方法，制定适当的微生物监测警戒限和纠偏限。对于受控的洁净室（区），由使用者自行设定一个警戒限度微生物含量等级，从而给定了一个与正常状态相比最早警戒的偏差值。当超过该最早警戒的偏差值时，应启动保证工艺或环境不受影响的程序及相关措施。对于受控的洁净室（区），由使用者自行设定纠偏限度的微生物含量等级。当检测结果超过该等级时，应启动监测程序对该区域的微生物污染情况立即进行跟踪。

限度确定后，应定期回顾评价，如历史数据表明环境有所改善，限度应作出相应调整以反映环境实际质量状况。表 3-5 列出了各级别洁净环境微生物纠偏限参考值。

表 3-5　各级别洁净环境微生物纠偏限参考值

洁净度级别	浮游菌纠偏限[①]/(cfu/m³)	沉降菌纠偏限[②](φ90mm)/(cfu/4h)
A 级	<1	<1
B 级	7	3
C 级	10	5
D 级	100	50

① 数据表示建议的环境质量水平，也可根据检测或分析方法的类型确定微生物纠偏限度标准。
② 可根据洁净区域用途、检测药品的特性等需要增加沉降碟数。

四、数据分析及偏差处理

1. 数据分析

应对日常环境监测的数据进行分析和回顾，通过对收集的数据和趋势分析，总结和评估洁净实验室是否受控，评估警戒限和纠偏限是否适合及所采取的纠偏措施是否恰当。

应正确评估微生物污染，不仅关注微生物数量和种类，更应关注微生物污染检出的频率，通常在一个采样周期内同一环境中多点发现微生物污染，可能预示着风险增加，应仔细评估。

几个位点同时有污染的现象也可能由不规范的采样操作引起，所以在得出环境可能失控的结论之前，应仔细回顾采样操作过程。在污染后的几天对环境进行重新采样是没有意义的，因为采样过程不具有可重复性。

2. 偏差处理

当微生物监测结果超出纠偏限度时，应当按照偏差处理规程进行报告、记录、调查、处理以及采取纠正措施，并对纠正措施的有效性进行评估。

五、微生物鉴定与控制

建议对受控环境收集到的微生物进行适当水平的鉴定，微生物菌群信息有助于预期常见菌群，并有助于评估清洁或消毒规程、方法、清洁剂或消毒剂及微生物监测方法的有效性，尤其当超过监测限度时，微生物鉴定信息有助于污染源的调查。微生物鉴定参照微生物鉴定指导原则（指导原则9204）进行。

为了保证药品洁净实验室环境维持适当的水平，应保持空调系统的良好运行状态，对设施进行良好维护，洁净室内人员应严格遵守良好的行为规范，并定期进行清洁消毒和环境监控。

━━必备知识三　制药用水微生物监测━━

一、概述

制药用水是指药品生产、制备过程中使用的各种水源，其质量要求严格，以确保药品的安全性和有效性。制药用水根据使用范围的不同分为饮用水、纯化水、注射用水和灭菌注射用水。

饮用水是制药用水的基础，主要用于设备的清洗、洗涤剂的制备等，不能直接用作制剂和试验用水；纯化水主要用于配制溶液、清洗设备、制备中间体等，不得用于注射剂的配制；注射用水主要用于配制注射用溶液、直接接触药品的设备清洗；灭菌注射用水用于灭菌粉末的溶剂和注射液的稀释剂。

《中国药典》（2025年版）新增通则9209制药用水微生物监测和控制指导原则，为药品生产企业加强制药用水全过程的微生物控制提供指导。

二、制药用水中微生物的特点

1. 微生物的来源

制药用水中微生物的来源包括外源性污染和内源性污染。

外源性污染主要来自原水、设备、介质（填料、药剂），维护和取样过程等，例如系统故障或防护缺失、消毒措施不当、取样和使用等操作技术不规范等。外源性污染可能不是常见的水系统微生物，而是土壤、空气甚至是人员来源的微生物。

内源性污染主要来自制备系统和分配系统本身，不恰当的设计和维护可能导致存在于原水中的微生物吸附在活性炭床、离子交换树脂、滤膜和其他制备单元表面并形成生物被膜，也可能吸附在悬浮颗粒上，例如活性炭床细颗粒或破裂的树脂颗粒。当生物被膜脱落或微生物呈浮游状态时，可能污染下游制备单元及分配系统。

2. 微生物的类群

药品中主要的污染微生物为细菌、霉菌和酵母菌。革兰阳性菌、霉菌和酵母菌通常不适合在水系统中生存和定殖，如果存在于原水中，可能影响制药用水制备系统的早期阶段。制药用水中检测到革兰阳性菌、霉菌或酵母菌，通常与取样或检测过程等外源性污染有关。

革兰阴性菌是水系统中存在的主要微生物，因其能产生内毒素且可在水系统中繁殖，需要重点关注和控制。这类细菌可在水制备系统和分配系统的表面定殖，如不加以控制，可能会影响制备单元的功能并扩散到下游，在储罐、管道等分配系统表面形成生物被膜，或进入工艺用水和配制用水中。部分能够形成生物被膜的革兰阴性菌属于机会致病菌，可能对药品生产中常用的防腐剂和消毒剂具有抗性，并在某些药品的原辅料、中间产品中繁殖，增加产品质量风险。埃希菌属、沙门菌属等肠道致病菌可能会污染饮用水源，若当地的污水和水源控制不到位，必要时需对此类细菌进行控制，以使原水的质量符合要求。

3. 生物被膜

生物被膜是细菌分泌胞外聚合物基质附着于物体表面而形成的一种由细菌群体组成的三维结构化群落。在水系统中，生物被膜形成的场所包括各种接触水或潮湿的表面，如原水系统、热交换器、垫圈等。定殖在水系统的生物被膜增强了微生物对外界不良因素的抵抗能力，可通过结晶紫染色法、电子扫描显微镜或激光共聚焦显微镜等进行检测。一旦发现生物被膜，除了对生物被膜中的微生物进行杀灭外，还应考虑有效去除生物被膜的碎片，因为这些脱落的碎片会导致水系统中细菌内毒素水平升高，并且成为水系统中微生物的营养来源。

4. 细菌内毒素

细菌内毒素可能由原水引入，也可能由在水系统中的细菌释放而来，形成生物被膜的革兰阴性菌是制药用水中细菌内毒素的重要来源。由于细菌内毒素会在细菌死亡后释放，消毒后可能会出现内毒素的激增。

控制潜在革兰阴性菌污染以及水中的游离内毒素对于制药用水的内毒素控制至关重要。控制措施包括使用上游净化单元来降低进水的生物负载，工艺控制（如热消毒、紫外线消毒、过滤器）等，以尽量减少系统内表面生物被膜的形成和水系统中浮游微生物的产生。

三、微生物监测

目前以检测水中浮游微生物的数量来反映水系统中微生物控制是否处于稳定和良好的状态，检测结果仅代表取样时水系统中浮游微生物的数量，并不能完全反映水系统中微生物的污染程度。因此，需要基于风险制定微生物监测方案，对水系统中的微生物数量和类群进行持续监测，根据趋势变化情况评估水系统的运行状态。

1. 取样

取样方案应经过验证，应覆盖所有分配系统的循环管路，关注循环管路中的代表点和风险点，如送水点和回水点。典型的取样方案是对各个水点轮流取样，尽可能达到时间和空间的平均分配。制药用水的微生物监测可分为过程控制和质量控制。

（1）过程控制　过程控制监测的目的是确认制药用水的制备、分配系统运行是否稳定且处于受控状态。过程控制监测取样时，取样点设置应尽可能覆盖整个系统，在出现问题时能够确定具体位置。过程控制监测取样可使用专用取样接口，取样前冲洗，避免操作、取样口引入的污染，尽可能反映管道内制药用水中浮游微生物的污染水平。

（2）**质量控制** 质量控制监测的目的是确认所使用的制药用水质量是否符合要求。质量控制监测取样则应尽量在使用点进行，取样过程尽可能与实际用水时保持一致，以获得实际用水时的真实微生物污染水平。

取样应有详细的操作规范，取样人员应经过培训和考核。取样应使用无菌容器，并注意取样后转运和保存过程中容器的密封性。取样时应记录取样人、取样时间、取样点、取样量等信息。取样量应能够满足检验需求。取样后应尽快进行检验（一般在 2h 内），若不能立即检验，则应置于 2～8℃保存，保存时间一般在 12h 内，最多不超过 24h。

2. 检测方法

水系统中能够存活的微生物主要以能够形成生物被膜的革兰阴性菌为主，这类细菌对营养要求低，一般更适合在寡营养的培养基中生长。因此，制药用水（通则 0261）中推荐的微生物检测方法为经薄膜过滤法处理，采用 R2A 琼脂培养基，30～35℃培养不少于 5 天。

由于不同制药用水系统中的微生物类群存在差异，使用不同的计数方法、培养基、培养温度和培养时间可能会影响检出微生物数量和种类。例如，慢生根瘤菌使用薄膜过滤法检测时，菌落较小不易观察，需培养 7 天或更长时间，如水系统中存在该菌，使用平皿法更有助于观察计数。因此，药品生产企业可根据自身水系统中微生物类群的特点在制药用水（通则 0261）推荐检测方法的基础上进行适当调整。

若日常监测结果均为小于 1cfu 或计数水平较低，可考虑增加检验量，以获取更多水系统中的微生物数量和种类信息，反映水系统中的微生物水平和变化趋势。

3. 监测标准

药品生产企业应在满足制药用水（通则 0261）中微生物限度标准的基础上，根据制备和分配系统特点、取样环节、水的预期用途及历史数据等设定合理的日常微生物监测标准，包括警戒限度和纠偏限度。

警戒限度是指微生物监测结果超出正常范围，但未达到纠偏限度，需要引起警觉，可能需要采取纠正措施的限度标准。纠偏限度是指微生物监测结果超出可接受标准，需要进行调查并采取纠正措施的限度标准。

一般来说，注射用水中应没有微生物存活，但考虑到取样过程中可能引入的微生物污染，制药用水（通则 0261）中注射用水微生物限度标准为不大于 10cfu/100ml。因此注射用水系统中一旦检出微生物，即使没有超出警戒限度或纠偏限度，也应予以关注并进行评估或调查。

4. 微生物鉴定

制药用水微生物监测除进行微生物计数外，还应关注某些可能对产品或生产工艺具有潜在危害的微生物。可定期对制药用水中分离微生物进行适当水平的鉴定，有助于掌握菌群结构和开展微生物污染溯源分析，评估水系统来源的微生物污染风险。注射用水检出微生物一般应进行鉴定。当制药用水微生物监测结果异常或出现新的菌落形态、其他微生物污染偏差有可能关联制药用水时，也建议对微生物展开鉴定。鉴定分离得到的微生物可用于培养基促生长能力试验及微生物方法适用性试验等。微生物鉴定参照微生物鉴定指导原则（指导原则 9204）进行。

5. 数据分析与偏差处理

应定期对制药用水微生物监测数据进行回顾和分析，通过对收集的数据开展趋势分析,总结和评估制药用水系统运行状态,有助于发现系统性问题。定期的趋势分析可用于制定合理的警戒限度、纠偏限度和监测方案,当出现异常趋势时能尽早采取纠正措施和预防措施。

日常微生物监测数据、异常监测结果以及实验室发生的偏差等均应进行趋势分析,趋势分析不局限于微生物监测结果的数据分析,还需要正确评估微生物污染风险,包括微生物污染数量、种类和特定微生物污染检出的频率,并结合实际情况,进行系统综合性评估。

当微生物监测结果超出纠偏限度或出现异常情况时,应按照偏差管理程序文件在规定时间内进行记录、报告、调查、处理及采取纠正措施和预防措施,并对相关措施的有效性进行评估。

制药用水的微生物监测具有一定局限性,药品生产企业应对制药用水系统中存在的微生物类群特点、检测方法进行充分的研究和验证,同时考虑制药用水的类别、预期用途与可接受标准,基于风险确定微生物监测方案,配合合理的微生物污染控制措施,保证制备系统供应的水的质量稳定且符合要求。另外,寡养型微生物一旦进入无菌产品,在无菌检查的培养体系中可能无法检出,存在漏检的可能,因此无菌产品生产用水应关注这类微生物的监测和控制。

必备知识四 灭菌与生物指示剂

灭菌系指用适当的物理或化学手段将物品中活的微生物杀灭或除去的过程。

生物指示剂是一种对特定灭菌程序有确定及稳定耐受性的特殊活微生物制成品,可用于灭菌设备的性能确认,特定物品的灭菌工艺研发、建立、验证,生产过程灭菌效果的监控,也可用于隔离系统和无菌洁净室除菌效果的验证评估等。

一、灭菌法

无菌物品是指物品中不含任何活的微生物,但对于任何一批无菌物品而言,绝对无菌既无法保证也无法用试验来证实。一批物品的无菌特性只能通过物品中活微生物的概率来表述,即非无菌概率(probability of a nonsterile unit,PNSU)或无菌保证水平(sterility assurance level,SAL)。已灭菌物品达到的非无菌概率可通过验证确定。

无菌物品的无菌保证不能过分依赖于最终产品的无菌检验,而是取决于生产过程中采用经过验证的灭菌工艺、严格的 GMP 管理和良好的无菌保证体系。

无菌药品的生产分为最终灭菌工艺和无菌生产工艺。经最终灭菌工艺处理的无菌物品的非无菌概率不得高于 10^{-6}。灭菌工艺控制涉及灭菌工艺的开发、灭菌工艺的验证和日常监控等阶段。

常用灭菌方法可用于制剂、原料、辅料、医疗器械、药品包装材料以及设备表面等物品的灭菌,从而使物品残存活微生物的概率下降至预期水平。可根据被灭菌物品的特性采用一种方法或多种方法组合灭菌。

1. 湿热灭菌法

湿热灭菌法指将物品置于灭菌设备内利用饱和蒸汽、蒸汽-空气混合物、蒸汽-空气-水混合物、过热水等手段使微生物菌体中的蛋白质、核酸发生变性而杀灭微生物。该法灭菌能力强，为热力灭菌中最有效、应用最广泛的灭菌方法。药品、容器、培养基、无菌衣、胶塞以及其他遇高温和潮湿性能稳定的物品，均可采用本法灭菌。流通蒸汽不能有效杀灭细菌孢子，一般可作为不耐热无菌产品的辅助处理手段。

湿热灭菌工艺的开发应考虑被灭菌物品的热稳定性、热穿透性、生物负载等因素。湿热灭菌通常采用温度-时间参数或者结合 F_0 值（F_0 值为标准灭菌时间，系灭菌过程赋予被灭菌物品 121℃ 下的等效灭菌时间）综合考虑，无论采用何种控制参数，都必须证明所采用的灭菌工艺和监控措施在日常运行过程中能确保物品灭菌后的 PNSU$\leqslant 10^{-6}$。

2. 干热灭菌法

干热灭菌法指将物品置于干热灭菌柜、隧道灭菌器等设备中，利用干热空气达到杀灭微生物或消除热原物质目的的方法。适用于耐高温但不宜用湿热灭菌法灭菌的物品灭菌，如玻璃器具、金属制容器、纤维制品、陶瓷制品、固体试药、液状石蜡等均可采用本法灭菌。

干热灭菌法的工艺开发应考虑被灭菌物品的热稳定性、热穿透力、生物负载（或内毒素污染水平）等因素。干热灭菌条件采用温度-时间参数或者结合 F_H 值（F_H 值为标准灭菌时间，系灭菌过程赋予被灭菌物品 160℃ 下的等效灭菌时间）综合考虑。干热灭菌温度范围一般为 160～190℃，当用于除热原时，温度范围一般为 170～400℃，无论采用何种灭菌条件，均应保证灭菌后的物品 PNSU$\leqslant 10^{-6}$。

3. 辐射灭菌法

辐射灭菌法指利用电离辐射杀灭微生物的方法。常用的辐射射线有 ^{60}Co 或 ^{137}Cs 衰变产生的 γ 射线、电子加速器产生的电子束和 X 射线装置产生的 X 射线。能够耐辐射的医疗器械、生产辅助用品、药品包装材料、原料药及成品等均可用本法灭菌。

辐射灭菌工艺的开发应考虑被灭菌物品对电离辐射的耐受性以及生物负载等因素。为保证灭菌过程不影响被灭菌物品的安全性、有效性及稳定性，应确定最大可接受剂量。辐射灭菌控制的参数主要是辐射剂量（指灭菌物品的吸收剂量），灭菌剂量的建立应确保物品灭菌后的 PNSU$\leqslant 10^{-6}$。辐射灭菌应尽可能采用低辐射剂量。

4. 气体灭菌法

指用化学灭菌剂形成的气体杀灭微生物的方法。本法最常用的化学灭菌剂是环氧乙烷，气体灭菌法一般与 80%～90% 的惰性气体混合使用，在充有灭菌气体的高压腔室内进行。采用气体灭菌法时，应注意灭菌气体的可燃可爆性、致畸性和残留毒性。该法适用于不耐高温、不耐辐射物品的灭菌，如医疗器械、塑料制品和药品包装材料等，干粉类产品不建议采用本法灭菌。

采用本法灭菌需确认经过解析工艺后，灭菌气体和反应产物残留量不会影响被灭菌物品的安全性、有效性和稳定性。采用环氧乙烷灭菌时，腔室内的温度、湿度、灭菌气体浓度、灭菌时间是影响灭菌效果的重要因素。

5. 过滤除菌法

过滤除菌法指采用物理截留去除气体或液体中微生物的方法。常用于气体、热不稳定溶液的除菌。过滤除菌工艺开发时，应根据待过滤介质属性及工艺目的选择合适的过滤器。除菌级过滤器的滤膜孔径选用 0.22μm（或更小孔径或相同过滤效力），过滤器的孔径定义来自过滤器对微生物的截留能力，而非平均孔径的分布系数。

6. 汽相灭菌法

汽相灭菌法指通过分布在空气中的灭菌剂杀灭微生物的方法。常用的灭菌剂包括过氧化氢（H_2O_2）、过氧乙酸（CH_3CO_3H）等。汽相灭菌适用于密闭空间的内表面灭菌。汽相灭菌效果与灭菌剂量（一般是指注入量）、相对湿度和温度有关。

7. 液相灭菌法

液相灭菌法指将被灭菌物品完全浸泡于灭菌剂中达到杀灭物品表面微生物的方法。灭菌剂包括甲醛、过氧乙酸、氢氧化钠、过氧化氢、次氯酸钠等。灭菌剂种类的选择应考虑灭菌物品的耐受性。灭菌剂浓度、温度、pH 值、生物负载、灭菌时间、被灭菌物品表面的污染物等是影响灭菌效果的重要因素。

二、灭菌用生物指示剂

1. 生物指示剂的分类

生物指示剂主要有以下三种类型，其特征需符合《医疗保健产品灭菌生物指示物》（GB 18281）的要求。

(1) 载体型生物指示剂　该类生物指示剂由微生物芽孢和载体经包装而成，载体可以是碟形或条状的滤纸、玻璃、塑料或其他材料。

载体和内层包装不得含有物理、化学或微生物的污染物，避免影响生物指示剂的性能和稳定性；不得被特定的灭菌工艺降解；能被灭菌介质（蒸汽、射线、化学试剂等）穿透并使灭菌介质与生物指示剂能充分接触。载体和包装的设计应保证生物指示剂不受污染，并使其所含的微生物在贮存及运输中损失最小，且方便取样、转移和接种。

(2) 芽孢悬液生物指示剂　该类生物指示剂是将芽孢混悬于液体中。若用于液体物品灭菌，必须测定生物指示剂在灭菌液体物品中的芽孢数和 D 值。

(3) 自含式生物指示剂　该类生物指示剂是由芽孢和能够恢复微生物生长的培养基组成的系统，其耐受性针对整个系统而言。系统中的培养基用于培养灭菌后的生物指示剂，应制定程序确认该培养基能保证残存微生物的生长。

自含式生物指示剂系统所用的材料不应含有或在使用过程释放出抑制残存微生物生长的物质。该系统的设计应能够承受运输和使用过程中的影响，不发生破损，并使原始接种的微生物损失减少到最小。

2. 生物指示剂用微生物的基本要求

生物指示剂含有对灭菌模式有明确耐受性的微生物。除了电离辐射外，微生物芽孢较菌体有更强的耐受性。一般认为含芽孢的细菌更适合用于制备生物指示剂。

不同灭菌工艺使用不同的生物指示剂，制备生物指示剂所选用的微生物应具备以下特性。①菌种的耐受性应大于需灭菌物品中所有可能污染菌的耐受性。②菌种应无致病性。③菌株应稳定，存活期长，易于保存。④易于培养。⑤生物指示剂的芽孢含量应在 90% 以上。

3. 生物指示剂的制备

生物指示剂应按程序进行制备和质控。制备前，需先确定所使用微生物的特性。

制备生物指示剂时，将所用的微生物在适宜条件下进行大规模培养、收集和纯化，然后将休眠（未萌发状态）芽孢悬浮于无营养的液体中保存。生物指示剂应避免其他微生物的污染，制备后需进行各性能参数测定。应建立和保存相关的微生物鉴定和制备记录，包括菌株来源、鉴别、与生物指示剂直接相关的材料和成分的溯源记录、传代次数、培养基及其制备方法，以及热激活处理前后数据、芽孢的耐受性（D 值）等信息。

商品化的生物指示剂应具备详细的生物指示剂的性能特征和使用说明，包括明确其可用于何种灭菌程序、灭菌后的微生物培养条件和培养基、对灭菌程序的耐受性（包括 D 值、D 值测定方法）、效期内的微生物总数，以及储存条件（包括温度、相对湿度和其他储存要求）、有效期和使用后的废弃措施等信息。

用户亦可根据需求选择可作为生物指示剂的微生物，自制供内部使用的生物指示剂。用户应确定自制生物指示剂的纯度、芽孢数、D 值等参数，并制定有效期，以保证灭菌验证和监控的有效性。

生物指示剂应在标示条件或验证条件下进行储存，避光，远离毒性物质，防止过热和潮湿。

4. 生物指示剂的应用

（1）生物指示剂的性能评估　在灭菌程序的验证中，生物指示剂的被杀灭程度，是评价一个灭菌程序有效性最直观的指标。

用户应根据使用目的制定商品化生物指示剂的验收标准，以保证生物指示剂的性能符合相关要求。在生物指示剂验收前，可考虑对 D 值进行评估，必要时可进行 D 值测定，确认 D 值和微生物数量的稳定性对于长期存放的生物指示剂尤为重要。接收商品化生物指示剂时，应进行微生物纯度和形态的鉴定及测定微生物数量。生物指示剂应在有效期内使用，必要时应重新进行耐受性检查。

自制的生物指示剂性能应符合应用的要求。

（2）生物指示剂的选择　用户应根据被灭菌物品特定的灭菌工艺选择适宜的生物指示剂。生物指示剂对灭菌过程的挑战必须超出物品的微生物负荷量及耐受性的挑战，以保证灭菌程序有更大的安全性。

① 湿热灭菌法。湿热灭菌工艺常用的生物指示剂为嗜热脂肪地芽孢杆菌。其他耐热芽孢菌，如生孢梭菌、枯草芽孢杆菌和凝结芽孢杆菌的生物指示剂也被用于湿热灭菌工艺的建立和验证。

② 干热灭菌法。干热灭菌工艺，一般使用萎缩芽孢杆菌生物指示剂进行验证，但更多采用去热原方法加以验证，因为去热原所需的温度远高于灭菌温度。

③ 辐射灭菌法。评价辐射灭菌工艺曾采用短小芽孢杆菌生物指示剂，目前一般不采用生物指示剂进行微生物挑战试验。

④ 环氧乙烷气体灭菌法。环氧乙烷气体灭菌工艺，最常使用萎缩芽孢杆菌生物指示剂进行验证。

⑤ 过氧化氢（VHP）汽相灭菌法。VHP 已被证明是一种有效的表面灭菌剂或消毒剂。生物指示剂可以用于验证表面灭菌效果，一般要求芽孢数下降 3～6 个 lg 值。

过氧化氢蒸汽灭菌工艺用生物指示剂一般选用嗜热脂肪地芽孢杆菌，也可用萎缩芽孢杆菌、生孢梭菌或其他微生物。

过氧化氢蒸汽灭菌工艺用生物指示剂可以使用各种含有玻璃、金属或塑料的不透气载体系统。像纤维基质或其他易于吸收 VHP 或水分的高吸附性表面，可能对用于微生物灭活的 VHP 的浓度产生不利影响，因此，这类材料不适宜作为 VHP 生物指示剂的载体。商品化生物指示剂的典型特征实例见表 3-6。

表 3-6　商业化生物指示剂的典型特征实例　　　　　　单位：min

灭菌方式	微生物	D 值	存活时间	杀灭时间
干热灭菌[①]160℃	萎缩芽孢杆菌	1.0～3.0	4.0～14.0	10.0～32.0
环氧乙烷灭菌[②]600mg/L 54℃ 60%相对湿度	萎缩芽孢杆菌	2.0～5.8	8.0～33.0	25.0～68.0
湿热灭菌[③]121℃	嗜热脂肪地芽孢杆菌	1.5～3.0	4.5～14.0	13.5～32.0

① 芽孢数范围在 $1.0 \times 10^6 \sim 5.0 \times 10^6$。

② 芽孢数范围在 $1.0 \times 10^6 \sim 5.0 \times 10^7$。

③ 芽孢数范围在 $1.0 \times 10^5 \sim 5.0 \times 10^6$。

(3) 生物指示剂的应用　用户应合理地选择和使用生物指示剂。在灭菌程序的建立、确定、验证和日常监控中，需对灭菌产品（包括其材料和包装）进行全面了解，确保灭菌参数能达到所需的无菌保证水平。生物指示剂的初始微生物的数量、耐受性（菌体耐受性）和放置的位置、方式等情况都会影响其灭活效果的。在湿热灭菌工艺中，生物指示剂的使用是通过生物学的方法来验证其灭菌效果的，只要 D 值足够，即使初始微生物数量低于 10^6，使用生物指示剂仍然可以验证其灭菌效果。对湿热灭菌耐受性差的物品，其无菌保证应通过比较生物指示剂与物品灭菌前微生物的污染水平（耐受性及微生物污染数量）及灭菌程序验证所获得的数据进行评估。

三、生物指示剂耐受性检查

生物指示剂的耐受性是指其所含的微生物能够耐受各种灭菌程序的能力。一般来说，生物指示剂的耐受性用 D 值来表示。D 值是指将试验微生物杀灭 90% 所需的灭菌时间或灭菌剂量。生物指示剂的主要质量参数包括总芽孢计数、D 值、存活时间和杀灭时间。

1. 总芽孢计数

芽孢计数可用胰酪大豆胨琼脂培养基（无菌检查法中的配制方法）或其他适宜的培养基。其他培养基照生物指示剂使用说明书进行制备。芽孢计数用培养基应进行培养基适用性检查。稀释液用灭菌纯化水（或其他经过验证的无菌溶液）。

(1) 芽孢悬液制备　芽孢悬液制备方法如下，如果下列方法经确认不适用，应建立其他适宜的方法。

根据生物指示剂的载体和初级包装情况，采取适宜的制备方法将载体上的细菌芽孢充分洗脱并混悬于稀释液中。

液体芽孢悬液生物指示剂：将芽孢悬液生物指示剂样品充分混匀后，或经过超声处理后，取 1ml，用稀释液制成 1:10 的供试液。

纸质载体生物指示剂或自含式生物指示剂：取不少于 4 个最小单位生物指示剂，将纸片载体从初级包装中取出，置适量的稀释液中，采用搅拌、涡旋或其他适当的方式，使容器里的纸片成纤维状（建议至少需要 15min 的浸泡和搅拌以使芽孢能充分回收），充分混合制成均一的混悬液。

非纸质载体的生物指示剂：取不少于 4 个最小单位的生物指示剂，将载体从初级包装中取出，置适量的稀释液中，可采用超声波（振荡器）反复振摇，或其他适宜的方法将载体上的芽孢充分分散于稀释液中。

（2）热激活处理 取上述制备的芽孢悬液 10ml，置灭菌试管中，按照表 3-7 的要求进行热激活处理，时间达到后将芽孢悬液转移至 0～4℃的冰水浴中迅速冷却至室温。

（3）培养和计数 取上述经热激活处理的芽孢悬液，用灭菌纯化水进行 10 倍系列稀释，采用倾注法或涂布法进行芽孢计数。

倾注法即取芽孢数在 30～300cfu/ml 稀释级的芽孢悬液 1ml，置直径 90mm 的无菌平皿中，注入 15～20ml 温度不超过 45℃融化的胰酪大豆胨琼脂培养基，混匀，凝固，倒置培养。涂布法即取适量（通常 15～20ml）温度不超过 45℃的胰酪大豆胨琼脂培养基，注入直径 90mm 的无菌平皿，凝固，制成平板，采用适宜的方法使培养基表面干燥，每一平皿表面接种芽孢数 30～300cfu（接种量不少于 0.1ml）。每稀释级至少制备 2 个平板。

按照表 3-7 推荐的培养温度和培养时间培养。逐日点计和记录各平板的菌落数，并计算每个最小单位生物指示剂的平均芽孢数。

（4）结果判定 生物指示剂的总芽孢数一般为标示值的 50%～300%。

表 3-7 生物指示剂的芽孢计数的试验条件

生物指示剂的种类		热激活处理参数		培养基	培养条件	
灭菌方式	所含菌种	温度/℃	时间/min		温度/℃	时间/h
湿热灭菌	嗜热脂肪地芽孢杆菌	95～100	15	TSA	55～60	24～48
	生孢梭菌	80～85	10	血琼脂平板	30～35	48～72（厌氧培养）
	枯草芽孢杆菌	80～85	10	TSA	30～35	48～72
	凝结芽孢杆菌	80～85	10	TSA	48～52	48～72
干热灭菌	萎缩芽孢杆菌	80～85	10	TSA	30～35	48～72
环氧乙烷灭菌	萎缩芽孢杆菌	80～85	10	TSA	30～35	48～72

注：芽孢计数亦可按照经验证的试验条件进行。

2. D 值测定

（1）仪器 用于不同灭菌方法生物指示剂的 D 值测定一般采用不同的仪器或程序。湿热灭菌用生物指示剂的 D 值测定常用的设备有两种，一种是抗力仪（能够实现短时升温和降温的灭菌器），该设备适用于纸片式、自含式、芽孢悬液形式等的生物指示剂。另一种是油浴仪（能够设定到 100℃以上的恒温设备），该设备适用于芽孢悬液生物指示剂。为保证测定结果的准确性，抗力仪的各项参数应满足 GB/T 24628（医疗保健产品灭菌 生物与化学指示剂 测试设备）的要求。

（2）测定方法 生物指示剂的 D 值测定可采用阴性分数法（常用 LHSKP 法）或残存曲线法，测定方法参见 GB 18281.1。

① 阴性分数法。取不少于 5 组生物指示剂，每组数量相同（一般不少于 20 支），将每组生物指示剂暴露于特定灭菌条件下，各组对应的灭菌时间（剂量）递增，其余灭菌工艺参数应保持一致。相邻 2 组灭菌时间（剂量）间隔相同，一般不大于标示 D 值的 75%。在不

少于 5 组的生物指示剂中，至少 1 组在灭菌后培养各支均呈阳性；2 组在灭菌后培养部分呈阴性，部分呈阳性；2 组在灭菌后培养各支均呈阴性，详见表 3-8。生物指示剂灭菌后培养条件应与产品使用说明中的培养条件一致。根据各组的阴性与阳性结果来计算 D 值。

表 3-8　相同时间间隔和相同样品数量的 LHSKP 法计算所需要的数据示例

灭菌时间（剂量）/min	每组样品数量（n）	灭菌后培养为阴性结果数量（r_i）
$t_1(U_1)$	n_1	$r_1(r=0)$
t_2	n_2	r_2
t_3	n_3	r_3
t_4	n_4	r_4
$t_5(U_{k-1})$	n_5	r_5
$t_6(U_k)$	n_6	$r_6(r=n)$
t_7	n_7	$r_7(r=n)$

直至全部为阴性结果的平均灭菌时间（剂量）（U_{HSK}）的计算公式如下：

$$U_{HSK} = U_k - \frac{d}{2} - \frac{d}{n}\sum_{i-1}^{k-1} r_i$$

式中，U_k 为最初显示全部样品为阴性结果的灭菌时间（剂量）；d 为相邻 2 组的灭菌时间（剂量）间隔；n 为每组灭菌时的样品数量（每组的样品数量应相同，例如 20）；r_i 为每组灭菌后培养为阴性结果数量；$\sum_{i-1}^{k-1} r_i$ 为在 U_2 和 U_{k-1} 之间所有灭菌后培养为阴性结果数量的总和。

② 残存曲线法。取不少于 5 组生物指示剂（每组不少于 4 支），其中有 1 组不经灭菌处理，其余每组暴露于特定灭菌条件下，至少有 1 组灭菌后芽＞芽孢数下降不少于 4lg 值，其余 3 组的灭菌条件介于上述 2 组之间。将上述 5 组生物指示剂按照"总芽孢计数"的方法进行芽孢计数，以每组计数结果的平均值作为该组的芽孢数。以灭菌时间（剂量）作为横坐标，以芽孢数的对数值为纵坐标作图，并进行直线拟合（或用最小二乘法进行回归分析），进行回归分析或直线拟合时剔除不合理的数据点（灭菌后芽孢数 lg 值下降未超过 0.5 的数据点），所得直线斜率的负倒数即为 D 值。

3. 存活时间和杀灭时间的确认

生物指示剂的耐受性 D 值可以用存活时间和杀灭时间来确定。

（1）仪器　见 D 值测定项下"仪器"。

（2）存活时间　测定时，将生物指示剂暴露于灭菌条件下一定时间（尽可能长时间）后，使所有生物指示剂培养结果均为阳性。存活时间可以按下式计算。

$$存活时间 \geqslant D \text{ 值} \times (\lg N_0 - 2)$$

式中，N_0 为单位生物指示剂的初始芽孢数。

（3）杀灭时间　测定时，将所有生物指示剂暴露于灭菌条件下一定时间（尽可能短时间）后，使所有生物指示剂培养结果均为阴性。杀灭时间可以按下式计算。

$$杀灭时间 \leqslant D \text{ 值} \times (\lg N_0 + 4)$$

式中，N_0 为单位生物指示剂的初始芽孢数。

（4）存活时间和杀灭时间的确认 根据说明书中标示的或计算出的存活时间或杀灭时间，取两组生物指示剂（每组不少于 10 支），其中一组按照存活时间进行灭菌，另一组按照杀灭时间进行灭菌，灭菌后按照表 3-7 的条件或使用说明中的培养条件进行培养，并观察结果。存活时间组的培养结果均应为阳性。杀灭时间组的培养结果均应为阴性。

必备知识五　药品生物检定的安全与环保

实验室在工作过程中可能造成实验室环境的污染，如离心、混匀、接种、制片、移液、加样等可产生气溶胶污染，标本喷溅等可直接污染皮肤黏膜及实验台面和地面等。此外，由于室内环境空间的限制，设备、人员拥挤以及通风换气不充分等都可能使实验室内病原体的浓度增加，使人群在室内被污染的机会明显大于室外。还有，啮齿类实验动物等也都可携带传播病原体，给实验室工作人员健康带来威胁。

一、生物实验室安全防护

1.《中华人民共和国生物安全法》简介

《中华人民共和国生物安全法》自 2021 年 4 月 15 日起施行，其中第五章病原微生物实验室生物安全规定如下。

① 国家加强对病原微生物实验室生物安全的管理，制定统一的实验室生物安全标准。病原微生物实验室应当符合生物安全国家标准和要求。从事病原微生物实验活动，应当严格遵守有关国家标准和实验室技术规范、操作规程，采取安全防范措施。

② 国家根据病原微生物的传染性、感染后对人和动物的个体或者群体的危害程度，对病原微生物实行分类管理。从事高致病性或者疑似高致病性病原微生物样本采集、保藏、运输活动，应当具备相应条件，符合生物安全管理规范。具体办法由国务院卫生健康、农业农村主管部门制定。

③ 设立病原微生物实验室，应当依法取得批准或者进行备案。个人不得设立病原微生物实验室或者从事病原微生物实验活动。

④ 国家根据对病原微生物的生物安全防护水平，对病原微生物实验室实行分级管理。从事病原微生物实验活动应当在相应等级的实验室进行。低等级病原微生物实验室不得从事国家病原微生物目录规定应当在高等级病原微生物实验室进行的病原微生物实验活动。

⑤ 高等级病原微生物实验室从事高致病性或者疑似高致病性病原微生物实验活动，应当经省级以上人民政府卫生健康或者农业农村主管部门批准，并将实验活动情况向批准部门报告。对我国尚未发现或者已经宣布消灭的病原微生物，未经批准不得从事相关实验活动。

⑥ 病原微生物实验室应当采取措施，加强对实验动物的管理，防止实验动物逃逸，对使用后的实验动物按照国家规定进行无害化处理，实现实验动物可追溯。禁止将使用后的实验动物流入市场。病原微生物实验室应当加强对实验活动废弃物的管理，依法对废水、废气以及其他废弃物进行处置，采取措施防止污染。

⑦ 病原微生物实验室的设立单位负责实验室的生物安全管理，制定科学、严格的管理制度，定期对有关生物安全规定的落实情况进行检查，对实验室设施、设备、材料等进行检查、维护和更新，确保其符合国家标准。病原微生物实验室设立单位的法定代表人和实验室

负责人对实验室的生物安全负责。

⑧ 病原微生物实验室的设立单位应当建立和完善安全保卫制度，采取安全保卫措施，保障实验室及其病原微生物的安全。国家加强对高等级病原微生物实验室的安全保卫。高等级病原微生物实验室应当接受公安机关等部门有关实验室安全保卫工作的监督指导，严防高致病性病原微生物泄漏、丢失和被盗、被抢。国家建立高等级病原微生物实验室人员进入审核制度。进入高等级病原微生物实验室的人员应当经实验室负责人批准。对可能影响实验室生物安全的，不予批准；对批准进入的，应当采取安全保障措施。

⑨ 病原微生物实验室的设立单位应当制定生物安全事件应急预案，定期组织开展人员培训和应急演练。发生高致病性病原微生物泄漏、丢失和被盗、被抢或者其他生物安全风险的，应当按照应急预案的规定及时采取控制措施，并按照国家规定报告。

⑩ 病原微生物实验室所在地省级人民政府及其卫生健康主管部门应当加强实验室所在地感染性疾病医疗资源配置，提高感染性疾病医疗救治能力。

⑪ 企业对涉及病原微生物操作的生产车间的生物安全管理，依照有关病原微生物实验室的规定和其他生物安全管理规范进行。涉及生物毒素、植物有害生物及其他生物因子操作的生物安全实验室的建设和管理，参照有关病原微生物实验室的规定执行。

2. 分类分级管理

按照《病原微生物实验室生物安全管理条例》，病原微生物实行分类管理，实验室实行分级管理，尤其强调加强高等级生物安全实验室的实验室认可和实验活动的管理。

（1）病原微生物的分类 国家根据病原微生物的传染性、感染后对个体或者群体的危害程度，将病原微生物分为四类。

第一类病原微生物，是指能够引起人类或者动物非常严重疾病的微生物，以及我国尚未发现或者已经宣布消灭的微生物。

第二类病原微生物，是指能够引起人类或者动物严重疾病，较容易直接或者间接在人与人、动物与人、动物与动物间传播的微生物。

第三类病原微生物，是指能够引起人类或者动物疾病，但一般情况下对人、动物或者环境不构成严重危害，传播风险有限，实验室感染后很少引起严重疾病，并且具备有效治疗和预防措施的微生物。

第四类病原微生物，是指在通常情况下不会引起人类或者动物疾病的微生物。

第一类、第二类病原微生物统称为高致病性病原微生物。

（2）实验室生物安全防护水平分级 根据实验室操作的生物因子的危害等级不同，实验室需要不同的防护水平。实验室不同水平的设施、安全设备以及实验操作技术和管理措施构成了生物实验室的各级生物安全水平。生物安全实验室分为4个等级：一级生物安全实验室（bio-safety level，BSL-1）、二级生物安全实验室（BSL-2）、三级生物安全实验室（BSL-3）和四级生物安全实验室（BSL-4），俗称分别为P1、P2、P3和P4实验室（P是"物理防护"的英文"physical protection"的首字母）。一级生物安全实验室防护水平最低，四级生物安全实验室防护水平最高。

① 一级生物安全实验室。生物安全防护水平为一级的实验室适用于操作在通常情况下不会引起人类或者动物疾病的微生物。一级生物安全实验室的操作、安全设备和实验设施的设计和建设仅适用于进行基础的教学和研究，处理危害等级Ⅰ的微生物。BSL-1是生物安全

防护的基本水平，依靠标准的微生物操作来保证安全，缺少特殊的一级防护屏障或二级防护屏障。一般来说，一级生物安全实验室仅能从事没有感染性的操作，不能满足食品微生物检测实验室的工作需要。

② 二级生物安全实验室。生物安全防护水平为二级的实验室适用于操作能够引起人类或者动物疾病，但一般情况下对人、动物或者环境不构成严重危害，传播风险有限，实验室感染后很少引起严重疾病，并且具备有效治疗和预防措施的微生物。二级生物安全实验室的操作、安全设备和实验设施的设计和建设适用于临床、诊断、教学，处理危害等级Ⅱ的微生物。BSL-2 实验室的危险主要是意外经皮肤或黏膜接触或摄入生物危险物质，需使用生物安全柜进行防护。BSL-2 实验室有比较齐全的一级屏障，例如，个人防护装备，也有废弃物消毒设施等二级屏障来保证安全。对于广大食品微生物检测实验室，一般都要开展沙门菌、金黄色葡萄球菌等危害等级Ⅱ的致病性微生物的检测工作，需要达到二级生物安全实验室的防护水平。

③ 三级生物安全实验室。生物安全防护水平为三级的实验室适用于操作能够引起人类或者动物严重疾病，比较容易直接或者间接在人与人、动物与人、动物与动物间传播的微生物。三级生物安全实验室的操作、安全设备和实验设施的设计和建设适用于专门的诊断和研究，处理危害等级Ⅲ的微生物。BSL-3 实验室的危险主要是经皮肤破损处、经口摄入以及吸入感染性气溶胶。BSL-3 实验室通过一级和二级防护屏障来保护实验操作人员和实验室周围免受污染。它的二级屏障包括受控的进入通道和经高效过滤器过滤的通风设施。

④ 四级生物安全实验室。生物安全防护水平为四级的实验室适用于操作能够引起人类或者动物非常严重疾病的微生物，以及我国尚未发现或者已经宣布消灭的微生物。四级生物安全实验室的操作、安全设备和实验设施的设计和建设适用于进行非常危险的外源性生物因子或未知的高度危险的致病因子的操作，操作对象通常是危害等级Ⅳ或那些未知的且与危害等级Ⅳ的微生物具有相似特点的微生物。BSL-4 实验室的危险主要通过黏膜或破损皮肤，通过呼吸道吸入感染性气溶胶。实验室人员通过Ⅲ级生物安全柜或Ⅱ级生物安全柜加正压服与感染性气溶胶完全隔离，并且 BSL-4 实验室有复杂的特殊通风装置和废弃物处理系统。

另外需要注意的是，生物安全实验室分级依据的"生物因子危害等级"不仅指微生物的危害程度，还包括对生物因子的操作内容的危害程度。比如：大肠埃希氏菌 O157：H7 属危害等级Ⅱ的致病性微生物，但是如果不涉及培养、分离等感染性的操作，仅对它进行核酸扩增方面的操作，就可以在一级生物安全实验室内进行操作。

 思政小课堂

实验室安全警钟长鸣——生物安全事件

【事件】2014 年 6 月，美国科学家在 BSL-3 实验室内制备了炭疽杆菌。这些样品用化学试剂处理 10min 后，少量样品涂在琼脂平板上检测无菌状态。其他样品被运送至美国疾病预防控制中心的 BSL-2 实验室进行细菌种类鉴定。工作人员注意到在培养箱中进行无菌检查的琼脂平板上形成了菌斑，这表明进行无菌检测的样品仍然含有活孢子，所有相关样品被撤回 BSL-3 实验室。

【启示】这起生物安全事故中，将未完全失活的实验样品转运至 BSL-2 实验室，从而造成了生物安全隐患。实验室应针对每种生物因子制定相应的标准操作规程，失活验证实验的规定时间不能随便更改或缩短，实验室生物安全委员会应定期审批标准操作规程。

二、实验室生物类废弃物的处理

1. 处理原则

应在每个工作台上放置盛放废弃物的容器，最好是不易破碎的容器（如塑料制品）。当使用消毒剂时，应使废弃物充分接触消毒剂（即不能有气泡阻隔），并根据所使用消毒剂的不同保持适当接触时间。盛放废弃物的容器在重新使用前应高压灭菌并清洗。

废弃物处理的首要原则是所有感染性材料必须在实验室内清除污染、高压灭菌或焚烧。生物类废物应根据其病原特性、物理特性选择合适的容器和地点，专人分类收集进行消毒、烧毁处理，日产日清。①液体废物一般可加漂白粉进行氯化消毒处理。②固体可燃性废物分类收集、处理，一律及时焚烧。③固体非可燃性废物分类收集，可加漂白粉进行氯化消毒处理。满足消毒条件后作最终处置。

2. 处理办法

在实验室内，废弃物最终的处理方式与其污染被清除的情况是紧密相关的。对于日常用品而言，很少有污染材料需要真正清除出实验室或销毁。大多数的玻璃器皿、仪器以及实验服都可以重复或再使用。

(1) 清除污染　需要清除污染并丢弃的物品应装在容器中。高压蒸汽灭菌是清除污染时的首选方法。也可以采用以下替代方法：①可重复利用的玻璃器材如玻片、吸管、玻瓶等可以用 1000～3000mg/L 有效氯溶液浸泡 2～6h，然后清洗重新使用，或者废弃。②盛标本的玻璃、塑料、搪瓷容器可煮沸 15min，或者用 1000mg/L 有效氯漂白粉澄清液浸泡 2～6h，消毒后用洗涤剂及流水刷洗、沥干；用于微生物培养的，用高压蒸汽灭菌后使用。③微生物检验接种培养过的琼脂平板应高压灭菌 30min，趁热将琼脂倒弃处理。

(2) 处理和丢弃程序　要对感染性物质及其包装物进行鉴别并分别进行处理，相关工作要遵守国家和国际规定。废弃物处理和丢弃程序可以分成以下几种情况。

① 可重复或再使用非污染（非感染性）废弃物，按普通的"家庭"废弃物处理丢弃的方法即可。

② 污染（感染性）锐器，如皮下注射用针头、手术刀及破碎玻璃等废弃物应收集在带盖的不易刺破的容器内，并按感染性物质处理。

皮下注射针头用过后不应再重复使用，包括不能从注射器上取下、回套针头护套、截断等，应将其完整地置于盛放锐器的一次性容器中。单独使用或带针头使用的一次性注射器应放在盛放锐器的一次性容器内焚烧，如需要可先高压灭菌。盛放锐器的一次性容器绝对不能丢弃于垃圾场。

③ 高压灭菌后重复使用的污染（有潜在感染性）材料。任何高压灭菌后重复使用的污染（有潜在感染性）材料不应事先清洗，任何必要的清洗、修复必须在高压灭菌或消毒后进行。

④ 高压灭菌后丢弃的污染材料。除了锐器按上面的方法进行处理以外，所有其他污染（有潜在感染性）材料在丢弃前应放置在防渗漏的容器（如有颜色标记的可高压灭菌塑料袋）中高压灭菌。高压灭菌后，物品可以放在运输容器中运送至焚烧炉。

⑤ 直接焚烧的污染材料。一次性使用的制品如手套、帽子、工作服、口罩等使用后放入污物袋内集中烧毁。

 思政小课堂

实验室安全警钟长鸣——锐器刺伤事件

【事件】2010年5月，一名法国技术人员在朊病毒研究实验室处理小鼠大脑的冰冻切片时，镊子尖端刺穿双层乳胶手套后刺伤了拇指。2017年11月，她的右肩和颈部开始出现灼痛，病情持续加剧并蔓延至身体其他部分。最后，该技术人员在2019年死亡。

【启示】实验室要强化员工的培训工作，使其掌握自我防护知识，正确进行各项技术操作，预防锐器刺伤、割伤等伤害。

三、应急情况处理

无论何时何地，如遇到紧急事件，可以处理的应立即当场处理；无法处理者，立刻与主管、主要研究人员联络，并迅速向有关单位通报求援。

1. 化学品漏出与污染

实验室所使用的试剂（如酸、碱）、溶剂，有的易燃，有的有腐蚀性或蒸发性，如果发生漏出，可能导致意外灾害，应紧急处理，尽量降低灾害。生物实验室应该准备一套处理化学污染的物品与工具，如用于吸水的纸、大块棉花、抹布、海绵、肥皂、洗涤剂，处理废物、化学品的桶和各种包装袋等。

2. 高温高压灭菌锅

高压灭菌锅的灾害发生可能为意外事件，也可能与自然灾害如地震有关。当预感有危险时，及时切断电源、水源总闸，让人员和贵重设备尽可能远离危险。

3. 动物咬伤

从事动物饲养与使用动物做实验，捉拿动物难免会有被咬伤事件的发生，无论伤度轻重，必须做到：①向上级报告。②接受适当治疗与防治，严重者速送医院。③必备急救卫生箱，箱内装有紧急救护所需要的基本物品，如脱脂棉、纱布、胶布、清洁剂、70%乙醇、碘伏、过氧化氢溶液和抗生素等。④向有关医师与兽医师报告，并采取相应的治疗措施。

4. 意外断电

意外断电直接影响到正常工作。应配有紧急备用发电系统，断电时，一方面通知单位内的电工或请电力公司紧急抢修，另一方面应始终保持备用发电机处于良好的工作状态，每个月定日、定时人为断电，演练备用发电机是否正常，以做到常备不懈。当紧急备用发电系统无法立即启动，应帮助人员迅速离开实验区。长时间停电可造成温度、湿度和空气异常，严重时，可导致存储的生物样本死亡。

5. 漏电

电力设施应有接地线装置，以防漏电伤及工作人员。如不慎触电，抢救者应先关掉漏电电源再行抢救。平时所有人员应有安全用电知识，注意区分高、低压电，若为高压电，应由具有专业知识的电工操作，非专业人员应避免触、碰或操作，以免因操作不当或了解不够而伤及自身安全或导致更大的漏电灾害。在操作开、关电源时，应注意本身及场所是否具备干燥、绝缘等不导电要素。

6. 火灾

起火初期，应立即关闭电源，隔离易燃化学物品，选用适当的灭火设备或器具进行扑灭。若火势蔓延，请求援助，并立即向消防部门报警，火灾时应避免人员搭乘电梯。

7. 断水

断水时，立即通知自来水公司派专业人员进行维修。平时做好维护和定时更换特殊过滤装置，定期检查水质，保证水质安全。

8. 空调故障

通风不良主要是空气滤网堵塞、空调系统故障或运转异常所造成的。如通风不良，空气中氧气不足，二氧化碳、氨浓度、微生物增加，甚至导致窒息、死亡。平常要按时更换空气过滤网，应注意空气压差表是否正常。中央控制室的工作人员实行 24h 值班、监控，如发现通风不良现象，应速联络电气、空调专职人员处理。

9. 其他

人员意外伤害包括意外触电、烫伤或重机器压伤等，视情况而定。严重者，立刻以人工呼吸急救，同时拨打 120 送医院急诊；轻微者用急救箱内医药包处理。平时所有人员工作时保持警觉，操作高压或气体灭菌器及清洗机器时，应避免工作时嬉戏、疏忽而造成的意外。定时检查高温高压灭菌器及各种管道的维护及管理。

工作任务一 医药工业洁净室（区）悬浮粒子的测定

任务导入

医药工业 GMP 的空气洁净度是必要保障条件，这就需要空气净化技术鉴于生产工艺特殊性，空气净化系统包括生产区域空气洁净度、温湿度、压差、风量、风速、微生物等要求。空气净化的目的主要在于控制空气尘埃和微生物。微生物是医药工业生产环境控制的重中之重，所以，空气洁净度以控制有生命的微粒为主要目标。生产设备、管道内的物质直接污染药品，却不影响洁净度。

任务知识

GB/T 16292—2010《医药工业洁净室（区）悬浮粒子的测试方法》规定了空气悬浮粒子污染的测试方法。本标准适用于医药工业洁净室和洁净区，无菌室或局部空气净化区域（包括洁净工作台）的空气悬浮粒子测试和环境的验证。本标准不能用于表征物理的、化学的、放射线学的，或空气微粒的可繁殖特性。在采样粒径范围内，随着采样量的增加，实际的微粒浓度是不可预见和随时间变化的。

1. 术语和定义

（1）洁净室（区） 洁净室（区）是指对尘粒及微生物污染规定需进行环境控制的房间或区域。其建筑结构、装备及其使用均具有减少对该区域内污染源的介入、产生和滞留的功能。其他相关参数诸如温度、湿度、压力也有必要控制。

（2）局部空气净化 局部空气净化是指仅使室内工作区域或特定的局部空间的空气中含悬浮粒子浓度达到规定的空气洁净度级别的方式。

（3）单向流 单向流是指沿单一方向呈平行流线并且在与气流方向垂直的断面上风速均匀的气流。与水平面垂直的叫垂直单向流，与水平面平行的叫水平单向流。

（4）非单向流 非单向流是指具有多个通路循环特性或气流方向不平行的气流。

（5）悬浮粒子 悬浮粒子是指用于空气洁净度分级的空气悬浮粒子尺寸范围在 $0.1 \sim 1000 \mu m$ 的固体和液体粒子。对于悬浮粒子计数测量仪，一个微粒球的面积或体积产生一个响应值，不同的响应值等价于不同的微粒直径。

（6）洁净度 洁净度是指洁净环境内单位体积空气中含大于或等于某一粒径悬浮粒子的统计数量来区分的洁净程度。

（7）置信上限 置信上限从正态分布抽样得到的实际均值按给定的置信度（此处为 95%）计算得到的估计上限将大于此实际均值，则称计算得到的这一均值上限为置信上限。

（8）空态 空态是指洁净室（区）在净化空气调节系统已安装完毕且完备的情况下，没有生产设备、原材料或人员的状态。

（9）静态 静态又分为两种情况。

静态 a：洁净室（区）在净化空气调节系统已安装完毕且完备的情况下，生产工艺设备已安装、洁净室（区）内没有生产人员的状态。

静态 b：洁净室（区）在生产操作完全结束，生产操作人员撤离现场并经过 20min 自净后。

（10）动态 动态是指洁净室（区）已处于正常生产状态，设备在指定的方式下运行，并且有指定的人员按照规范操作。

（11）洁净工作台 洁净工作台是指一种工作台或者与之类似的一个封闭围挡工作区。其特点是自身能够供给经过滤的空气或气体，按气流形式分为垂直单向流工作台、水平单向流工作台等。

2. 测试方法

洁净室（区）悬浮粒子测试采用计数浓度法。通过测定洁净区环境内单位体积空气中含大于或等于某粒径的悬浮粒子数，来评定洁净室（区）悬浮粒子洁净度等级。

（1）人员的职责及培训 洁净室（区）的测试人员应进行包括卫生知识和基本的微生物知识培训，并获得相应资格后才能履行对洁净室（区）测试的职责。洁净室（区）的测试人员应该选择与生产操作的空气洁净度级别要求相适应的穿戴方式，外面的衣服不能带进 A 级区域。

（2）仪器 悬浮粒子测试采用的仪器为悬浮粒子计数器，通过其内置的程序自动计算检测点的悬浮粒子数。粒子计数器包括光散射粒子计数器和激光粒子计数器。

光散射粒子计数器用于粒径大于或等于 $0.5\mu m$ 的悬浮粒子计数。该类型计数器利用光散射的原理进行粒子计数。空气中的悬浮粒子在光的照射下产生光散射现象，散射光的强度与悬浮粒子的表面积成正比。

激光粒子计数器用于粒径大于或等于 0.1μm 的悬浮粒子计数。其原理是空气中的悬浮粒子在激光束的照射下产生衍射现象，衍射光的强度与悬浮粒子的体积成正比。

粒子计数器需按测试仪器的检定周期，定期做校正。

(3) 测试要点　必须按照测试仪器的检定周期，定期对测试仪器进行检定。应使用检定合格且在使用有效期内的仪器。

测试仪器在未进入被测区域时，若必要，则先清洁表面，或在相应的洁净室内准备和存放（用保护罩或其他适当的外罩保护仪器）。

在 A 级洁净室内用纸时，上面应蒙上一张透明不沾尘的覆盖物，在 A 级洁净室内不能用铅笔和橡皮。

使用测试仪器时应严格按照仪器说明书操作。仪器开机，预热至稳定后，方可按测试仪器说明书的规定对仪器进行校正，同时检查采样流量和等动力采样头。

采样管口置于采样点采样时，在计数趋于稳定后，开始连续读数。

采样管必须干净，严禁渗漏。采样管的长度应根据仪器的允许长度确定。除另有规定外，长度不得大于 1.5m。

粒子计数器采样口和仪器工作位置宜处在同一气压和温度下，以免产生测量偏差。

3. 测试规则

(1) 测试条件　在测试之前，要对洁净室（区）相关参数进行预先测试，这类测试将会提供测试悬浮粒子的环境条件。例如，洁净室（区）的温度和相对湿度应与其生产及工艺要求相适应（无特殊要求时，温度在 18~26℃，相对湿度在 45%~65% 为宜），同时应满足测试仪器的使用范围。

此外，室内送风量或风速的测试、压差的测试、高效过滤器的泄漏测试等，也属于预先测试的内容。

(2) 测试状态　空态、静态和动态均可进行测试。空态、静态测试时，室内测试人员不得多于 2 人。测试报告中应标明所采用的状态和室内测试人员数。

(3) 测试时间　在空态或静态 a 测试时，对单向流洁净室（区）而言，测试宜在净化空气调节系统正常运行时间不少于 10min 后开始。对非单向流洁净室（区），测试宜在净化空气调节系统正常运行时间不少于 30min 后开始。

在静态 b 测试时，对单向流洁净室（区）测试宜在生产操作人员撤离现场并经过 10min 自净后开始；对非单向流洁净室（区），测试宜在生产操作人员撤离现场并经过 20min 自净后开始。

在动态测试时，则须记录生产开始的时间及测试时间。

(4) 悬浮粒子计数

① 采样点数量。在空态或静态测试时，悬浮粒子采样点数目及其布置应力求均匀，并不得少于最少采样点数目。在动态测试时，悬浮粒子采样点数目及其布置应根据产品的生产及工艺关键操作区设置。

最少采样点数目：悬浮粒子洁净度测试的最少采样点数目可在以下两种方法中任选一种。

方法一：按下式计算。

$$N_{\mathrm{L}} = \sqrt{A}$$

式中，N_{L} 为最少采样点；A 为洁净室或被控洁净区的面积，平方米（m^2）。

方法二：最少采样点数目可以查表 3-1 推荐洁净室最少取样点数量（N_{L}）确定。

在单向流情况下，面积 A 可以认为是垂直于气流方向上的横截面积。

② 采样点布置。采样点一般在离地面 0.8m 高度的水平面上均匀布置。采样点多于 5 个时，也可以在离地面 0.8~1.5m 高度的区域内分层布置，但每层不少于 5 个。采样点一般在工作面上 0.2m 高度的平面上均匀布置。

采样点的布置还可根据需要在生产及工艺关键操作区增加。采样点的布置见图 3-1。

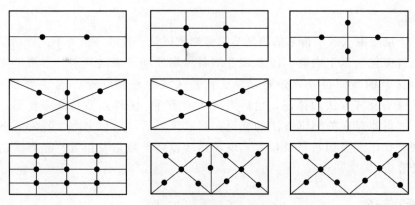

图 3-1　平面采样点布置

A 级单向流区域，洁净工作台或局部空气净化设施的采样点宜布置在正对气流方向的工作面上，气流形式可参考图 3-2。

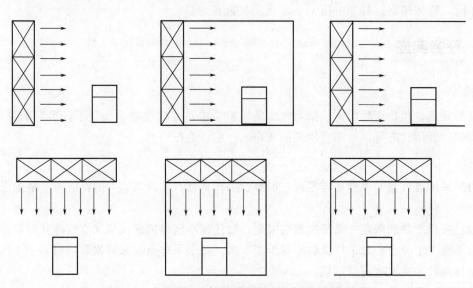

图 3-2　水平单向流气流形式和垂直单向流气流形式

③ 采样次数的限定。对任何小洁净室（区）或局部空气净化区域，采样点的数目不得少于 2 个，总采样次数不得少于 5 次。每个采样点的采样次数可以多于 1 次，且不同采样点的采样次数可以不同。

④ 采样量。不同洁净度级别，采样量不同，具体见表3-9。

表3-9　不同洁净度级别空气悬浮粒子测试每次最小采样量

洁净度级别	最小采样量/(L/次)	
	悬浮粒子的粒径≥0.5μm	悬浮粒子的粒径≥5μm
A	5.66	8.5
B	2.83	8.5
C	2.83	8.5
D	2.83	8.5

4. 测试报告

从每一个洁净室（区）得来的测试结果应当被记录，计算一致或不一致的报告也要提交。测试报告应包括以下内容：①测试者的名称和地址，测试日期。②测试依据。③被测洁净室（区）的平面位置（必要时标注相邻区域的平面位置）。④悬浮粒子的粒径。⑤有关测试仪器及其方法的描述，包括测试环境条件，采样点数目及布置图，测试次数采样流量，或可能存在的测试方法的变更，测试仪器的检定证书等。若为动态测试，则还应记录现场操作人员的数量及位置，现场运转设备的数量及位置。⑥测试结果，包括所有统计计算资料。

 ## 任务准备

光散射粒子计数器、微生物实验室洁净区域。将检测所需仪器设备及相关物品放入传递窗中，开启传递窗的紫外灯及高效过滤器。人员按照进入净化车间的程序，从人员通道进入净化车间，待传递窗运行30min后，取出相关设备物品。

 ## 任务实施

1. 开机

仪器开机，预热至稳定。根据当次所做实验需求，正确设置尘埃粒子计数器的采样量、采样周期、置信状态等，对需要检测的洁净区（室）进行检测。

2. 采样

（1）采样点数量　采样须满足规定的最少采样点数目（见表3-1推荐洁净室最少采样点数量）。

（2）采样次数的限定　采样次数的限定，对任何小洁净室区或局部空气净化区域，采样点数目不得少于2个。总采样次数不得少于5次。每个采样点的采样次数可以多于1次，且不同采样点的采样次数可以不同。

（3）采样量　采样量见表3-9。

采样管口置于采样点，在采样计数趋于稳定后，开始连续计数。

3. 结果计算

检测完成后，根据打印出的数据计算结果并填写检测记录及报告。悬浮粒子浓度的采样数据按下述步骤计算。

(1) 采样点的平均悬浮粒子浓度（A） 按下列公式计算：

$$A = \frac{C_1 + C_2 + \cdots + C_n}{N}$$

式中，A 为某一采样点的平均粒子浓度，粒/m³；C 为某一采样点的粒子浓度（$i=1$，2，$\cdots$，n），粒/m³；N 为某一采样点上的采样次数，次。

(2) 洁净室平均粒子浓度（M） 按下列公式计算：

$$M = \frac{A_1 + A_2 + \cdots + A_L}{L}$$

式中，M 为平均值的均值，即洁净室（区）的平均粒子浓度，粒/m³；A 为某一采样点的平均粒子浓度（$i=1$，2，$\cdots$，L），粒/m³；L 为某一洁净室（区）内的总采样点数，个。

(3) 标准差（SE） 按下列公式计算：

$$SE = \frac{\sqrt{(A_1 - M)^2 + (A_2 - M)^2 + \cdots + (A_i - M)^2}}{L(L-1)}$$

式中，SE 为平均值均值的标准差，粒/m³。

(4) 95％置信上限（UCL） 按下列公式计算：

$$UCL = M + t \times SE$$

式中，UCL 为平均值均值的 95％置信上限，粒/m³；t 为 95％置信上限的 t 分布系数，见表 3-10。

表 3-10　t 为 95％置信上限的 t 分布系数

采样点数	2	3	4	5	6	7	8	9	>9
t	6.31	2.92	2.35	2.13	2.02	1.94	1.90	1.86	—

注：当采样点数>9 个时，无需计算 UCL。

4. 结果评定

判断悬浮粒子的洁净度级别应同时满足以下两个条件：①每个采样点的平均悬浮粒子浓度必须不大于规定的级别界限，即 $A_i \leqslant$ 级别界限；②全部采样点的悬浮粒子浓度平均值的 95％置信上限必须不大于规定的级别界限，即 $UCL \leqslant$ 级别界限。

 注意事项

(1) 压差达到要求后，再开始采样。

(2) 对于单向流洁净室（区），粒子计数器的采样管口应正对气流方向；对于非单向流洁净室（区），粒子计数器的采样管口宜向上。

(3) 应当使用采样管较短的便携式粒子计数器。除另有规定外，采样管长度不得大于 1.5m。采样管口必须干净，不得渗漏。

(4) 布置采样点时，应尽量避开回风口。

(5) 采样时，测试人员应站在采样口的下风侧，并尽量少活动。

(6) 采样完毕后，宜对粒子计数器进行自净。

（7）应采取一切措施防止采样过程中的污染。

任务结果

填写《药品生物检定技术任务工单》中的"医药工业洁净室（区）悬浮粒子的测定 记录单"。

任务考核

填写《药品生物检定技术任务工单》中的"医药工业洁净室（区）悬浮粒子的测定 评价单"。

工作任务二　医药工业洁净室（区）浮游菌的测定

任务导入

浮游菌泛指飘浮在空气中的各类微生物，包括病毒、立克次体、细菌、真菌等，这些微生物一般肉眼看不到，但是在医药工业洁净室（区）内会造成潜在的污染风险。

任务知识

GB/T 16293—2010《医药工业洁净室（区）浮游菌的测试方法》规定了医药工业洁净室和洁净区中浮游菌测试条件、测试方法。本标准适用于医药工业洁净室和洁净区，无菌室或局部空气净化区域（包括洁净工作台）的浮游菌的测试和环境的验证。

1. 术语和定义

（1）**菌落**　菌落是指微生物培养后，由一个或几个微生物繁殖而形成的微生物集落。通常用个数表示。

（2）**浮游菌**　浮游菌是指用本标准提及的方法收集悬浮在空气中的活微生物粒子，通过专门的培养基，在适宜的生长条件下繁殖到可见的菌落数。

（3）**浮游菌浓度**　浮游菌浓度是指单位体积空气中含浮游菌菌落数的多少，以计数浓度表示，单位是个/m^3 或个/L。

（4）**纠偏限度**　纠偏限度是指对于受控的洁净室（区），由使用者自行设定微生物含量等级。当检测结果超过该等级时，应启动监测程序对该区域的微生物污染情况立即进行跟踪。

（5）**警戒限度**　警戒限度是指对于受控的洁净室（区），由使用者自行设定一个微生物含量等级，从而给定了一个与正常状态相比最早警戒的偏差值。当超过该最早警戒的偏差值时，应启动保证工艺或环境不受影响的程序及相关措施。

2. 测试方法

采用的方法是计数浓度法。即通过收集悬浮在空气中的生物性粒子于专门的培养基（选择能证实其能够支持微生物生长的培养基），经若干时间和适宜的生长条件让其繁殖到可见的菌落计数，以判定该洁净室的微生物浓度。

（1）人员的职责及培训　洁净室（区）的测试人员应进行本专业的培训并获得相应资格后才能履行对洁净室（区）测试的职责，其中包含涉及的卫生知识和基本微生物知识。洁净室（区）的测试人员应选择与生产操作的空气洁净度级别要求相适应的穿戴方式，外面的衣服不能带进 100000 级以上的区域。

（2）仪器、辅助设备和培养基　选择合适的浮游菌采样器，包括采用无油的抽气泵，较低的气流流速和较大的采样流量，以保证培养基表面的水分不被吹干。本测试需要具备仪器、辅助设备和培养基如下：浮游菌采样器、培养皿、培养基、恒温培养箱和高压蒸汽灭菌器。

浮游菌采样器一般采用撞击法机理，可分为狭缝式采样器、离心式采样器和针孔式采样器。①狭缝式采样器由内部风机将气流吸入，通过采样器的狭缝式平板，将采集的空气喷射并撞击到缓慢旋转的平板培养基表面上，附着的活微生物粒子经培养后形成菌落。②离心式采样器由于内部风机的高速旋转，气流从采样器前部吸入，从后部流出，在离心力的作用下，空气中的活微生物粒子有足够的时间撞击到专用的固形培养条上，附着的活微生物粒子经培养后形成菌落。③针孔式采样器是气流通过一个金属盖吸入，盖子上是密集的经过机械加工的特制小孔，通过风机将收集到的细小的空气流直接撞击到平板培养基表面上，附着的活微生物粒子经培养后形成菌落。

一般采用 $\phi 90mm \times 15mm$ 规格的培养皿培养。可根据所选用采样器选择合适的培养皿。

使用 TSA 或 SDA 或其他用户认可并经验证了的培养基。

必须定期对恒温培养箱进行校验。

（3）测试要点　必须按照测试仪器的检定周期，定期对仪器进行检定。使用校验合格且在使用有效期内的仪器。测试仪器在未进入被测区域时，若必要，则先清洁表面，或在相应的洁净室内准备和存放（用保护罩或其他适当的外罩保护仪器）。在 A 级洁净室内用纸时，上面应盖上一张透明不沾尘的覆盖物，在 A 级洁净室内不能用铅笔和橡皮。

使用测试仪器时应严格按照仪器说明书操作。仪器开机，预热至稳定后，方可按仪器说明书的规定对仪器进行校正，同时检查采样流量，并根据采样量设定采样时间。

采样口必须用便于消毒及化学性能稳定的材料制造。采样管严禁渗漏，内壁应光滑。采样管的长度应根据测点的高度定，尽量减少弯曲。

3. 测试规则

（1）测试条件　在测试之前，要对洁净室（区）相关参数进行预先测试，这类测试将会提供测浮游菌的环境条件。如洁净室（区）的温度、湿度应与药品生产及工艺要求相适应。如无特殊要求，温度控制在 $18 \sim 26 ℃$，相对湿度控制在 $45\% \sim 65\%$ 之间为宜。

同时满足测试仪器的使用范围，送风或风速的测试，压差的测试，高效过滤器的泄漏测试。

（2）测试状态　静态和动态均可。静态测试时，室内测试人员不得多于 2 人。

浮游菌测试前，被测洁净室（区）由使用者决定是否需要预先消毒。测试报告中应标明所采用的状态和室内测试人员数。

(3) 测试时间 在空态或静态 a 测试时，对单向流洁净室（区）而言，测试宜在净化空气调节系统正常运行不少于 10min 后开始。对非单向流洁净室（区），测试宜在净化空气调节系统正常运行不少于 30min 后开始。

在静态 b 测试时，对单向流洁净室（区），测试宜在生产操作人员撤离现场并经过 10min 自净后开始；对非单向流洁净室（区），测试宜在生产操作人员撤离现场并经过 20min 自净后开始。

在动态测试时，则须记录生产开始的时间以及测试时间。

4. 测试报告

医药工业洁净室（区）浮游菌的测试报告应包含以下内容。①测试者的名称和地址，测试日期。②测试依据。③被测洁净室（区）的平面位置（必要时标注相邻区域的平面位置）。④有关测试仪器及其测试方法的描述：包括测试环境条件，采样点数目以及布置图，测试次数，采样流量，或可能存在的测试方法的变更，测试仪器的检定证书等；若为动态测试，则还应记录现场操作人员数量及位置，现场运转设备数量和位置。⑤测试结果：包括所有统计计算资料。

5. 日常监控

对于浮游菌的监控，宜设定纠偏限度和警戒限度沿单一方向呈平行流线并且与气流方向垂直的断面上风速均匀的气流，以保证洁净室（区）的微生物浓度受到控制。应定期检测，以检查微生物负荷以及消毒剂的效力，并作倾向分析。静态和动态的监控都可以采用该方法。

对于浮游菌的取样频次，如果出现下列情况应考虑修改，在评估以下情况后，也应确定其他项目的检测频次。①连续超过纠偏限度和警戒限度。②停工时间比预计延长。③关键区域内发现有污染存在。④在生产期间，空气净化系统进行任何重大的维修。⑤日常操作记录反映出倾向性的数据。⑥消毒规程的改变。⑦引起生物污染的事故等。⑧当生产设备有重大维修或增加设备时。⑨当洁净室（区）结构或区域分布有重大变动时。

 任务准备

1. 用品与仪器的准备

离心式采样器采用专用的固形培养条。必须定期对恒温培养箱进行校验。高压蒸汽灭菌器用于培养基的灭菌。一般采用 90mm×15mm 规格，可根据所选用采样器选择合适的培养皿。

2. 培养基的准备

TSA 或 SDA 或其他用户认可并经验证的培养基。TSA 和 SDA 的配制和制备方法参见沉降菌的测试方法。

 任务实施

1. 仪器和培养皿表面消毒

测试前仪器、培养皿表面必须严格消毒。

采样器进入被测房间前先用消毒房间的消毒剂灭菌，用于 A 级洁净室的采样器宜预先放在被测房间内。

用消毒剂擦净培养皿的外表面。

采样前先消毒采样器的顶盖、转盘以及罩子的内外面，采样结束再用消毒剂轻轻喷射罩子的内壁和转盘。

采样口及采样管使用前必须高温灭菌，如用消毒剂对采样管的外壁及内壁进行消毒时，应将管中的残留液倒掉并晾干。

采样者应穿戴与被测洁净区域相应的工作服，在转盘上放入或调换培养皿前，双手应消毒或穿戴无菌手套。

采样器消毒后先不放入培养皿，开启浮游菌采样器，使仪器中的残余消毒剂蒸发，时间不少于 5min，检查流量并根据采样量设定采样时间。

关闭浮游菌采样器，放入培养皿，盖上盖子。

置采样口于采样点后，开启浮游菌采样器进行采样。

2. 采样

最少采样点数目：浮游菌测试的最少采样点数目可参考悬浮粒子测试方法。

采样点的位置：浮游菌测试的采样点位置可参考悬浮粒子测试方法。工作区测点位置离地 0.8～1.5m 左右（略高于工作面）；送风口测点位置离开送风面 30cm 左右；可在关键设备或关键工作活动范围处增加测点。

最小采样量：每次最小采样量见表 3-11。

表 3-11　浮游菌测试的最小采样量

洁净度级别	采样量/(L/次)
A	1000
B	500
C	100
D	100

采样次数：每个采样点一般采样 1 次。

3. 培养

全部采样结束后，将培养基置于恒温培养箱中培养。采用 TSA 配制的培养基经采样后，在 30～35℃培养箱中培养，时间不少于 2 天。采用 SDA 配制的培养基经采样后，在 20～25℃培养箱中培养，时间不少于 5 天。每批培养基应有对照试验，检验培养基本身是否污染。可每批选定 3 只培养皿作对照培养。

4. 菌落读数

用肉眼对培养皿上所有的菌落直接计数、标记或在菌落计数器上点计，然后用 5～10 倍放大镜检查，有无遗漏。若平板上有 2 个或 2 个以上的菌落重叠。可分辨时仍以 2 个或 2 个以上菌落计数。

5. 结果计算

用计数方法得出各个培养皿的菌落数，然后按下列公式计算浮游菌平均浓度。

$$浮游菌平均浓度（个 / m^3）= \frac{菌落数}{采样量}$$

示例 1：某测点采样量为 400L，菌落数为 1，则浮游菌平均浓度＝1/0.4＝2.5（个/m³）。

示例 2：某测点采样量为 2m³，菌落数为 3，则浮游菌平均浓度＝3/2＝1.5（个/m³）。

6. 结果评定

用浮游菌平均浓度判断洁净室（区）空气中的微生物。每个测试点的浮游菌平均浓度必须低于所选定的评定标准。在静态测试时，若某测点的浮游菌平均浓度超过评定标准，则应重新采样两次，两次测试结果均合格才能判为符合要求。

 注意事项

（1）使用前应仔细检查每个培养皿的质量，培养基及培养皿有变质、破损或污染的不能使用。

（2）对培养基、培养条件及其他参数作详细的记录。由于细菌种类繁多，差别甚大，计数时一般用透射光于培养皿背面或正面仔细观察，不要漏计培养皿边缘生长的菌落，并须注意细菌菌落或培养基沉淀物的区别，必要时用显微镜鉴别。

 任务结果

填写《药品生物检定技术任务工单》中的"医药工业洁净室（区）浮游菌的测定 记录单"。

 任务考核

填写《药品生物检定技术任务工单》中的"医药工业洁净室（区）浮游菌的测定 评价单"。

工作任务三　医药工业洁净室（区）沉降菌的测定

 任务导入

沉降菌和浮游菌都是微生物，主要是检测方法不同。

 任务知识

GB/T 16294—2010《医药工业洁净室（区）沉降菌的测试方法》规定了医药工业洁净室和洁净区中沉降菌测试条件、测试方法。本标准适用于医药工业洁净室和洁净区，无菌室或局部空气净化区域（包括洁净工作台）的沉降菌的测试和环境的验证。

1. 术语及定义

（1）沉降菌　沉降菌是指用本标准提及的方法收集空气中的活微生物粒子，通过专门的培养基，在适宜的生长条件下繁殖到可见的菌落数。

（2）沉降菌菌落数　沉降菌菌落数是指规定时间内每个平板培养皿收集到空气中沉降菌的数目，以个/皿表示。

2. 测试方法

本测试方法采用沉降法，即通过自然沉降原理收集在空气中的生物粒子于培养基平皿，经若干时间，在适宜的条件下让其繁殖到可见的菌落进行计数，以平板培养皿中的菌落数来判定洁净环境内的活微生物数，并以此来评定洁净室（区）的洁净度。

（1）人员的职责及培训　洁净室（区）的测试人员应进行本专业的培训并获得相应资格后才能履行对洁净室（区）测试的职责，其中包含涉及的卫生知识和基本微生物知识。

（2）仪器和设备　仪器用具包括培养皿、培养基、恒温培养箱和高压蒸汽灭菌器。培养皿一般采用 $\phi 90\text{mm} \times 15\text{mm}$ 规格的培养。可根据所选用采样器选择合适的培养皿。使用 TSA 或 SDA 或其他用户认可并经验证了的培养基。必须定期对恒温培养箱进行校验。

3. 测试规则

（1）测试条件　在测试之前，要对洁净室（区）相关参数进行预先测试，这类测试将会提供测试沉降菌的环境条件，例如：这种预先测试可包括以下内容。

① 温度和相对湿度的测试。洁净室（区）的温度和相对湿度应与其生产及工艺要求相适应（无特殊要求时，温度在 $18\sim26{}^\circ\!C$，相对湿度在 $45\%\sim65\%$ 为宜），同时应满足测试仪器的使用范围。

② 室内送风量或风速的测试，或压差的测试。

③ 高效过滤器的泄漏测试。

（2）测试状态　动态和静态两种状态均可进行测试。

沉降菌检测前，被检测洁净室（区）的温湿度须达到规定的要求，静压差、换气次数、空气流速控制在规定值内。

沉降菌检测前，被检测洁净室（区）由使用者决定是否需要预先消毒。

测试状态有静态和动态两种，测试状态的选择必须符合生产的要求，并在报告中注明测试状态。

测试人员必须穿戴符合环境洁净度级别的工作服。静态测试时，室内测试人员不得多于2人。

（3）测试时间　在空态或静态 a 测试时，对单向流洁净室（区）而言，测试宜在净化空气调节系统正常运行时间不少于 10min 后开始。对非单向流洁净室（区），测试宜在净化空气调节系统正常运行时间不少于 30min 后开始。

在静态 b 测试时，对单向流洁净室（区），测试宜在生产操作人员撤离现场并经过10min 自净后开始；对非单向流洁净室（区），测试宜在生产操作人员撤离现场并经过20min 自净后开始。

在动态测试时，则须记录生产开始的时间以及测试时间。

（4）采样点数目及其布置　沉降菌测试的最少采样点数目可参照表 3-1 推荐洁净室最少取样点数量。

沉降菌测试工作区采样点位置离地 0.8～1.5m（略高于工作面），可在关键设备或关键工作活动范围处增加测点。每个采样点一般采样 1 次。

(5) 最少培养皿数　在满足最少采样点数的同时，还宜满足最少培养皿数。沉降菌监测最少培养皿数（φ90mm）根据洁净度级别确定，A 级最少培养皿数不少于 14 个。B、C、D 级最少培养皿数不少于 2 个。

(6) 记录　测试报告应包含以下内容：测试者的名称和地址，测试日期；测试依据；被测洁净室区的平面位置（必要时标相邻区域的平面位置）；有关测试仪器及其测试方法的描述，包括测试环境条件，采样点数目以及布置图，测试次数，或可能存在的测试方法的变更，测试仪器的检定证书等；若为动态测试，则还应记录现场操作人员数量及位置，现场设备运转数量及位置等；测试结果，包括所有统计计算资料。

(7) 日常监控　对于沉降菌的监控，宜设定纠偏限度和警戒限度，以保证洁净室（区）的微生物浓度受到控制。应定期检测，以检查微生物负荷以及消毒剂的效力，并作倾向分析。静态和动态的监控都可以采用该方法。

对于沉降菌的取样频次，如果出现下列情况应考虑修改，在评估以下情况后，也应确定其他项目的检测频次：连续超过纠偏限度和警戒限度；日常操作记录反映出倾向性的数据；停工时间比预计的要长；消毒规程的改变；关键区域内发现有污染存在；引起生物污染的事故等；在生产期间，空气净化系统进行任何重大维修；当生产设备有重大维修或增加设备时；当洁净室（区）结构或区域分布有重大变动时。

 ## 任务准备

1. 用品与仪器的准备

培养皿（规格 φ90mm×15mm）、恒温培养箱、高压蒸汽灭菌器、微生物检验洁净区（室）。

2. 培养基的准备

(1) 胰酪大豆胨琼脂培养基和沙氏葡萄糖琼脂培养基的制备　培养基可以按处方制备，也可使用按该处方生产的符合要求的脱水培养基。配制后按培养基规定的经验证合格的灭菌程序灭菌。

(2) 培养基平皿培养及保存　制备好的培养基平皿宜在 2～8℃保存，一般以一周为宜或按厂商提供的标准执行。采用适宜方法在平皿上做好培养基的名称、制备日期的标记。

 ## 任务实施

1. 采样

将已制备好的培养皿，按洁净室沉降菌采样点布置图的要求放置，从里到外逐个打开培养皿盖，使培养基面暴露 30min（静态）或不大于 4h（动态），再将培养皿盖盖上后倒置。

2. 培养

全部采样结束后，将培养皿倒置于恒温培养箱中培养。若采用胰酪大豆胨琼脂培养基配制的培养皿，在 30～35℃ 培养箱中培养，时间不少于 2 天。若采用沙氏葡萄糖琼脂培养基配制的培养基，在 20～25℃ 培养箱中培养，时间不少于 5 天。

3. 菌落计数

用肉眼对培养上所有的菌落直接计数、标记或在菌落计数器上点计，然后用 5～10 倍放大镜检查有无遗漏。若平板上有 2 个或 2 个以上的菌落重叠，可分辨时仍以 2 个或 2 个以上菌落计数。

4. 结果计算

用计数方法得出各个培养皿的菌落数，然后按下式计算平均菌落数。

$$\overline{M} = \frac{M_1 + M_2 + \cdots + M_n}{n}$$

式中，$\overline{M}$ 为平均菌落数；M_1 为 1 号培养皿菌落数；M_2 为 2 号培养皿菌落数；M_n 为 n 号培养皿菌落数；n 为培养皿总数。

5. 结果评定

用培养基的平均菌落数判断洁净区（室）空气中的微生物。每个测点的平均菌落数必须低于所选定的评定标准。

在静态测试时，若某测点的沉降菌平均菌落数超过评定标准，则应重新采样 2 次，2 次测试结果均合格才能判定为合格。

☆ 注意事项

（1）采取一切措施防止人为对样本的污染。测试用具要作灭菌处理，以确保测试的可靠性、准确性。检查过程应遵循无菌操作的原则，避免操作人员和外界环境对检查结果的影响。

（2）采样前仔细检查每个培养皿的质量，如发现变质破损或污染的应剔除。

（3）采样点的布置要科学合理，目前在 GMP 洁净室，一般标记有采样点，采样时只需要将培养皿安放在相应的采样点即可。布置采样点时，应尽量避开尘粒较集中的回风口。采样时，测试人员应站在采样口的下风侧，并尽量少走动。

（4）平板在用于检测时，为避免平板运输或搬动过程造成的影响，宜同时进行对照试验。每次或每个区域取 1 个对照皿，与采样皿同法操作但不需暴露采样，然后与采样后的培养皿（TSA 或 SDA）一起放入培养箱内培养，结果应无菌落生长。

（5）由于细菌种类繁多，差别甚大，计数时一般用透射光于培养皿背面或正面仔细观察，不要漏计培养皿边缘生长的菌落，并须注意细菌菌落与培养基沉淀物的区别，必要时用显微镜鉴别。

（6）对培养基、培养条件及其他参数进行详细的记录。

◎ 任务结果

填写《药品生物检定技术任务工单》中的"医药工业洁净室（区）沉降菌的测定 记录单"。

任务考核

　　填写《药品生物检定技术任务工单》中的"医药工业洁净室（区）沉降菌的测定 评价单"。

 知识测验

在线答题

参考文献

［1］ 国家药典委员会．中华人民共和国药典．北京：中国医药科技出版社，2025.

［2］ 人力资源社会保障部．人力资源社会保障部关于《劝募员国家职业技能标准（征求意见稿）》等 18 个职业技能标准公开征求意见的通知．（2022-01-25）［2024-06-25］.

［3］ 教育部．高等职业学校药品质量与安全专业教学标准．（2019-7-30）［2024-06-25］.

［4］ 马绪荣，苏德模．药品微生物学检验手册．北京：科学出版社出版，2000.

［5］ 杨元娟，林锐，张慧婧．药品生物检定技术．北京：高等教育出版社，2021.

［6］ 孙祎敏，张其霞．药品微生物检验技术．2 版．北京：中国医药科技出版社，2022.

［7］ 杭太俊．药物分析．北京：化学工业出版社，2019.

［8］ 张媛，谭德讲．中国药典生物检定统计实例不同计算方式结果比较和几点修改建议．药物分析杂志，2013，33（11）：1858-1860.

［9］ 沈连忠，李波．中国药典生物检定统计软件 BS2000 For Windows 9X．中国卫生统计，2000，17（6）：330.

双黄连口服液的微生物计数　记录单

姓名：＿＿＿＿＿＿＿＿　　班级：＿＿＿＿＿＿＿＿　　组号：＿＿＿＿＿＿＿＿

检品名称				检品编号	
检验项目				检品规格	
检验依据					
检验日期				检测室	

平皿号	稀释度				阴性对照
	原液	1：10	1：100	1：1000	
1					
2					
平均					
结果					
标准规定	需氧菌总数每毫升不得过＿＿＿＿＿＿＿＿cfu				
结论	□符合规定　　□不符合规定				

霉菌和酵母菌总数检查（平皿法）

平皿号	稀释度				阴性对照
	原液	1：10	1：100	1：1000	
1					
2					
平均					
结果					
标准规定	霉菌和酵母菌总数每毫升不得过＿＿＿＿＿＿＿＿cfu				
结论	□符合规定　　□不符合规定				

注：表格中，不作判定处用"—"表示

检验人/日期：　　　　　　　　　　　　　复核人/日期：

双黄连口服液的微生物计数 评价单

项目	考核标准	分值/分	得分/分
准备	1. 用洗手液洗手、流水冲净 2. 双手手指、指缝、手腕部消毒 3. 点燃酒精灯,拆开包装后用酒精棉球再次擦拭双手,开始实验操作	10	
制备供试液	1. 正确进行十倍递增稀释法的操作 2. 正确使用微量移液器 3. 稀释倍数准确 4. 标记	30	
需氧菌、霉菌和酵母菌总数的测定	1. 按《中国药典》要求正确将供试品、培养基倒入培养皿中 2. 进行标记 3. 放入适宜温度的培养箱内培养	30	
计数和菌数报告	1. 仔细观察,计数 2. 将菌落数记录在记录单上 3. 根据菌数报告规则报告	20	
清场	1. 操作结束后,将实验台清理干净 2. 物品摆放整齐 3. 移液器调到最大量程	10	
合计		100	

考评员签字: 日期:

口腔溃疡散的控制菌检查　记录单

姓名：_____　　　班级：_____　　　组号：_____

检品名称		检品编号	
检验项目		检品规格	
检验依据			
检验日期		检测室	

耐胆盐革兰阴性菌检查的试验方法和结果

试验组	
阳性对照	
阴性对照	

培养基	供试品			阳性对照	阴性对照
	0.1g	0.01g	0.001g		
肠道菌增菌液体培养基	—	—	—	—	—
紫红胆盐葡萄糖琼脂培养基					

阳性对照菌	大肠埃希菌	来源：	代次：	稀释级：	加菌量：
	铜绿假单胞菌	来源：	代次：	稀释级：	加菌量：

结果	
标准规定	

大肠埃希菌检查的试验方法和结果

试验组	
阳性对照	
阴性对照	

培养基	供试品	阳性对照	阴性对照
胰酪大豆胨液体培养基			
麦康凯液体培养基			
麦康凯琼脂培养基			

阳性对照菌	大肠埃希菌	来源：	代次：	稀释级：	加菌量：	使用日期：

结果	
标准规定	

沙门菌检查的试验方法和结果	
试验组	
阳性对照	
阴性对照	

培养基	供试品	阳性对照	阴性对照
胰酪大豆胨液体培养基	—	—	—
RV沙门菌增菌液体培养基			
木糖赖氨酸脱氧胆酸盐琼脂培养基			

阳性对照菌	沙门菌	来源：	稀释级：	代次：	使用日期：	加菌量：

结果	
标准规定	

检品名称		检品编号	
检验项目		检品规格	
检验依据			
检验日期		检测室	

金黄色葡萄球菌检查的试验方法和结果

试验组	
阳性对照	
阴性对照	

培养基	供试品	阳性对照	阴性对照
胰酪大豆胨液体培养基	—	—	—
甘露醇氯化钠琼脂培养基			

阳性对照菌	金黄色葡萄球菌	来源：	稀释级：	代次：	使用日期：	加菌量：

结果	
标准规定	

铜绿假单胞菌检查的试验方法和结果			
试验组			
阳性对照			
阴性对照			
培养基	供试品	阳性对照	阴性对照
胰酪大豆胨液体培养基	—	—	—
溴代十六烷基三甲铵琼脂培养基			

阳性对照菌	铜绿假单胞菌	来源：	稀释级：	代次：	使用日期：	加菌量：

结果	
标准规定	

检验人/日期：	复核人/日期：

口腔溃疡散的控制菌检查 评价单

姓名： _____ 班级： _____ 组号： _____

项目	考核标准	分值/分	得分/分
准备	1. 用洗手液洗手、流水冲净 2. 双手手指、指缝、手腕部消毒 3. 点燃酒精灯,拆开包装后用酒精棉球再次擦拭双手,开始实验操作	10	
供试液的制备	1. 取供试品 10g 或 10ml 2. 用胰酪大豆胨液体培养基 90ml 作为稀释剂 3. 混匀,制成 1：10 供试液	20	
增菌培养	1. 根据目标菌不同,在适宜温度培养 2. 培养适宜的时间,使供试品中的细菌充分恢复但不增殖	20	
选择与分离培养	1. 取增菌培养液接种于鉴别培养中 2. 置于适宜的温度培养适宜的时间	20	
阳性对照和阴性对照组	1. 在加有供试液的增菌培养液中加入适量的阳性对照菌,作为阳性对照 2. 用稀释液代替供试液,作为阴性对照	10	
结果判断	1. 阳性对照试验应检出目标菌 2. 阴性对照试验应无菌生长 3. 鉴别培养基有典型菌落或培养现象	10	
清场	1. 操作结束后,将实验台清理干净 2. 物品摆放整齐	10	
合计		100	

考评员签字：   日期：

注射用青霉素钠的无菌检查 记录单

姓名：_____   班级：_____   组号：_____

检品名称			检品编号	
检验项目			检品规格	
检验依据				
检验日期		检测室		

酶	名称	批号	规格	生产厂家

阳性对照菌	来源	代次	稀释级	使用日期

检查结果	培养基	管号	观察结果/天														培养温度/℃
			1	2	3	4	5	6	7	8	9	10	11	12	13	14	
	硫乙醇酸盐流体培养基	试验组															
		阴性对照															
	胰酪大豆胨液体培养基	试验组															
		阴性对照															
	阳性对照																加菌量：　　　cfu

标准规定	
结论	
记录说明	表格中,用"＋"表示浑浊或疑似有菌生长;用"－"表示澄清或无菌生长

注射用青霉素钠的无菌检查 评价单

项目	考核标准	分值/分	得分/分
准备	1. 用洗手液洗手、流水冲净 2. 双手手指、指缝、手腕部消毒 3. 点燃酒精灯,拆开包装后用酒精棉球再次擦拭双手,开始实验操作 4. 正确组装使用集菌培养器	15	
供试品的制备	1. 按无菌操作开启供试品容器 2. 用适当的溶液溶解 3. 混合至装有稀释液的无菌容器中,混匀	10	
供试品的接种	1. 用少量的冲洗液润湿滤膜 2. 立即过滤供试液,每个滤筒100ml 3. 冲洗滤膜,每次冲洗量为100ml,冲洗3次 4. 1份滤器中加入硫乙醇酸盐流体培养基100ml 5. 1份滤器中加入TSB 100ml	35	
阳性对照和阴性对照	1. 另1份滤器加TSB 100ml 2. 然后取适量阳性菌液,加入滤器,作为阳性对照 3. 另取2个滤筒,用冲洗液过滤冲洗后,分别加入2种培养基,作为阴性对照	20	
培养及观察	1. 硫乙醇酸盐流体培养基的滤筒置30~35℃培养 2. TSB滤筒置20~25℃培养 3. 供试品管和阴性对照培养不少于14日,阳性对照不超过5日 4. 定期观察记录是否有菌生长	10	
清场	1. 操作结束后,将实验台清理干净 2. 物品摆放整齐	10	
合计		100	

考评员签字: 　　　　　　　　　　日期:

葡萄糖注射液的细菌内毒素检查 记录单

姓名：_____ 班级：_____ 组号：_____

检品名称			检品编号	
检验项目			检品规格	
检验依据				
检验日期		检测室		

试剂	名称	规格	批号	生产厂家
	细菌内毒素工作标准品（E）			
	鲎试剂（灵敏度：____EU/ml）			
	细菌内毒素检查用水			

凝胶法检查 细菌内毒素	
标准规定	
结果	
结论	

检验人/日期： 　　　　　　　　　　　　 复核人/日期：

葡萄糖注射液的细菌内毒素检查 评价单

项目	考核标准	分值/分	得分/分
准备	1. 用具齐全 2. 试剂与供试品齐全 3. 摆放整齐便于取用	10	
配制阳性对照溶液	1. 正确取用标准品,轻弹标准品瓶壁,消毒,溶解,旋涡混合 2. 正确量取,准确稀释:加 BET 适量,旋涡混合器上混合 3. 及时标记	20	
配制供试品溶液和供试品阳性对照液	1. 正确计算供试品的最大稀释位数,并稀释供试品 2. 正确使用微量移液器 3. 配制供试品阳性对照 4. 标记	30	
凝胶法检查细菌内毒素	1. 正确取用鲎试剂 2. 加入 A、B、C、D 溶液,每个做 2 个平行,及时标记 3. 封口膜封口,放入适宜温度的水浴保温一定时间	25	
结果判断	准确记录试验结果	5	
清场	1. 操作结束后,将实验台清理干净 2. 物品摆放整齐 3. 移液器调到最大量程	10	
合计		100	

考评员签字: 日期:

红霉素肠溶片的含量测定　记录单

姓名：＿＿＿＿＿＿＿　　　班级：＿＿＿＿＿＿＿　　　组号：＿＿＿＿＿＿＿

检品名称				检品编号	
检验项目				检品规格	
检验依据					
检验日期					
标准品	名称：			批号：	
	来源：			含量：	
实验条件	培养基名称：			pH：	
	试验菌：			加菌量：	
	缓冲液：			pH：	

双碟号　剂量		d_{S1}	d_{S2}	d_{T1}	d_{T2}	$\sum y_m$
抑菌圈直径 /mm	1					
	2					
	3					
	4					
	5					
	6					
	7					
	8					
	9					
	10					
$\sum y_{(k)}$		S2	S1	T2	T1	$\sum y$

检验人/日期：　　　　　　　　　　　复核人/日期：

红霉素肠溶片的含量测定 评价单

项目	考核标准	分值/分	得分/分
用品的准备	1. 准备实验用具,清洗玻璃器皿 2. 准备培养基、缓冲液和菌悬液	10	
标准品和供试品溶液的准备	1. 精密称取适量标准品和供试品 2. 溶解 3. 用缓冲液分 2～3 步稀释	15	
双碟的制备	1. 吸取融化培养基 20ml,注入培养皿,凝固 2. 取浓芽孢液,与 65℃保温培养基,按 1：20 比例混匀 3. 迅速均匀摊布在底层培养基上,放置 20～30min	15	
滴加抗生素	1. 用适宜方法放置钢管 2. 钢管位置均匀,各个钢管的高度基本一致 3. 双碟静置 5～10min 4. 取 4～10 个双碟,润洗移液器,滴加抗生素于小钢管 5. 滴加顺序为 SH→TH→SL→TL 6. 滴加溶液至钢管口平满,滴溶液间隔不可过长	30	
培养	1. 用陶瓦盖覆盖双碟,平稳置于双碟托盘内,双碟叠放不可超过 3 个 2. 水平位置平稳移入培养箱 3. 35～37℃培养 14～16h	10	
测量记录抑菌圈	1. 打开陶瓦盖,将钢管放入消毒液中 2. 检查抑菌圈是否圆整 3. 用适当工具测量出每一抑菌圈的直径,记录于表中	10	
清场	1. 操作结束后,将实验台清理干净 2. 物品摆放整齐 3. 仪器设备整理归位	10	
合计		100	

考评员签字：　　　　　　　　　　　　日期：

抗生素的效价计算　记录单

姓名：_____　　　班级：_____　　　组号：_____

量反应平行线测定随机区组(2.2)法						
标示量 A_T			组比值 r			
分组数 k			各组数 m			
测定结果表						
项目	d_{S1}	d_{S2}	d_{T1}	d_{T2}	$\sum y_m$	
剂量						
y						
$\sum y_{(k)}$						
	S1	S2	T1	T2	$\sum y$	
可靠性测验结果表						
变异来源	方差和	f	方差	F	P	结论
试品间						
回归						
偏离平行						
剂间						
区组间						
误差						
总						
$t_{(0.05)}$	V	W	D	g	R	P_T	S_M
R 的 FL						
P_T 的 FL						
P_T 的 $FL\%$						

检验人/日期：　　　　　　　　　　　　　　　　　复核人/日期：

抗生素的效价计算 评价单

项目	考核标准	分值/分	得分/分
按《中国药典》给定的公式计算	1. 新建 Excel 表格,输入检验号、批号、样品名称、日期、效价单位等信息 2. 输入 T 估计效价、T 大剂量、S 大剂量、剂间比 3. 输入测定结果 4. 输入对数转换、加和、平均值、对数等反应剂量比、实测效价、置信限和置信限区间的计算公式,至少会两方法引用单元格 5. 用时不超过 30min	20	
利用 Excel 计算	1. 新建 Excel 表格,输入检验号、批号、样品名称、日期、效价单位等信息 2. 输入 T 估计效价、T 大剂量、S 大剂量、剂间比 3. 输入测定结果 4. 输入可靠性测验结果相关的计算公式,至少会两方法引用单元格 5. 输入实测效价与置信区间相关的计算公式 6. 用时不超过 20min	30	
利用 BS2000 统计软件计算	1. 打开生物检定统计软件 BS2000,选择量反应(2.2)法 2. 输入检验号、批号、样品名称、日期、效价单位、T 估计效价、T 大剂量、S 大剂量、剂间比等信息 3. 将实验数据输入表格中 4. 选择数据转换方式,选择实验分组方式 5. 用时不超过 20min	30	
文件保存与提交	1. 正确命名、保存,提交 Excel 文件 2. 将 BS2000 统计运算结果调入 Word 保存、命名,并提交,关闭电脑	20	
合计		100	

考评员签字:

日期:

医药工业洁净室（区）悬浮粒子的测定　记录单

姓名：_____　　班级：_____　　组号：_____

测试地点		检测日期		报告日期	
测试依据		洁净级别		测试状态	
静压差/Pa		温度/℃		相对湿度/%	
计数器型号		计数器校正			

检验结果

监测区名称	编号	洁净度级别	悬浮粒子	
			$\geqslant 0.5\mu m/($粒$/m^3)$	$\geqslant 5\mu m/($粒$/m^3)$

结果计算

1. 采样点的平均悬浮粒子浓度

2. 洁净室平均粒子浓度

3. 标准差

4. 95%置信上限(UCL)

结果评定

检验人/日期：	复核人/日期：

医药工业洁净室（区）悬浮粒子的测定 评价单

项目	考核标准	分值/分	得分/分
开机	1. 仪器开机预热 2. 正确设置尘埃粒子计数器的采样量采样周期、置信状态等	20	
采样	1. 满足规定的最少采样点数目,采样点不少于 2 个 2. 符合采样次数的限定;总采样次数不少于 5 次 3. 采样管口置于采样点,在采样计数趋于稳定后,开始连续计数	30	
结果计算	1. 根据打印出的数据计算结果并填写检测记录及报告 2. 计算采样点的平均悬浮粒子浓度 A 3. 计算洁净室平均粒子浓度 M 4. 计算标准差 SE 5. 计算 95% 置信上限 UCL（当采样点数>9 时,无需计算 UCL）	30	
结果评定	1. 每个采样点的平均悬浮粒子浓度必须不大于规定的级别界限,即 A_i≤级别界限 2. 全部采样点的悬浮粒子浓度平均值的 95% 置信上限必须不大于规定的级别界限,即 UCL≤级别界限	20	
合计		100	

考评员签字：   日期：

医药工业洁净室（区）浮游菌的测定　记录单

姓名：＿＿＿＿＿＿＿＿　　班级：＿＿＿＿＿＿＿＿　　组号：＿＿＿＿＿＿＿＿

测试地点		检测日期		报告日期	
测试依据		洁净级别		测试状态	
静压差/Pa		环境温度/℃		相对湿度/%	
培养基名称		培养温度/℃		培养时间	

检验结果

项目	送风口			工作区			
采样点编号							
采样速度							
采样量							
开始时间							
菌落数							
平均浓度							

结果计算

计算浮游菌平均浓度：平均浓度(个/m³)＝菌落数/采样量

结果评定

检验人/日期：	复核人/日期：

医药工业洁净室（区）浮游菌的测定　评价单

项目	考核标准	分值/分	得分/分
仪器和培养皿表面消毒	1. 仪器、培养皿表面严格消毒 2. 采样者穿戴工作服，双手消毒或戴无菌手套 3. 消毒并开启浮游菌采样器，检查流量并调整设定采样时间 4. 关闭浮游菌采样器，放入培养皿，盖上盖子	20	
采样	1. 按最少采样点数目采样 2. 按采样点的布置采样 3. 工作区测点位置离地 0.8～1.5m 左右，送风口测点位置离开送风面 30cm 左右	20	
培养	1. 采样结束后，将培养皿置于温培养箱中培养 2. TSA 在 30～35℃ 培养，时间不少于 2 天。SDA 在 20～25℃ 培养，时间不少于 5 天 3. 每批选定 3 个培养皿作对照	20	
菌落读数	1. 用肉眼对培养皿上所有的菌落直接计数 2. 用 5～10 倍放大镜检查遗漏 3. 2 个或 2 个以上的菌落重叠的正确计数	20	
结果计算	计算浮游菌平均浓度	10	
结果评定	用浮游菌平均浓度判断洁净室（区）空气中的微生物	10	
合计		100	

考评员签字：　　　　　　　　　　日期：

医药工业洁净室（区）沉降菌的测定　记录单

姓名：_____　　　　班级：_____　　　　组号：_____

测试地点		检测日期		报告日期	
测试依据		洁净级别		测试状态	
静压差/Pa		环境温度/℃		相对湿度/%	
培养基名称		培养基批号		预培养日期	
预培养情况	预培养后，该批培养□没有　　　□有菌落生成				

检验结果

区域名称	菌落数/(个/皿)				单点平均菌落数($\overline{M}$)	多点平均菌落数(N)
	平皿 1	平皿 2	平皿 3	平皿 4		

结果计算

计算每个测点的沉降菌平均菌落数。

$$\overline{M} = \frac{M_1 + M_2 + \cdots + M_n}{n}$$

结果评定

检验人/日期：　　　　　　　　　　　复核人/日期：

医药工业洁净室（区）沉降菌的测定 评价单

项目	考核标准	分值/分	得分/分
采样	1. 按洁净室沉降菌采样点布置图的要求放置培养皿 2. 从里到外逐个打开培养皿盖 3. 使培养基面暴露 30min(静态)或不大于 4h(动态)	20	
培养	1. 将培养皿倒置于恒温培养箱中培养 2. TSA 培养皿,在 30～35℃培养,时间不少于 2 天 3. SDA 培养皿,在 20～25℃培养,时间不少于 5 天	20	
菌落计数	1. 用肉眼直接计数菌落、标记或在菌落计数器上点计 2. 用 5～10 倍放大镜检查有无遗漏 3. 平板上有 2 个或 2 个以上的菌落重叠,按以 2 个或 2 个以上菌落计数	20	
结果计算	1. 记录用计数方法得出各个培养皿菌落数 2. 按公式计算平均菌落数	20	
结果评定	1. 用培养基的平均菌落数判断洁净区(室)空气中的微生物 2. 每个测试点的平均菌落数必须低于所选定的评定标准	20	
合计		100	

考评员签字：　　　　　　　　　　　　　日期：